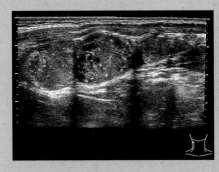
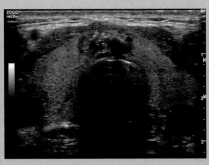
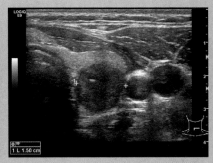

甲状腺恶性肿瘤
超声及病理图谱

主　编　王　彬

副主编　张　惠　柳　萍

编　者（以姓氏笔画为序）

王　彬　王林林　孔　迅　冉　旭　刘晶华　孙秀明

李　乾　李　鹏　李葚煦　张　惠　张秀梅　张学慧

陈　铭　陈　斐　陈　蕾　陈路增　邵玉红　孟圆峰

柳　萍　倪海英　熊　霞

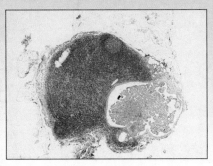
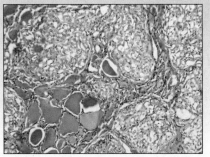

人民卫生出版社

图书在版编目（CIP）数据

甲状腺恶性肿瘤超声及病理图谱 / 王彬主编 . —北京：人民卫生出版社，2014

ISBN 978-7-117-18644-5

Ⅰ.①甲⋯ Ⅱ.①王⋯ Ⅲ.①甲状腺疾病–癌–超声波诊断–图谱②甲状腺疾病–癌–病理学–图谱 Ⅳ.①R736.1-64

中国版本图书馆 CIP 数据核字（2014）第 036737 号

| 人卫社官网 | www.pmph.com | 出版物查询，在线购书 |
| 人卫医学网 | www.ipmph.com | 医学考试辅导，医学数据库服务，医学教育资源，大众健康资讯 |

甲状腺恶性肿瘤超声及病理图谱

主　　编：王　彬
出版发行：人民卫生出版社（中继线 010-59780011）
地　　址：北京市朝阳区潘家园南里 19 号
邮　　编：100021
E - mail：pmph @ pmph.com
购书热线：010-59787592　010-59787584　010-65264830
印　　刷：北京盛通印刷股份有限公司
经　　销：新华书店
开　　本：889×1194　1/16　印张：21
字　　数：650 千字
版　　次：2014 年 5 月第 1 版　2014 年 5 月第 1 版第 1 次印刷
标准书号：ISBN 978-7-117-18644-5/R·18645
定　　价：175.00 元

打击盗版举报电话：010-59787491　E-mail：WQ @ pmph.com
（凡属印装质量问题请与本社市场营销中心联系退换）

前　言

甲状腺癌在头颈部恶性肿瘤中占据首位,同时也是内分泌系统中发病率最高的恶性肿瘤。近20年来我国甲状腺癌的发病率明显增加,年均增长约6.2%。在我院外科收治的甲状腺病变患者中,手术后证实为甲状腺癌患者的比例自2002年的10.9%上升至2012年的40.0%。《2011年度北京市卫生与人群健康状况报告》显示,10年间男性甲状腺癌发病率变化不明显,女性发病顺位由2001年第10位升至2010年的第5位,去除年龄因素影响后,年平均增长14.2%。另据《2012中国肿瘤登记年报》报道,在全国肿瘤登记地区中,甲状腺癌的发病率已占据第10位,为6.56/10万;在女性的恶性肿瘤发病率中则占据第8位,为10.09/10万;女性发病率普遍高于男性,男女发病性别比为1∶3.2。在31个城市肿瘤登记地区中,甲状腺癌标化发病率最高的城市依次为:大连市、上海市和厦门市。甲状腺癌发病率的增加不仅在中国,世界范围内除个别地区外均有不同程度的增长。2012年美国《临床医师癌症杂志》刊登了美国癌症协会2011年度癌症发病率与死亡率调查报告,甲状腺癌新发病例56 460例,死亡1780例。其中,女性甲状腺癌新发病例已经由2000年的未进入前10位、2008年的第6位,上升到第5位。

随着超声仪器性能的不断提高与完善,高频超声应用于小器官的检查已成为超声诊断工作的重要内容,特别是对于甲状腺疾病的检查,超声以其高分辨率、高敏感性、易操作和迅捷诊断,成为临床首选的甲状腺疾病检查方法。美国甲状腺协会(ATA)2009年甲状腺结节和分化型甲状腺癌诊治指南中明确指出并重点强调了超声检查在甲状腺结节中的意义,将超声对甲状腺的检查评定为A级:有确凿的证据表明应该采取的诊治方法,该方法肯定有效。同时也是2012年欧洲肿瘤内科学会(ESMO)甲状腺癌指南推荐的一线诊断方法。

高频彩色多普勒超声应用于甲状腺肿瘤诊断的优势是:①具有很高的分辨率,能够发现直径1~2mm的微结节;②能够敏感地显示钙化与微钙化;③直观、实时、动态、多角度、可重复检查,能够清晰显示病变的结构、形态及解剖层次;④多普勒超声、超声造影可提供肿瘤内部的血流信息,辅助判断肿瘤的良恶性;⑤同时能够敏感地检出周围异常的淋巴结;⑥便捷无损的检查方法,适用于患者的随诊;⑦细针穿刺细胞学检查,尤其是超声引导下的穿刺活检是鉴别甲状腺良恶性肿块的重要手段。超声检查的优势之处为临床提供了客观可靠的诊断依据,对甲状腺癌的早期发现、早期诊断、早期治疗,提高患者生存率,改善其生活质量具有重要意义。

北京大学第一医院超声诊断中心多年来积累了大量的甲状腺肿瘤病例,对甲状腺恶性肿瘤的诊断有了一定的经验与体会。为编写此图谱,我们从1999年至今的病例中遴选了200余例患者的声像图,将形形色色的甲状腺恶性肿瘤以图谱的形式展示出来,并配有患者的病理诊断和(或)病理图片。本书主要分为两个部分:甲状腺乳头状癌和甲状腺其他恶性肿瘤,第一部分将甲状腺乳头状癌按照不同声像图特点、不同类别予以描述;在第二部分中收录了我们能够得到超声影像的所有非乳头状癌的其他种类恶性肿瘤,如滤泡癌、髓样癌、甲状腺淋巴瘤、甲状腺恶性外周神经鞘瘤及甲状腺鳞状细胞癌等,虽不可能囊括所有甲状腺癌的病理类型,也已经涉及了大部分种类。在图像的甄选中,我们力求精选、优选,仍有些图像的效果并不尽如人意,但因其病例珍稀,仍然予以保留,还请读者见谅。

我们编辑此书,希望能以展示影像的方式与同行交流,分享诊断经验;并衷心希望本书能够搭起一座快捷识别甲状腺恶性肿瘤的桥梁,使超声及影像学专业的医生,特别是初入行者能够快速提高诊断水平,使更多的甲状腺癌患者得到及时的诊断;对于相关专业的临床医生,希望从图谱中能够了解超声诊断甲状腺癌的共性与复杂性,对超声诊断甲状腺肿瘤的作用有更深入的了解,增进影像医师与临床医生的交流与理解;从而使本书成为一本有价值的参考资料及工具书。

在本书的编写过程中,得到了许多超声工作者的大力支持,并提出了宝贵的意见。同时,对人民卫生出版社的帮助与支持,表示深深的感谢!

由于水平及能力所限,书中难免管见与偏颇甚或谬误,不当之处恳请指正。

编　者

2013 年 9 月

目 录

第一部分　甲状腺乳头状癌

甲状腺最多见的恶性肿瘤是乳头状癌,约占全部甲状腺恶性肿瘤的60%~90%。在笔者所见的病例中占到了全部甲状腺癌病例的90%。虽然乳头状癌的分化程度高,恶性程度较低,但近年来,其发病率明显增加,成为10年来增长速度较快的癌症。

甲状腺乳头状癌好发于女性患者,男女发病率之比约为1∶2.5~1∶3;其发病年龄有两个高峰——30~39岁与70~79岁。多灶性乳头状癌约占20%~25.9%。在我们的全部追踪病例中,女性患者约占79.9%;患者年龄9~85岁,平均年龄38岁,30~39岁的患者占17.4%,70~79岁仅占3.5%,发病最多的是40岁年龄组,达32.9%,其次是50岁年龄组,为25.4%。

甲状腺乳头状癌早期缺乏特征性临床表现,大多数患者以颈前结节或肿物就诊。随着健康体检的普及,一部分患者在无任何自觉症状时,由体检外科医师触诊或经颈部超声检查而首次发现。晚期患者可有发声困难或声音嘶哑、饮水呛咳,亦可能出现呼吸或吞咽困难。

在超声诊断中,甲状腺乳头状癌的声像图表现具有一定的共性与复杂性,其最具特征性的声像图表现为:实性低回声结节伴微钙化。其他特征性的征象为:肿瘤外形不规整,边缘呈毛刺样改变,肿瘤后方出现声衰减,声像图中肿瘤的径线高大于宽,肿瘤内部可探及高阻力动脉血流等。但这些征象并非总是出现在每一例乳头状癌的患者中。而乳头状癌声像图的多样性包括:各种回声类型均可出现,肿瘤内部钙化形态多样或无钙化,部分肿瘤呈囊实性,甚至以囊性为主,肿瘤内部无血流或血流不具特征性,以及乳头状癌同时合并甲状腺其他疾病等。这种多

样性给超声诊断带来了一定的困扰与难度。在这一部分中,我们尝试将乳头状癌的不同声像图表现进行分类,分别展示每一种类型乳头状癌的声像图表现征象。

在病理学上,甲状腺乳头状癌(papillary thyroid carcinoma,PTC)是一种显示甲状腺滤泡细胞分化特征并具有独特细胞核结构的恶性上皮性肿瘤。大体表现上通常呈实性浸润性生长,边界不清,灰白色、质硬脆。当有较多的乳头成分时,可出现颗粒状结构(图1-0-1、图1-0-2)。部分病例因有钙化或砂粒体,在切开时切面有砂粒感。少数情况下肿瘤界限清楚,表现为包膜内生长。一些肿瘤可有囊性变,在淋巴结的转移灶内尤为常见。组织学表现在PTC中具有特征性形态(但并不具有PTC诊断的特异性,这些特征也可出现在其他类型的肿瘤中),是诊断中的主要依据。表现为肿瘤细胞排列拥挤,并有重叠,核呈毛玻璃样、核沟及核内假包涵体(图1-0-3、图1-0-4)。毛玻璃样是指核染色质呈尘埃状边集在核膜下,核空亮,但又有一层薄纱样物覆盖在表面。核沟是由于细胞核的高度扭曲,使核形成有较深的沟槽,在切片中表现为核膜折叠,形成一条贯通核大径的线性结构。核内假包涵体是胞核扭曲、胞质内陷形成的核内淡染的嗜伊红色小体,并有包膜包绕。瘤细胞排列呈乳头状,伴有纤细的纤维血管轴心。肿瘤间质常有丰富的硬化性玻璃样变性的纤维化间质,增生的纤维常出现在癌组织的边缘。有近半数的病例可见到砂粒样层状钙化,多数钙化体位于肿瘤内,但也可存在于癌灶外的正常甲状腺组织内(图1-0-5、图1-0-6)。丰富的硬化性间质和砂粒性钙化也是PTC区别于其他甲状腺肿瘤的一个有用特征。

1

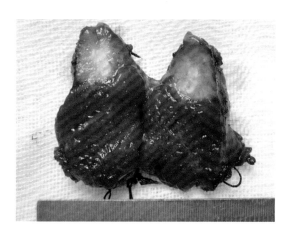

图 1-0-1 大体标本之一。甲状腺乳头状癌大体表现为界限不清的结节,色泽深浅不均,以灰白为主,质地较硬脆

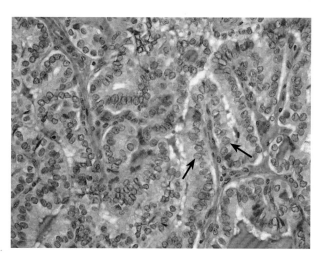

图 1-0-4 镜下特征之二。甲状腺乳头状癌细胞的核沟(箭头所示)。×1000,HE 染色

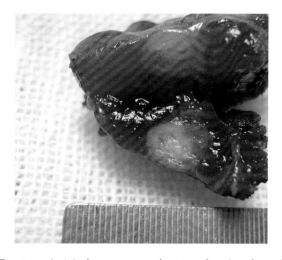

图 1-0-2 大体标本之二。甲状腺乳头状癌呈灰白色,无包膜,质地粗糙,部分呈颗粒状

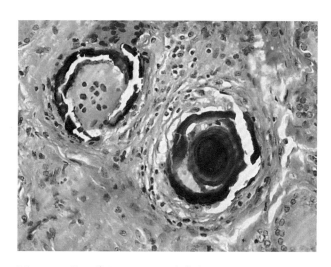

图 1-0-5 镜下特征之三。TPC 中常出现的砂粒性钙化小体。表现为蓝染的类圆形钙化体,其内有多层近乎同心圆形的层状钙化

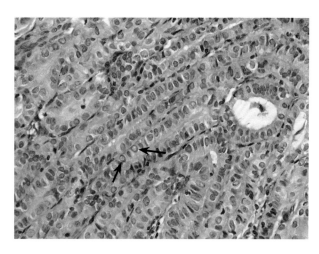

图 1-0-3 镜下特征之一。甲状腺乳头状癌细胞内的假包涵体(箭头所示)。×400,HE 染色

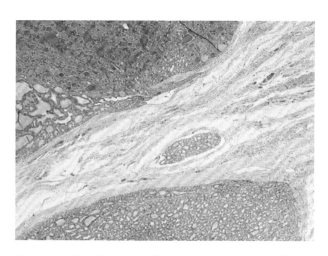

图 1-0-6 镜下特征之四。在 TPC 的间质中,有淋巴管癌栓

一、不同回声类型的甲状腺乳头状癌

在多数甲状腺乳头状癌的病例中,肿瘤于声像图中显示为低回声病灶,主要是由肿瘤内紧密排列的细胞以及少量的胶质所构成;但有些肿瘤显示为中等偏低回声甚或中等回声,有些肿瘤则表现为囊实性;约一半病例伴有内部钙化。我们尝试将甲状腺乳头状癌分成七种不同类型,予以分别展示。由于回声的强度并无一个量化的指标,癌灶的表现亦具多样性,因此这种分类也是相对的。

(一)低回声伴微钙化的甲状腺乳头状癌——甲状腺乳头状癌的典型表现

在甲状腺乳头状癌中,钙化的发生率约占48%~54%,而微钙化的出现被认为是乳头状癌的特征性表现。微钙化的定义略有差异,一些文章作者认为小于2mm的强回声即为微钙化,我们认为将微钙化定义为声像图中直径≤1mm的强回声灶更为适宜,也更符合"tiny, punctate hyperechoic foci"的定义。微钙化后方多不伴有声影,极少数病例可于微小强回声后方出现很短小的"彗星尾样声影"。

在甲状腺乳头状癌中,肿瘤内部微钙化的多少有很大差别。在我们的病例中,从单个的微钙化到弥漫性多发微钙化均可见到;微钙化可在乳头状癌内散在分布,亦可呈簇状聚集或条带状分布,甚至在肿瘤边缘环形排列等。另外,微钙化并非仅仅出现在肿瘤内部,有时可存在于肿瘤邻近或对侧的甲状腺实质内(见PTC病例4和PTC病例90),甚至弥漫至整个腺体(见PTC病例9)。

PTC病例1 女性,31岁,左叶甲状腺乳头状癌。

【超声影像】 见图1-1-1~图1-1-6。

【术后病理】 冷冻+石蜡:(左)甲状腺乳头状癌,直径1.2cm。(左侧气管旁)淋巴结2枚可见甲状腺乳头状癌转移。(右叶)结节性甲状腺肿背景中见一灶甲状腺乳头状癌浸润,直径约0.1cm。另送(气管前淋巴结)纤维脂肪组织中未见癌浸润;(颈部淋巴结)0/2未见癌转移。

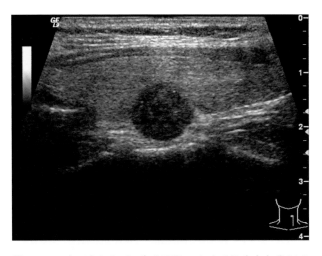

图1-1-1 左颈部纵切面,基波图像。左叶甲状腺中部背侧面可见肿瘤,呈低回声结节,大小约为1.3cm×1.0cm×1.1cm(上下径×左右径×前后径;下同),外形尚规整,边界清晰,向甲状腺外隆起;肿瘤内可见数个微钙化

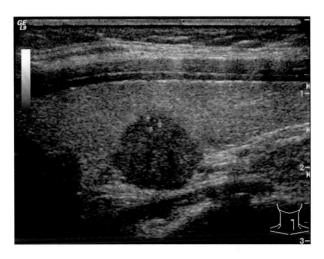

图1-1-2 左颈部纵切面,组织谐波图像。肿瘤的另一纵切面,微钙化位于肿瘤近前缘,肿瘤边缘欠规整

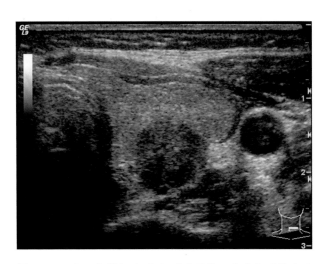

图1-1-3 左颈部横切面,组织谐波图像。肿瘤向甲状腺后方隆起,边界清晰;该切面瘤内仅见一个微钙化

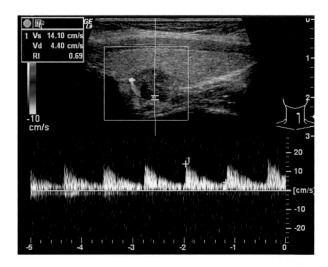

图 1-1-4　肿瘤内部血流图像之一

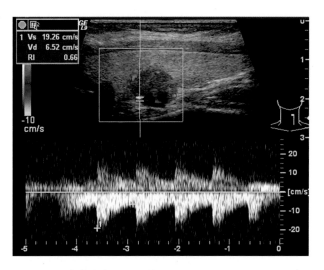

图 1-1-5　肿瘤内部血流图像之二

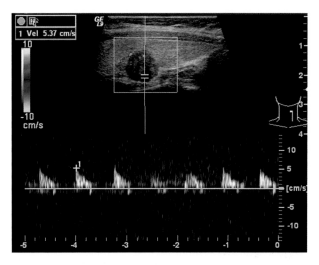

图 1-1-6　肿瘤内部血流图像之三

图 1-1-4～图 1-1-6 为肿瘤内部血流图像,CDFI(彩色多普勒血流显像)显示肿瘤内可见少量血流,频谱多普勒可见部分动脉血流呈高阻力型,RI(阻力指数):0.66~1.00。

PTC病例2　女性,54 岁,左叶甲状腺乳头状癌。

【超声影像】　见图 1-1-7~ 图 1-1-13。

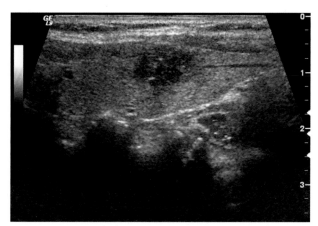

图 1-1-7　左颈部纵切面。基波图像

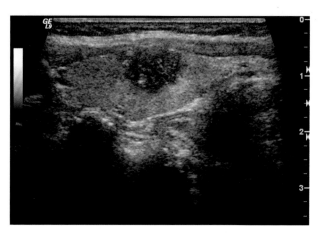

图 1-1-8　左颈部纵切面。组织谐波图像

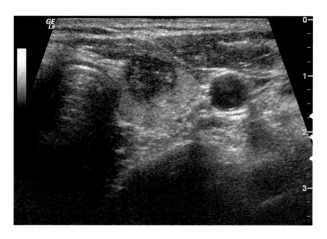

图 1-1-9　左颈部横切面。基波图像

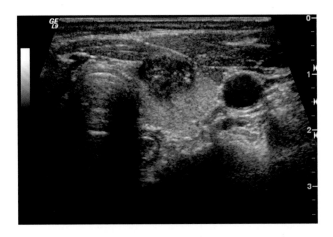

图 1-1-10　左颈部横切面。组织谐波图像

图 1-1-7~ 图 1-1-10 显示肿瘤位于左叶甲状腺中部,1.3cm×1.1cm×0.9cm 大小,呈低回声伴多发微钙化;肿瘤外形欠规整,边界欠清晰,边缘可见毛刺样改变。肿瘤紧邻甲状腺被膜,向甲状腺前方隆起,局部被膜未见明显中断

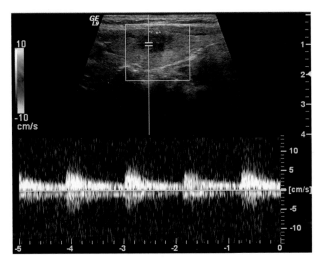

图 1-1-11　左颈部纵切面

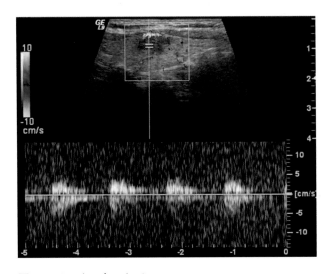

图 1-1-12　左颈部纵切面

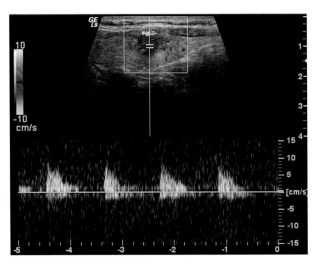

图 1-1-13　左颈部纵切面

图 1-1-11~ 图 1-1-13 CDFI 显示肿瘤内部血流较丰富,频谱多普勒显示部分血流呈高阻力型,RI:0.67~1.00。

【病理学表现】

大体检查:左侧甲状腺切除标本,为 4.5cm×2.7cm×1.2cm,切面有一个灰白色结,大小为 1.1cm×0.9cm×0.8cm,界限不清,质地脆,紧邻被膜。

光镜所见:甲状腺组织中有上皮细胞增生性病灶,侵犯周围甲状腺组织,无包膜(图 1-1-14)。细胞排列呈腺泡样、条索样,并有滤泡形成,部分有乳头状结构,细胞核有空泡样改变(图 1-1-15~ 图 1-1-17)。间质有较多的玻璃样变性的胶原,可见砂粒性钙化(图 1-1-18、图 1-1-19)。甲状腺内有淋巴细胞浸润。

病理诊断:甲状腺乳头状癌,伴淋巴细胞性甲状腺炎。

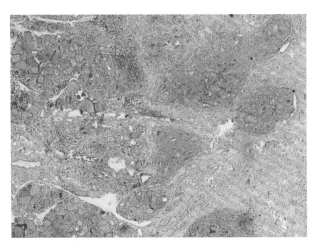

图 1-1-14　右下方的肿瘤性腺细胞侵入邻近的甲状腺。×40,HE 染色

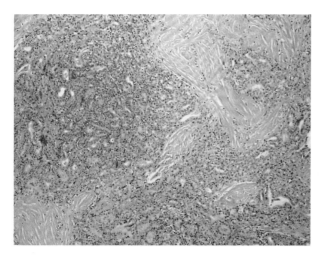

图 1-1-15 肿瘤中央区,细胞排列呈腺泡样,并有胶原化的间质反应。×100,HE 染色

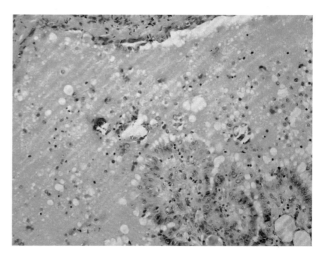

图 1-1-18 乳头区局部有囊状改变,并见小的钙化体。×200,HE 染色

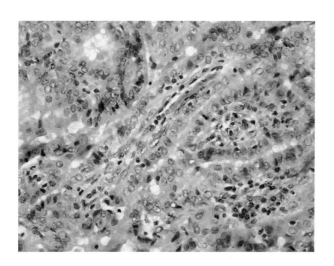

图 1-1-16 腺泡状细胞核呈毛玻璃样。×400,HE 染色

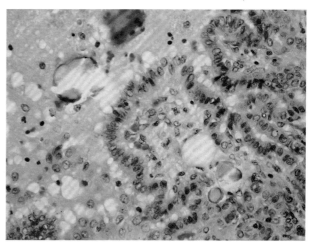

图 1-1-19 局部放大后可见细小的砂粒性钙化小体(左上者较大,右下的较小)。×400,HE 染色

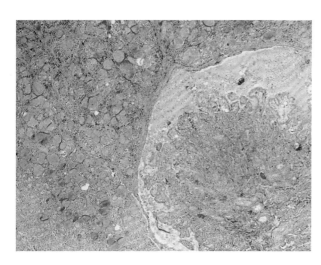

图 1-1-17 肿瘤组织部分呈乳头状形态。×100,HE 染色

　　PTC 病例 3　女性,38 岁,右叶甲状腺乳头状癌。

　　【超声影像】　见图 1-1-20~ 图 1-1-23。

　　【病理学表现】

　　大体检查:双侧甲状腺标本,右侧为 6cm×3cm×3cm,左侧为 4.5cm×2cm×1cm。前者切面内有一个实性灰白色结节,为 3.5cm×2.5cm×2cm,无包膜,质硬,周边甲状腺质软。左侧红褐色,有褐色小点状结节。另有颈部淋巴结 9 枚,直径为 0.5~1.5cm,大者剖面可见灰白色病灶。

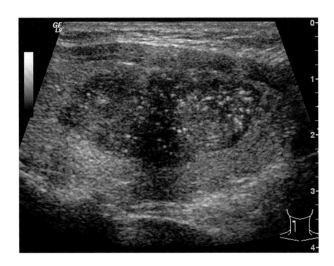

图 1-1-20　右颈部纵切面。肿瘤位于右叶甲状腺内,呈不均质低回声包块,约 3.8cm×1.8cm,外形不规整,边界尚清晰;包块内可见多数微钙化;包块中部有局限性声衰减

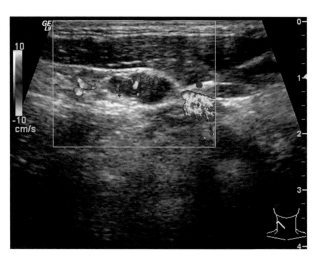

图 1-1-23　右颈部斜切面。右侧颈部可见数个轻度肿大淋巴结,最大者 1.2cm×0.6cm,均呈低回声,淋巴结内可见少量微钙化;Doppler 显示淋巴结内血流丰富

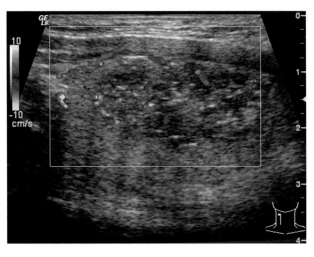

图 1-1-21　右颈部纵切面。CDFI 显示肿瘤内部血流较丰富

光镜所见:右侧甲状腺内可见大片上皮细胞明显增生,细胞拥挤,核大圆形,可见核沟及核内假包涵体,上皮细胞排列呈不规则腺样和乳头状,并有部分肿瘤结构消失,有坏死(图 1-1-24)。间质中大片硬化纤维和小片、灶状的钙化,部分呈砂粒样改变(图 1-1-25~ 图 1-1-28)。肿瘤侵犯周围甲状腺。淋巴结内有乳头状癌浸润。双侧甲状腺内均有大量淋巴细胞浸润,并有广泛的淋巴滤泡形成,伴周围上皮细胞嗜酸性变性(图 1-1-29)。

病理诊断:右侧甲状腺乳头状癌,伴淋巴结癌转移(7/9)。双侧甲状腺桥本病。

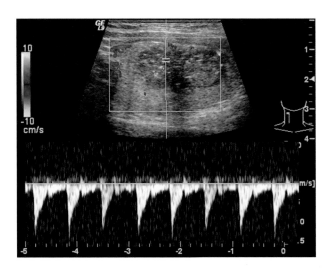

图 1-1-22　右颈部纵切面。多普勒频谱显示肿瘤内可见高阻力动脉血流,RI:0.90

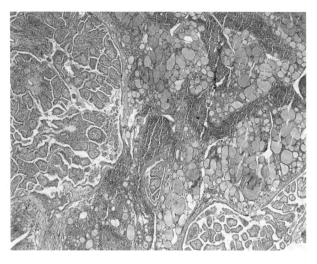

图 1-1-24　乳头状肿瘤侵犯在甲状腺组织内。×40,HE染色

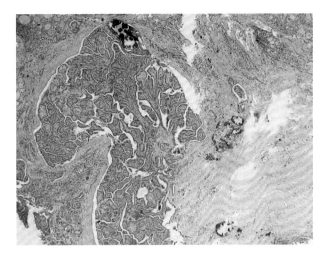

图 1-1-25 乳头状肿瘤间有多量硬化性纤维和多灶性钙化。×40,HE 染色

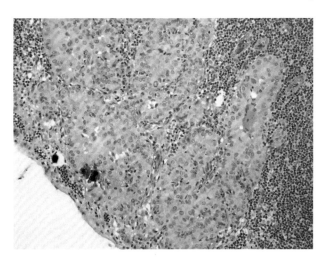

图 1-1-28 淋巴结内有乳头状肿瘤浸润,转移灶中亦有砂粒体。×200,HE 染色

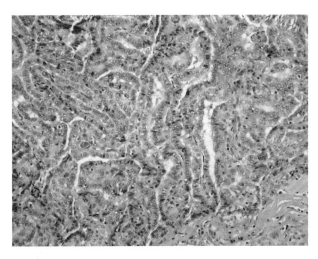

图 1-1-26 肿瘤细胞高度增生,呈乳头状和条索状排列,核呈毛玻璃样改变。×200,HE 染色

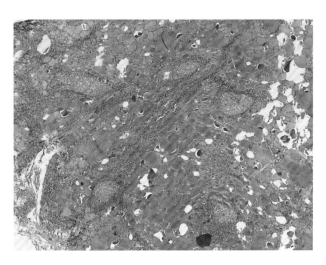

图 1-1-29 甲状腺内有大量淋巴细胞和淋巴滤泡形成。×40,HE 染色

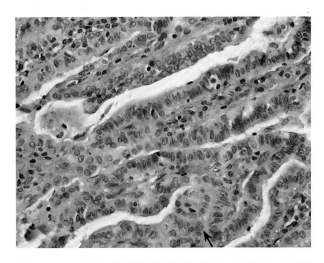

图 1-1-27 肿瘤细胞密集拥挤排列,肿瘤细胞核呈毛玻璃样改变,并有核沟形成。×400,HE 染色

PTC 病例 4 女性,56 岁,甲状腺峡部乳头状癌。

【超声影像】 见图 1-1-30~ 图 1-1-33。

【病理学表现】

大体检查:双叶及峡部甲状腺切除标本,总体积为 6.2cm×4.5cm×1.7cm,大部分有被膜组织。于峡部可见一个灰白色结节,大小为 2.1cm×1.2cm×1.2cm,界限不清,质地硬,与被膜粘连,似有浸润。左右叶甲状腺未见肿瘤。

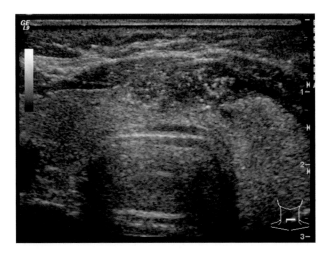

图 1-1-30　下颈部横切面,组织谐波图像

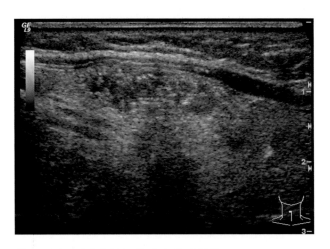

图 1-1-31　颈中部纵切面,组织谐波图像

图 1-1-30、图 1-1-31 显示肿瘤为甲状腺峡部低回声结节,约 2.5cm×2.0cm×0.9cm,边界不清晰,外形欠规整,向甲状腺前方隆起,其内弥漫分布多发微钙化,呈细点状强回声,后方未见声影。

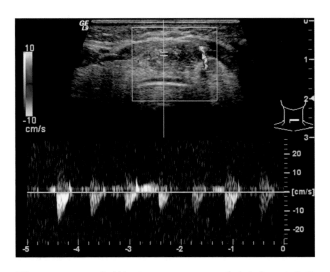

图 1-1-32　下颈部横切面。Doppler 显示肿瘤内部可见少量血流,动脉血流频谱呈高阻力型,RI:1.00

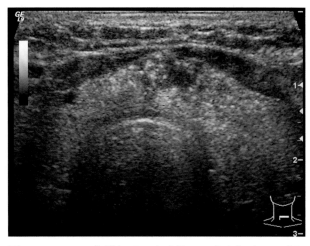

图 1-1-33　下颈部横切面。该图像显示肿瘤邻近甲状腺组织中亦可见散在微钙化

　　光镜所见:峡部病灶为明显增生的甲状腺上皮细胞,核大体圆,有典型的乳头状癌的核型特征,并有大量的乳头结构,肿瘤组织间有大量硬化的纤维间质,并呈多结节状向周围甲状腺浸润式生长,在其前缘有多量的淋巴细胞反应并淋巴滤泡形成。在癌组织内和间质组织中有弥漫散在分布的砂粒性钙化小体(图 1-1-34~ 图 1-1-36)。气管前淋巴结 1 枚及左颈部淋巴结 8 枚,其中 2 枚被膜下有小灶腺癌组织并伴有砂粒小体。

　　病理诊断:甲状腺峡部乳头状癌,侵及被膜,气管前淋巴结 1/1 枚及左颈部淋巴结 1/8 枚癌转移。

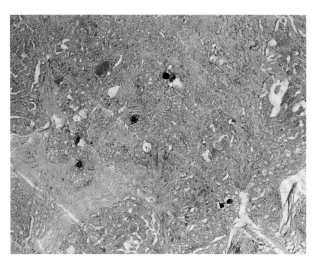

图 1-1-34　PTC 中有散在小钙化体,因质地较硬,使切片被刮出带状痕迹。×40,HE 染色

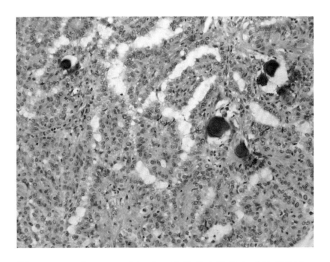

图 1-1-35 图 1-1-34 放大后可见肿瘤内的多个砂粒性钙化。×100,HE 染色

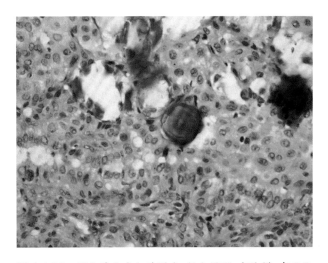

图 1-1-36 甲状腺上皮细胞增生,核大圆形,空泡样,有层状砂粒性钙化。×400,HE 染色

PTC 病例 5 女性,42 岁,左叶甲状腺乳头状癌。

【超声影像】 见图 1-1-37~ 图 1-1-42。

5 个半月后复查的声像图见图 1-1-41、图 1-1-42。

【术后病理】 冷冻 + 石蜡:(左)甲状腺乳头状癌,病灶大小约直径 0.6cm。

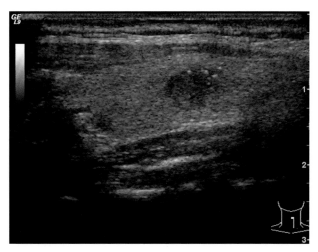

图 1-1-37 左颈部纵切面

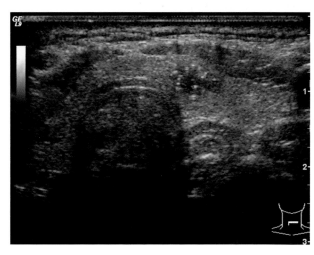

图 1-1-38 左颈部横切面

图 1-1-37、图 1-1-38 显示肿瘤位于左叶甲状腺近峡部,呈不均质低回声结节,大小约 1.2cm×0.7cm,边界欠清晰,其内可见多发微钙化。

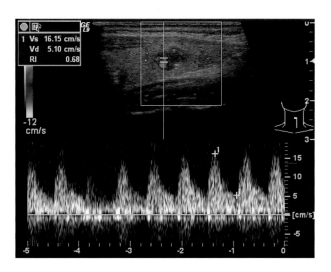

图 1-1-39 左颈部纵切面

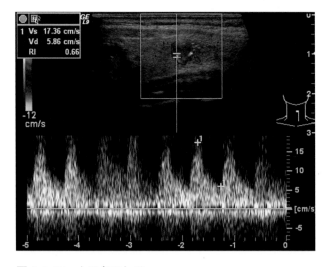

图 1-1-40 左颈部纵切面

图 1-1-39、图 1-1-40 显示 Doppler 于癌结节内可探及丰富血流,RI:0.56~0.73。

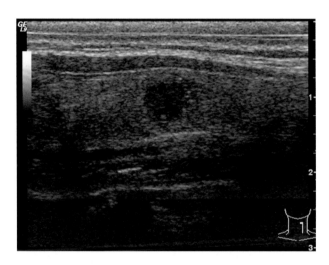

图 1-1-41 左颈部纵切面。肿瘤的大小、形态无明显改变

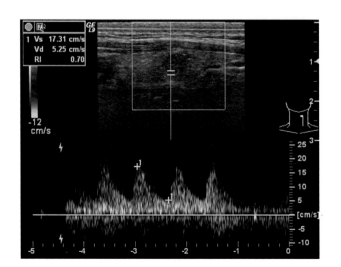

图 1-1-42 左颈部纵切面。肿瘤内部的血流频谱,RI:0.70

PTC 病例 6 女性,29 岁,右叶甲状腺乳头状癌。

【超声影像】 见图 1-1-43~ 图 1-1-48。

【术后病理】 冷冻 + 石蜡:甲状腺次全切除标本:右甲状腺乳头状癌(1.5cm × 1.5cm × 1.0cm),侵及甲状腺被膜,余甲状腺内均未见癌组织。淋巴结:喉返神经旁 2/2 个,颈外三角区 2/10 个,支气管前 0/4 个,颈外三角颈内静脉旁 4/31 个癌转移。

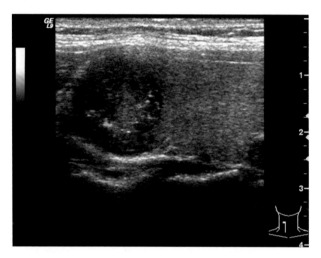

图 1-1-43 右颈部纵切面

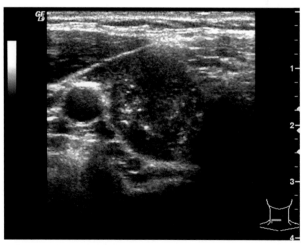

图 1-1-44 右颈部横切面

图 1-1-43、图 1-1-44 显示肿瘤位于右叶甲状腺上极,大小约为 1.5cm × 1.7cm × 1.9cm,呈低回声实性结节,边界尚清晰,外形欠规整,其内可见多数散在微钙化。在纵、横切面图像上肿瘤均显示为高大于宽。

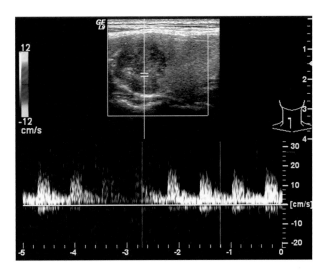

图 1-1-45　右颈部纵切面

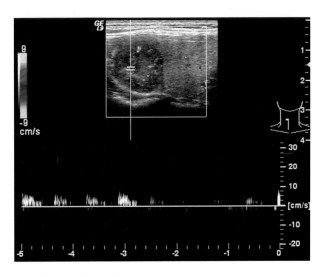

图 1-1-46　右颈部纵切面

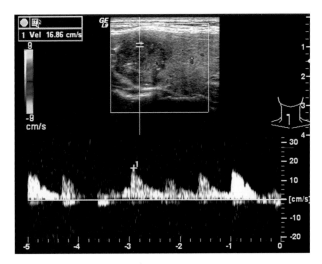

图 1-1-47　右颈部纵切面

图 1-1-45~ 图 1-1-47 为肿瘤内部血流的图像,其血流丰富,部分呈高阻力动脉血流,RI:0.69~1.00。

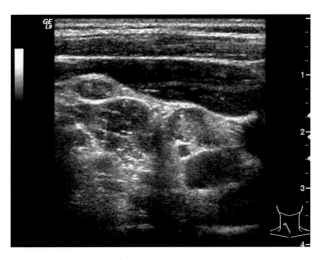

图 1-1-48　右下颈部斜切面。于右叶甲状腺背侧及颈血管旁可见多个转移淋巴结。图中为右下颈部颈内静脉旁转移淋巴结,淋巴结内可见多数微钙化

PTC 病例 7　女性,49 岁,右叶甲状腺乳头状癌。

【超声影像】

第一次超声检查见图 1-1-49~ 图 1-1-51。

图 1-1-52 为 7 个月后术前复查的图像。

【术后病理】(左)甲状腺乳头状癌,肿瘤最大直径 1.1cm,紧邻被膜;(右叶)结节性甲状腺肿。

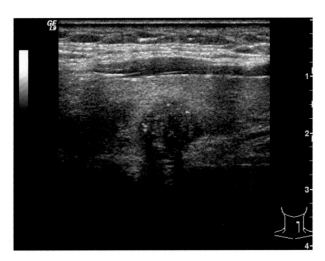

图 1-1-49　右颈部纵切面。肿瘤位于右叶甲状腺中部,为低回声结节伴微钙化,大小约为 1.2cm×1.0cm,肿瘤后方可见部分声衰减

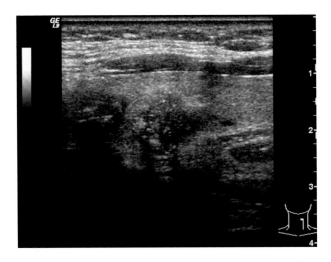

图 1-1-50　右颈部纵切面。肿瘤的另一纵切面,显示内部更多的微钙化

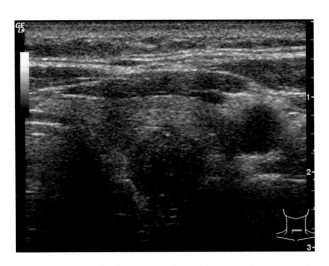

图 1-1-51　右颈部横切面。肿瘤的横切面,近前缘可见一个微钙化

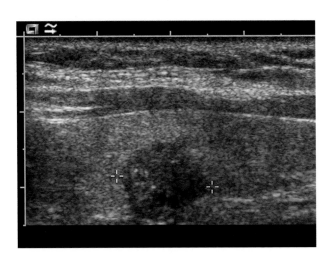

图 1-1-52　右颈部纵切面。肿瘤大小约为 1.3cm×1.1cm,边缘不规整,Doppler 于其内未探及明确血流(在 7 个月的时间内,肿瘤无明显改变)

PTC 病例 8　女性,59 岁,右叶甲状腺乳头状癌合并结节性甲状腺肿。

【超声影像】　见图 1-1-53~ 图 1-1-63。

【病理学表现】

大体检查:双侧甲状腺切除标本,右侧为 3.5cm×2cm×1.5cm, 左 为 4.5cm×3.5cm×1.2cm。前者切面有一个灰白色结节,为 1.7cm×1.5cm× 1.3cm,边界不清,质硬脆。后者切面红褐色,质中,有散在的纤维分隔,可见一个类圆形小结节,界清,无包膜,呈红褐色,质中,有胶样光泽。

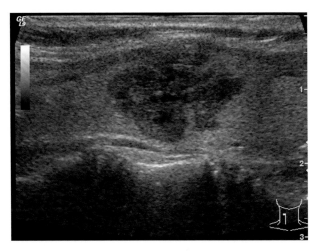

图 1-1-53　右颈部纵切面,基波图像

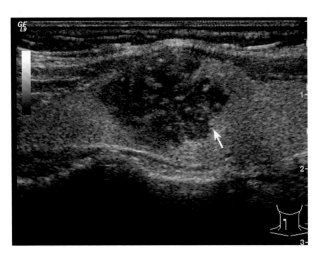

图 1-1-54　右颈部纵切面,组织谐波图像

图 1-1-53、图 1-1-54 显示肿瘤位于右甲状腺中部,约 2.4cm×1.4cm×1.3cm,呈不均质低回声结节,外形明显不规整,边缘可见毛刺状改变(箭头所示)。

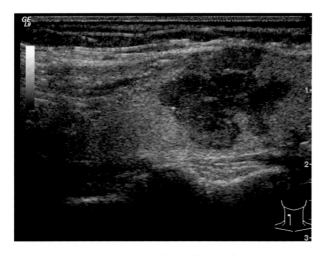

图 1-1-55 右颈部纵切面,谐波图像。肿瘤外形明显不规整,分叶状,近上缘肿瘤内微钙化后方可见短小"彗星尾样声影",肿瘤下缘可见多数毛刺状改变

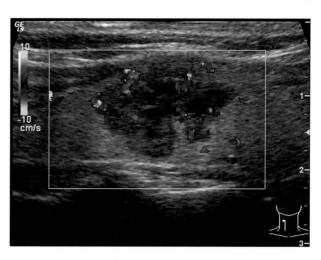

图 1-1-58 右颈部纵切面。CDFI 显示肿瘤内部血流丰富

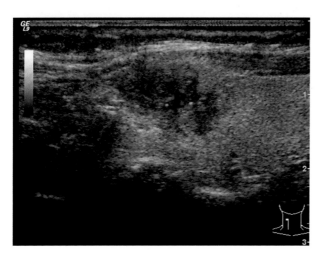

图 1-1-56 右颈部纵切面,组织谐波图像。显示肿瘤内部少量微钙化及边缘多处毛刺状改变

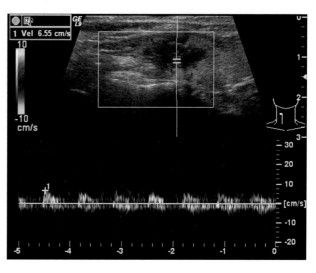

图 1-1-59 右颈部纵切面

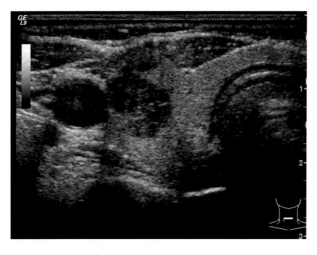

图 1-1-57 右颈部横切面,组织谐波图像。显示右叶甲状腺乳头状癌紧邻甲状腺被膜,外形不规整、分叶状

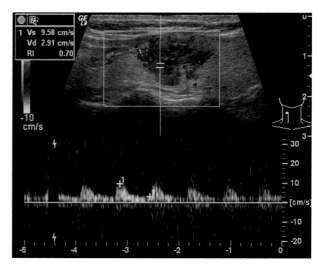

图 1-1-60 右颈部纵切面

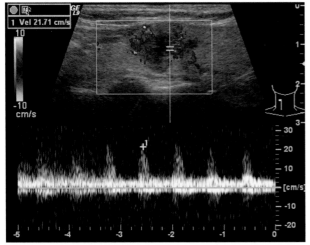

图 1-1-61 右颈部纵切面

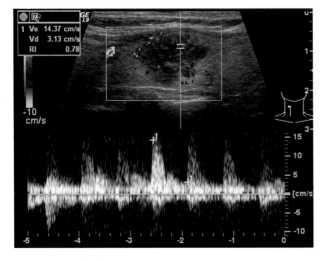

图 1-1-62 右颈部纵切面

图 1-1-58~ 图 1-1-62 频谱多普勒显示肿瘤内部多为高阻力动脉血流,RI:0.70~1.00。

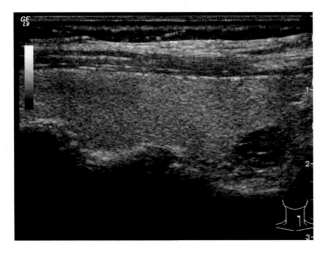

图 1-1-63 左颈部纵切面,组织谐波图像。左叶结节性甲状腺肿,结节呈囊实性、低回声

光镜所见:右侧甲状腺内结节为高度乳头状增生的滤泡细胞,排列拥挤,细胞肥胖,核呈毛玻璃样改变,并有核沟,肿瘤增生并穿插于硬性胶原组织中,伴一小片钙化(图 1-1-64~ 图 1-1-70)。肿瘤浸润周围甲状腺。左侧甲状腺内有一滤泡上皮细胞性结节,细胞扁平,单层疏松排列,腺腔扩大,呈微囊状改变,腔内充满深红染的类胶质物(图 1-1-71)。

病理诊断:右侧甲状腺乳头状癌,左侧为结节性甲状腺肿。

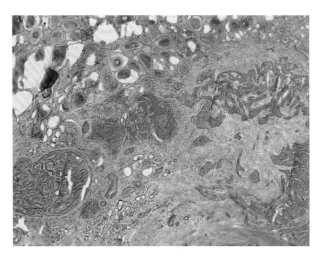

图 1-1-64 冷冻切片中有乳头状增生的肿瘤浸润在右侧甲状腺内。×40,HE 染色

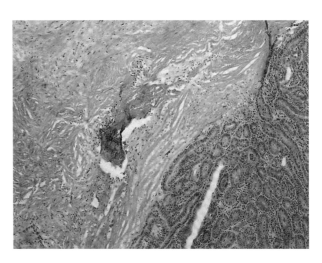

图 1-1-65 在肿瘤间质中有小片钙化,并有显著的纤维增生及胶原化。×100,HE 染色

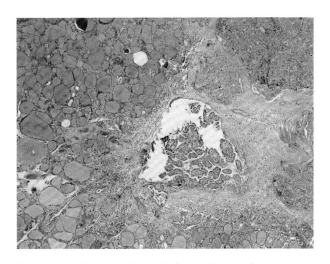

图 1-1-66 肿瘤无包膜,浸润在甲状腺组织中。×40,HE
染色

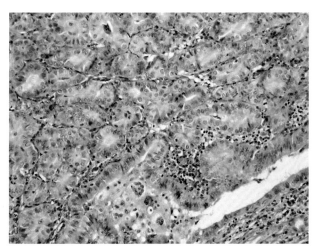

图 1-1-69 肿瘤细胞核呈毛玻璃样改变。×200,HE 染色

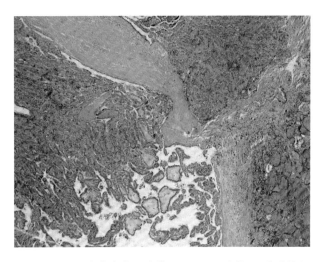

图 1-1-67 肿瘤有密集的腺管状和乳头状结构,纤维结缔组
织穿插于肿瘤间。×40,HE 染色

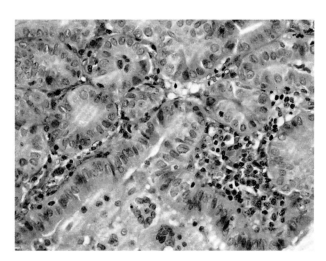

图 1-1-70 部分瘤细胞核有核沟形成。×400,HE 染色

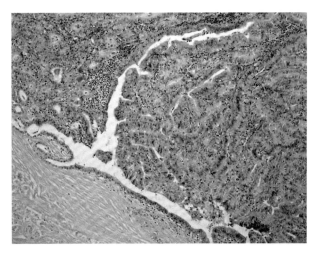

图 1-1-68 肿瘤细胞和腺体排列分布密集。×100,HE 染色

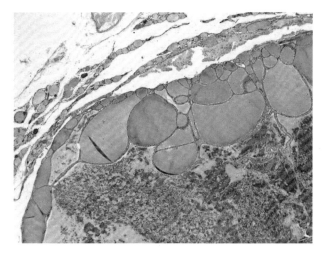

图 1-1-71 左侧甲状腺内有结节。甲状腺滤泡扩大,呈微囊
样。×40,HE 染色

PTC 病例 9 男性,30 岁,右叶甲状腺乳头状癌伴腺体弥漫性钙化。

【超声影像】 见图 1-1-72~ 图 1-1-83。

【病理学表现】

大体检查:右侧甲状腺标本,体积为 5.5cm×4.0cm×1.6cm,有被膜,切面可见结节状肿物,为 1.8cm×1.3cm×1.1cm 大小,呈细颗粒状,界欠清,余甲状腺组织红褐色,未见结节。

光镜所见:甲状腺内有大量呈乳头状增生的甲状腺上皮细胞,呈典型的 PTC 细胞核变化,并有间质纤维化,在结节状的肿瘤组织外亦可见小灶性的浸润灶,散在弥漫性分布。于肿瘤内和甲状腺组织中均可见大量的砂粒性钙化(图 1-1-84~ 图 1-1-87)。

病理诊断:甲状腺乳头状癌,伴腺体间质弥漫性微钙化。

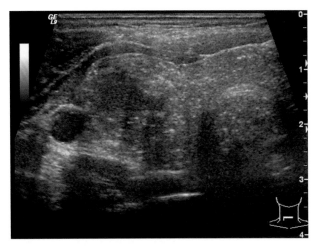

图 1-1-74 右颈部横切面。组织谐波图像

图 1-1-72~ 图 1-1-74 显示肿瘤位于右叶甲状腺中部,呈低回声结节,约 1.9cm×1.5cm×1.4cm,边界欠清晰,肿瘤后方回声增强;肿瘤内可见少量微钙化。甲状腺腺体内弥漫分布多发微钙化。

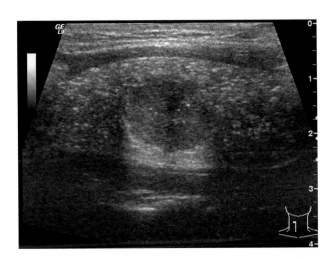

图 1-1-72 右颈部纵切面。基波图像

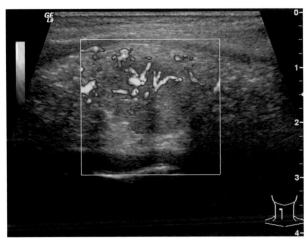

图 1-1-75 右颈部横切面。CDE(彩色多普勒能量图)显示肿瘤内部血流丰富,可见多条分支状血流

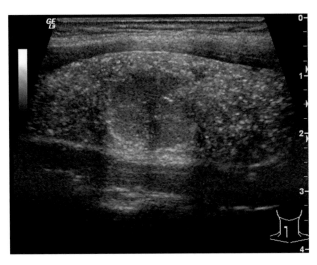

图 1-1-73 右颈部纵切面。组织谐波图像

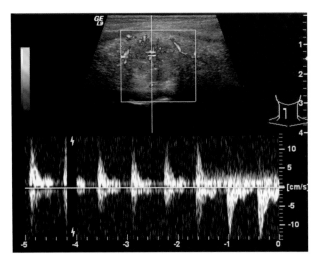

图 1-1-76 右颈部纵切面图像

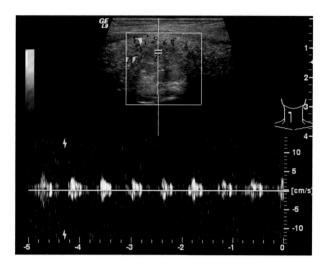

图 1-1-77　右颈部纵切面图像

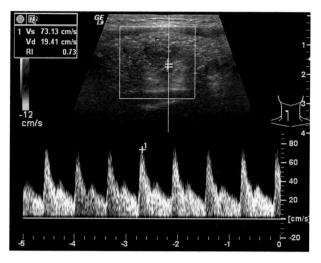

图 1-1-80　右颈部纵切面图像

图 1-1-76~ 图 1-1-80 均为右颈部纵切面图像,显示肿瘤内部血流,其血流频谱以高阻力动脉血流为主,RI:0.73~1.00。

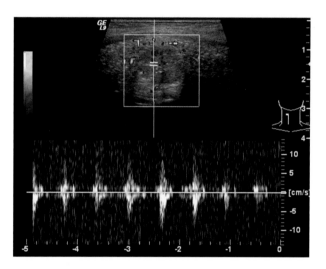

图 1-1-78　右颈部纵切面图像

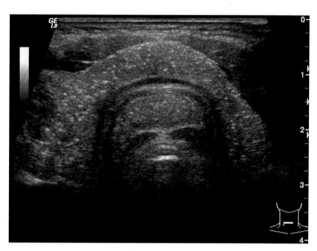

图 1-1-81　颈部横切面。显示双叶甲状腺及峡部腺体实质内弥漫性散在分布的微钙化

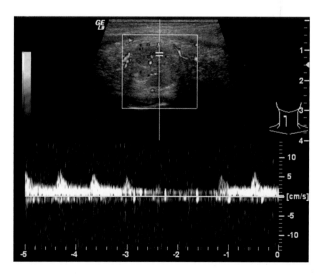

图 1-1-79　右颈部纵切面图像

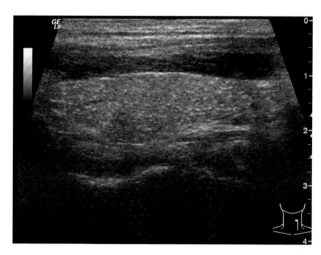

图 1-1-82　左颈部纵切面。左叶甲状腺实质的弥漫性微钙化

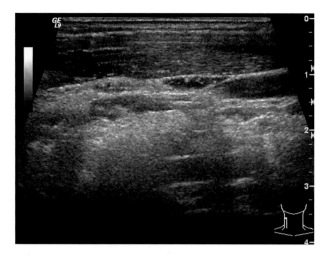

图 1-1-83　右侧颈部纵切面。右胸锁乳突肌深方正常大小的淋巴结内可见少量微钙化(非转移性)

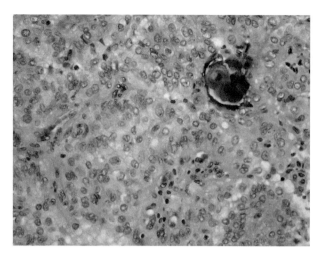

图 1-1-86　甲状腺上皮细胞高立方形,核大圆形,空泡样,并有同心圆状钙化体。×400,HE 染色

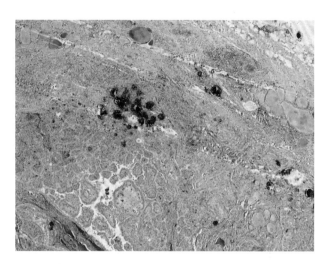

图 1-1-84　甲状腺上皮细胞呈乳头状增生,并有小砂粒体灶。×40,HE 染色

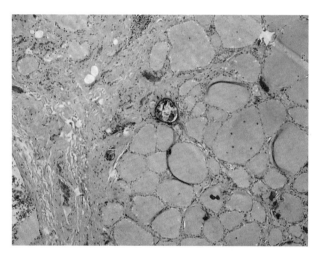

图 1-1-87　在 PTC 周边的正常甲状腺内亦可见到小钙化灶。×40,HE 染色

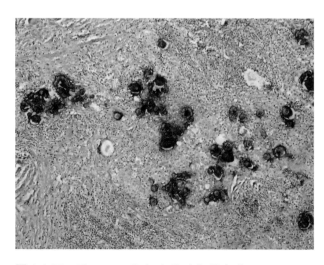

图 1-1-85　图 1-1-84 放大后的砂粒性钙化。×100,HE 染色

　　PTC 病例 10　女性,34 岁,右叶甲状腺乳头状癌(双灶)。

　　【超声影像】　见图 1-1-88~ 图 1-1-90。

　　【术后病理】　冷冻 + 石蜡:(右)甲状腺组织内可见两个结节,直径分别为 5mm、7mm,两者相距 2cm,均为乳头状癌,累及甲状腺被膜。

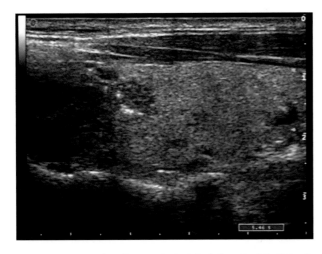

图1-1-88 右颈部纵切面。右叶甲状腺内可见两个癌灶,上极者约0.8cm×0.6cm,呈低回声伴微钙化,部分微钙化呈簇状聚集;中部偏下者呈低回声

PTC病例11 女性,63岁,甲状腺峡部乳头状癌。

【超声影像】 见图1-1-91~图1-1-93。

患者于外院行手术治疗,术后病理诊断:甲状腺乳头状癌。

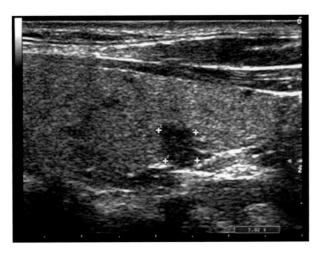

图1-1-89 右颈部纵切面。右叶中部偏下的癌灶呈单纯低回声,约0.5cm×0.7cm,高大于宽,边缘不规整

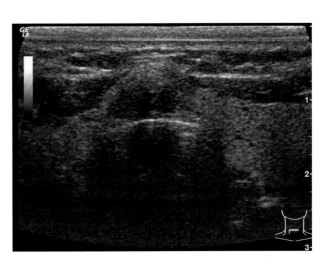

图1-1-91 下颈部横切面。肿瘤位于甲状腺峡部,呈低回声结节,约1.2cm×0.6cm,边界欠清晰,内部可见数个散在微钙化

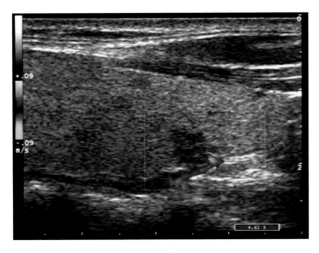

图1-1-90 右颈部纵切面。CDFI于甲状腺中部偏下的癌结节边缘可见少量血流

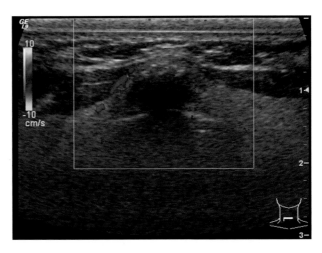

图1-1-92 下颈部横切面。CDFI于癌结节边缘可见少量血流,癌结节近前缘可见聚集的簇状微钙化

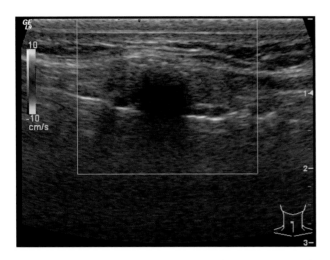

图 1-1-93　下颈部正中纵切面。显示肿瘤的长轴切面,肿瘤内可见少量血流,肿瘤中部可见弧形排列的微钙化,后方可见声影

PTC 病例 12　男性,30 岁,左叶甲状腺乳头状癌(双灶)。

【超声影像】　见图 1-1-94~ 图 1-1-100。

【病理学表现】

大体检查:左叶甲状腺标本,为 5cm×3cm×1cm,切面呈结节样改变,其中有两个结节为灰白色,质地稍硬,略粗糙,直径为 1.7cm 和 1.5cm,余组织为红褐色,质软。

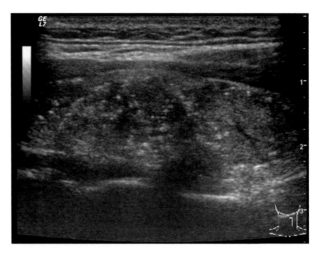

图 1-1-95　左颈部纵切面

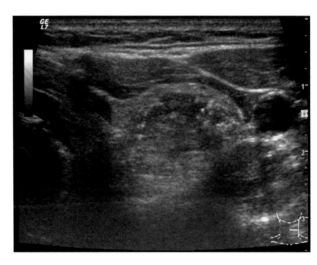

图 1-1-96　左颈部横切面

图 1-1-94~ 图 1-1-96 可见左叶甲状腺内上、下两个癌灶,大小分别为 2.1cm×1.2cm 及 1.8cm×1.0cm,呈中等偏低回声,边界欠清晰,肿瘤内多发微钙化,略呈条带状分布。肿瘤几乎占据整叶甲状腺

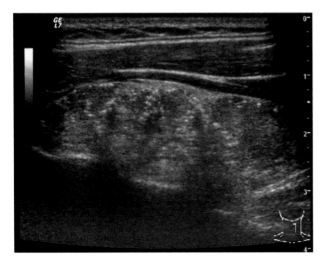

图 1-1-94　左颈部纵切面

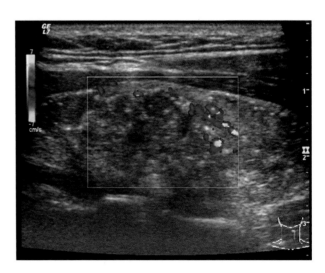

图 1-1-97　左颈部纵切面

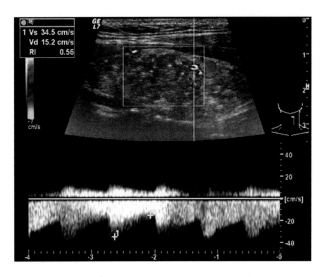

图 1-1-98　左颈部纵切面

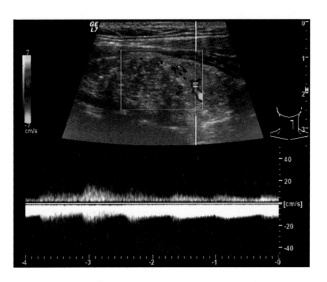

图 1-1-99　左颈部纵切面

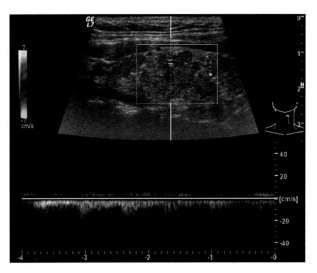

图 1-1-100　左颈部纵切面

图 1-1-97~ 图 1-1-100 Doppler 显示肿瘤内部血流较丰富,RI:0.48~0.77。

光镜所见:两个肿瘤灶镜下表现相同,均显示滤泡上皮细胞的高度增生,呈单层或假复层状,细胞圆形,有的因相互推挤而使胞核呈不规则的形态,可见毛玻璃样的核和核沟,细胞排列呈腺样、条索状和乳头样,间质中有广泛的小钙化灶(图 1-1-101)。钙化体呈圆形或类圆形,大小不均,从直径 1.2mm 的钙化灶,到直径 0.05mm 的砂粒体(图 1-1-102~图 1-1-105)。肿瘤间纤维组织稀少,仅有少量纤维索条穿插其间。

病理学诊断:左叶甲状腺乳头状癌(双灶)。

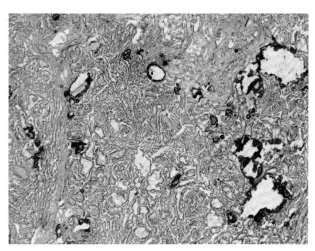

图 1-1-101　甲状腺肿瘤冷冻切片。肿瘤呈乳头状形态,伴有大量钙化灶。×40,HE 染色

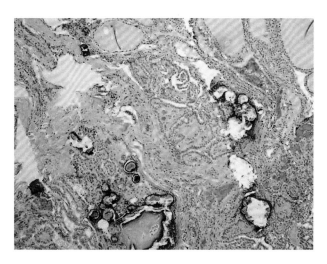

图 1-1-102　滤泡上皮增生并呈乳头状。钙化体有大的钙化灶和较小的砂粒体。×100,HE 染色

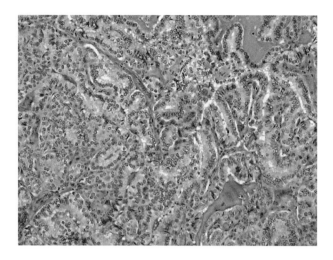

图 1-1-103 肿瘤细胞密集排列,相互拥挤。×200,HE 染色

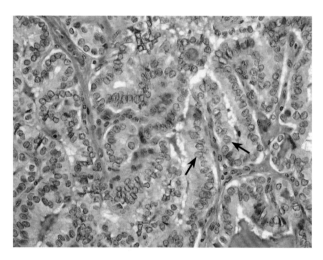

图 1-1-104 肿瘤细胞的核呈毛玻璃样,可见核沟(箭头所指)。×400,HE 染色

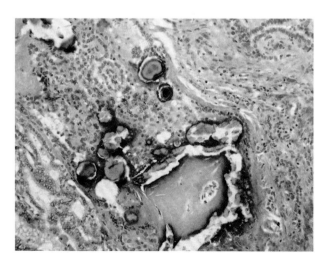

图 1-1-105 肿瘤间的钙化体和砂粒体。×200,HE 染色

PTC病例13 女,19岁,左叶甲状腺乳头状癌。

【超声影像】

图 1-1-106~图 1-1-109 为第一次超声检查图像。

图 1-1-110~图 1-1-115 为 1 年 4 个月后复查的图像。

【病理学表现】

大体检查:左叶甲状腺切除标本,大小为 5cm×3cm×2.5cm,表面大部被覆有被膜,切面其内有一个椭圆形肿物,大小为 3.5cm×2.5cm×2cm,灰白色,细颗粒状,质地软,与周围甲状腺分界清。另有淋巴结4枚,切面部分显灰白色。

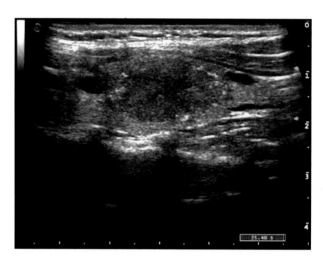

图 1-1-106 左颈部纵切面。肿瘤位于左叶甲状腺中部,约 2.4cm×1.4cm,呈实性偏低回声,边界欠清晰;肿瘤边缘处可见多数微钙化。左叶甲状腺上极还可见一直径 0.6cm 的囊实性结节,边界清晰

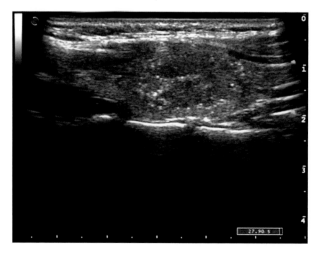

图 1-1-107 左颈部纵切面。肿瘤内部及边缘均可见微钙化

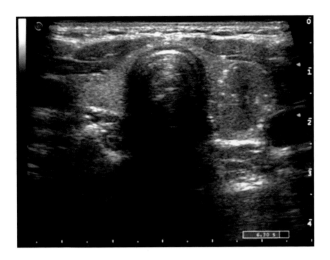

图 1-1-108 颈部横切面。于该切面肿瘤径线高大于宽。右叶甲状腺未见异常。双侧颈淋巴结未见明显异常

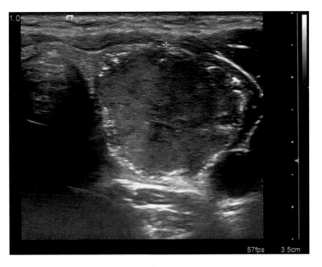

图 1-1-111 左颈部横切面。肿瘤边缘微钙化密集排列，内部可见少量散在微钙化

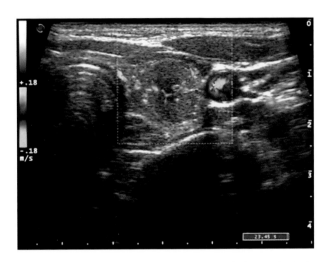

图 1-1-109 左颈部横切面。CDFI 于肿瘤内可见较丰富血流

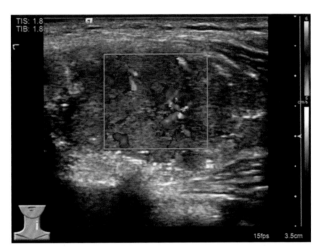

图 1-1-112 左颈部纵切面。CDFI 于肿瘤内可见丰富血流，肿瘤中心部位血流聚集

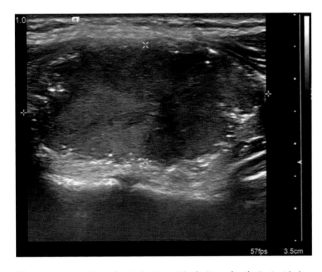

图 1-1-110 左颈部纵切面。肿瘤较 1 年前体积增大，3.8cm×2.1cm×1.8cm，内部呈较均质的低回声，边缘可见多数微钙化

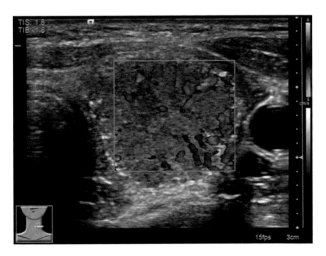

图 1-1-113 左颈部横切面。CDFI 显示肿瘤内部可见分支状血流

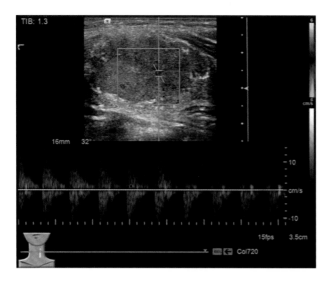

图 1-1-114 左颈部纵切面。肿瘤内部的血流频谱图，RI：1.00

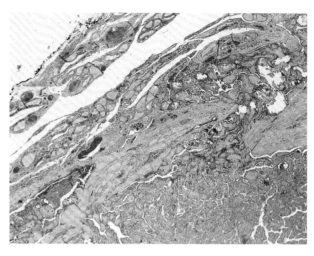

图 1-1-116 乳头状肿瘤侵犯邻近的甲状腺组织。×40，HE染色

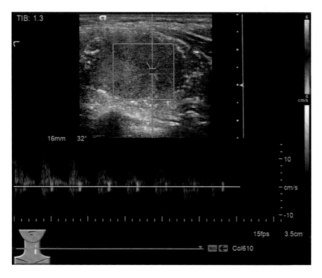

图 1-1-115 左颈部纵切面。肿瘤内部的血流频谱，RI：0.90~1.00

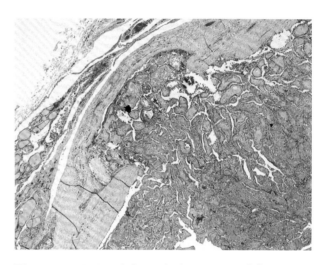

图 1-1-117 乳头状肿瘤侵犯包膜。×40，HE染色

镜下所见：在甲状腺组织内有一个乳头状增生的肿瘤结节，上皮细胞排列紧密，核拥挤并相互重叠，核呈广泛的空泡状和毛玻璃样结构（图 1-1-116）。乳头形态多样，有厚层的纤维包膜包绕在甲状腺内，包膜内和包膜下肿瘤内均可见大小不等的钙化灶，并有多处肿瘤侵透包膜（图 1-1-117）。淋巴结内有乳头状肿瘤的转移，并有钙化灶（图 1-1-118~图 1-1-121）。

病理诊断：左叶甲状腺乳头状癌，并淋巴结转移。

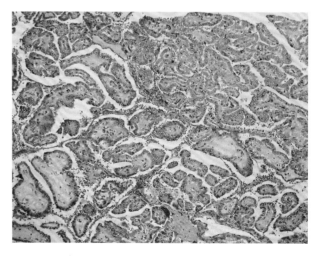

图 1-1-118 肿瘤的乳头状结构。×100，HE染色

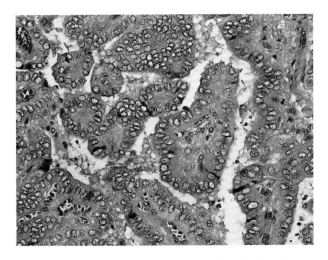

图 1-1-119　肿瘤细胞密集排列,核拥挤并重叠,核空泡状和毛玻璃样。×400,HE 染色

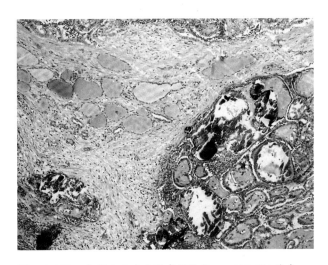

图 1-1-120　包膜内和瘤内均有钙化灶。×200,HE 染色

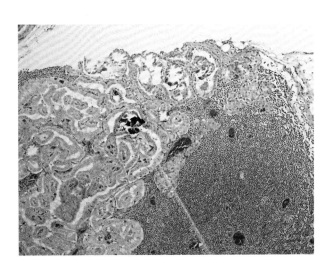

图 1-1-121　淋巴结内肿瘤转移及钙化灶。×200,HE 染色

(二) 低回声伴粗大钙化的甲状腺乳头状癌

所谓粗大钙化,是相对于微钙化而言,我们把声像图中直径大于 1mm 的钙化灶均归类为粗大钙化。在部分患者的甲状腺乳头状癌中,粗大钙化连缀成片,后方出现宽大声影,致使肿瘤实性部分无法显示。有报道,在孤立性结节中粗大钙化的恶性几率为 75%。

PTC 病例 14　女,64 岁,左叶甲状腺乳头状癌。

【超声影像】　见图 1-1-122、图 1-1-123。

【术后病理】　冷冻 + 石蜡:(左叶) 甲状腺乳头状癌,肿瘤最大径 1cm。

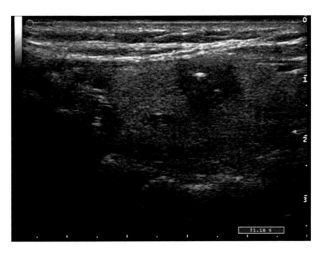

图 1-1-122　左颈部纵切面。肿瘤位于左叶甲状腺中部,大小约 1.0cm×0.9cm,边界尚清晰,边缘可见毛刺样改变;肿瘤内见直径 1.8mm 的钙化灶

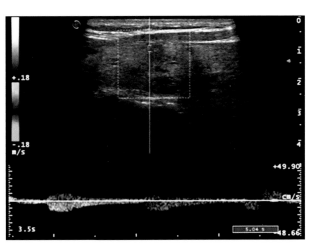

图 1-1-123　左颈部纵切面。Doppler 于肿瘤内可见少量血流,RI:0.84

PTC 病例 15　男性,62 岁,左叶甲状腺乳头状癌伴结节性甲状腺肿。

【超声影像】　见图 1-1-124~ 图 1-1-128。

【病理学表现】

大体检查:左侧甲状腺切除标本,大小为 5.9cm×3cm×1.3cm,被膜完整。切面于被膜下有一结节,直径 0.9cm,与周围界限不清,质地硬,中间有钙化。余未见异常。

光镜所见:在甲状腺组织中有一密集的细胞区,细胞为立方形,核圆并呈毛玻璃样,腺样排列,间质多量纤维组织增生伴有大片钙化和砂粒体,并浸润邻近组织(图 1-1-129~ 图 1-1-133)。

病理诊断:甲状腺乳头状癌伴片状钙化。

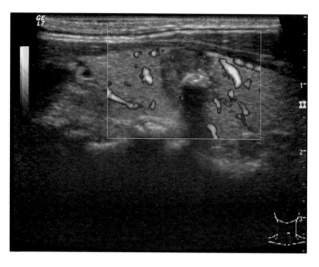

图 1-1-126　左颈部纵切面。CDE(彩色多普勒能量图)显示肿瘤内可见少量血流

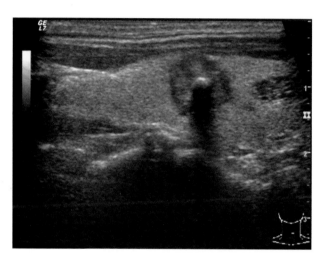

图 1-1-124　左颈部纵切面。肿瘤位于左叶甲状腺中部,约 1.0cm×1.2cm,高略大于宽,为低回声伴中心粗大钙化,钙化灶直径约 3mm;肿瘤边缘不规则,可见小突起,边界尚清晰。肿瘤下方另一 0.8cm×0.5cm 低回声结节为结节性甲状腺肿

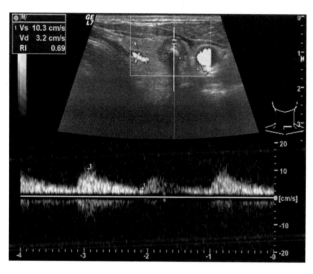

图 1-1-127　左颈部横切面。肿瘤内部血流频谱,RI:0.69

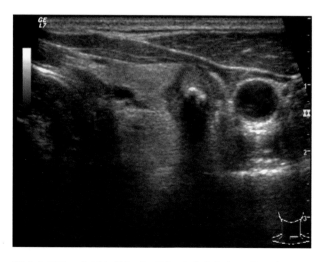

图 1-1-125　左颈部横切面。该切面肿瘤高大于宽更为明显,肿瘤前缘处甲状腺被膜不清晰

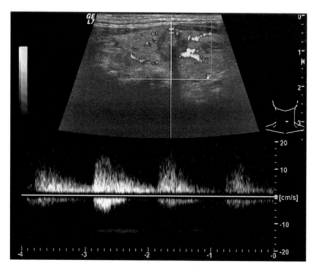

图 1-1-128　左颈部纵切面。肿瘤内部血流频谱,RI:0.76

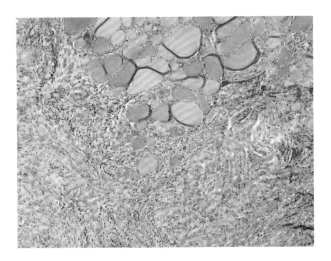

图 1-1-129　肿瘤侵入甲状腺内。×100,HE 染色

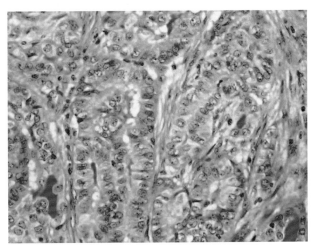

图 1-1-132　肿瘤细胞呈立方形,核空泡样。×400,HE 染色

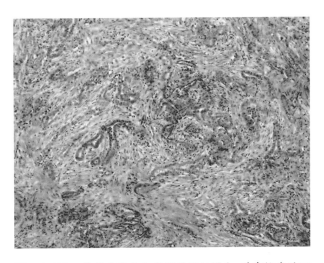

图 1-1-130　肿瘤病灶内大量纤维组织增生,并有较多的不规则形腺体浸润。×100,HE 染色

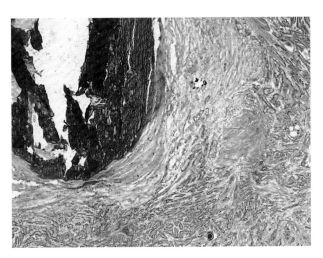

图 1-1-133　肿瘤病灶中心区有大片的钙化区,旁有少量的砂粒体。×40,HE 染色

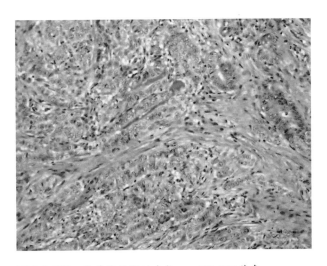

图 1-1-131　肿瘤的浸润性生长。×200,HE 染色

　　PTC 病例 16　女性,61 岁,右叶甲状腺乳头状癌。

　　【超声影像】　见图 1-1-134~ 图 1-1-137。

　　【术后病理】　冷冻 + 石蜡:(左叶、右叶)甲状腺内见甲状腺乳头状癌,(左叶)癌灶直径 2.3cm,(右叶)癌灶直径 3mm 及 1.2mm,未见神经侵犯及脉管癌栓。(右侧甲状腺旁)淋巴结 3 枚,均见甲状腺乳头状癌转移(最大转移灶直径 1.5mm)。

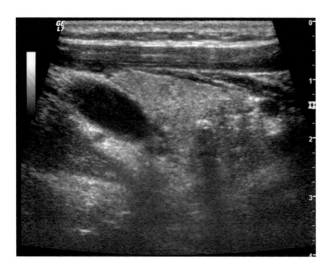

图 1-1-134　右颈部纵切面。肿瘤位于右叶甲状腺近下极，约 2.4cm×1.5cm，呈低回声伴粗大钙化，肿瘤边界不清晰

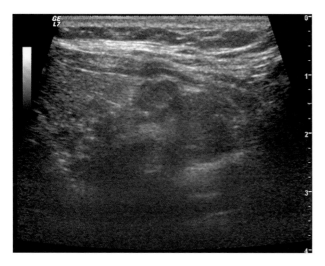

图 1-1-135　右颈部纵切面。肿瘤的另一切面，呈低回声，外形明显不规整，边界欠清晰，肿瘤后方可见部分声衰减

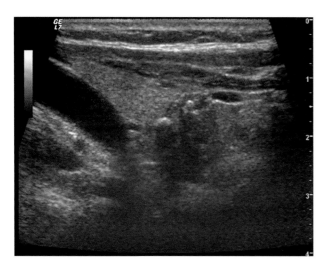

图 1-1-136　右颈部斜切面。于肿瘤内可见数个粗大钙化，直径约 1.3~2.6mm，呈强回声伴后方声影

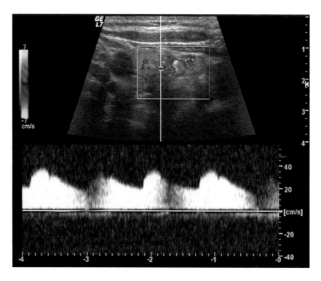

图 1-1-137　右颈部斜切面。肿瘤内部可探及少量血流，RI：0.57

PTC 病例 17　男性，34 岁，左叶甲状腺乳头状癌。

【超声影像】　见图 1-1-138~ 图 1-1-142。

【病理学表现】

大体检查：左叶 + 峡部 + 部分右叶切除标本，大小为 7.5cm×5.5cm×2.1cm，在左甲状腺有一灰白色结节，界不清，切面呈细颗粒状，质地稍硬脆，大小 2cm×1.5cm×1.2cm。余甲状腺组织内未见异常。淋巴结多枚，直径 0.8~1.2cm，有完整被膜，切面灰褐色，质地中等。

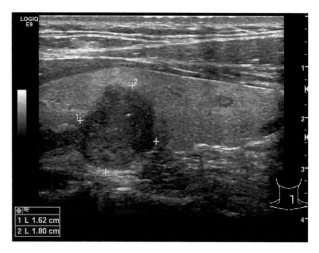

图 1-1-138　左颈部纵切面。左叶甲状腺中部可见肿瘤，呈低回声，外形欠规整，于该切面肿瘤高略大于宽，约 1.6cm×1.8cm；肿瘤中部可见一钙化灶(钙化灶呈短棒状，该切面为其短轴影像)。肿瘤向甲状腺后方突出

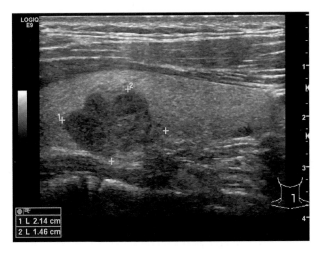

图 1-1-139　左颈部纵切面。左叶肿瘤的另一纵切面,该切面肿瘤宽大于高,约 2.1cm×1.5cm,外形不规整,边界清晰

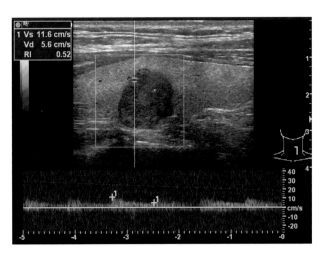

图 1-1-142　肿瘤内部血流频谱,RI:0.52

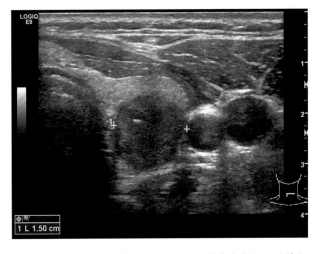

图 1-1-140　左颈部横切面。显示左叶肿瘤内钙化灶的最大切面,长径约 1.7mm

光镜所见:左叶甲状腺内的结节为甲状腺滤泡细胞的高度增生,细胞排列紧密,并有大量的乳头形成,部分瘤细胞有核内假包涵体及核沟。肿瘤组织与正常甲状腺无界限,并侵犯到周围的甲状腺组织内(图 1-1-143~图 1-1-147)。

病理诊断:(左叶中部)甲状腺乳头状癌,其余甲状腺组织未见癌。(左叶甲状腺下极)淋巴结未见癌转移(0/1),(左颈动静脉前)脂肪组织中未见肿瘤成分,其内淋巴结未见癌转移(0/8)。

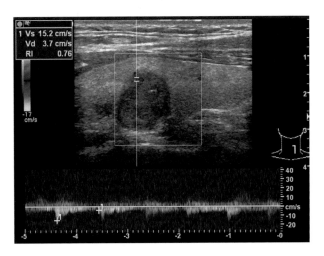

图 1-1-141　Doppler 显示肿瘤内部可见少量血流,RI:0.76

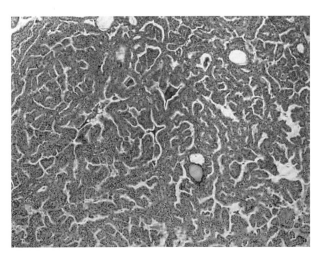

图 1-1-143　肿瘤由大量乳头状增生的上皮细胞组成。×40,HE 染色

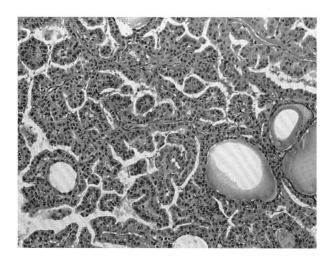

图 1-1-144 图 1-1-143 放大。×100,HE 染色

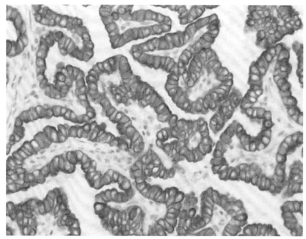

图 1-1-147 细胞角蛋白染色肿瘤呈强阳性反应。×200,免疫组织化学染色

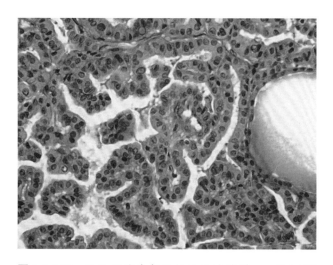

图 1-1-145 乳头状肿瘤部分核为毛玻璃样。×200,HE染色

PTC 病例 18 女性,57 岁,双叶甲状腺多灶性乳头状癌。

【超声影像】 见图 1-1-148~ 图 1-1-151。

【病理学表现】

大体检查:右侧甲状腺标本,大小为 7.5cm×4.7cm×2.6cm,切面内有结节性病灶 4 枚,直径为 0.1cm、0.4cm、0.7cm 和 1cm,前三者质脆无包膜,界限不清,后者为环状钙化灶。左侧甲状腺标本,为 4.6cm×3.1cm×1.7cm,切面有结节灶 2 枚,直径为 1.7cm 和 0.9cm,界限欠清,前者伴显著钙化。其余甲状腺内还可见大小不等的胶样结节。

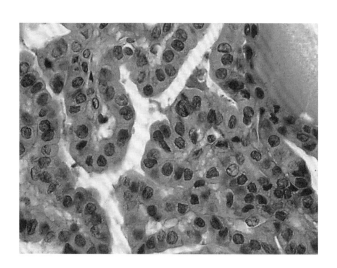

图 1-1-146 肿瘤细胞核有核沟和核内假包涵体

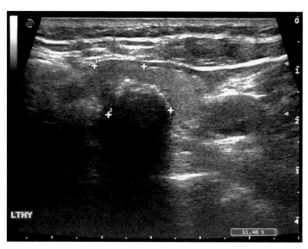

图 1-1-148 左颈部横切面。乳头状癌 1 位于左叶甲状腺近上极,为偏低回声结节,1.8cm×1.2cm,边界不清晰,内部可见不规则粗大钙化,直径约 1.2cm。CDFI 于该结节内未见血流

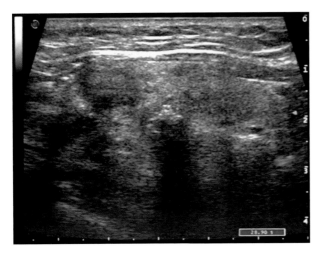

图 1-1-149 左颈部纵切面。显示左叶中部另一癌结节(乳头状癌2),直径约 1.0cm,呈低回声伴粗大钙化

光镜所见:甲状腺内有多种病变,其一为滤泡上皮的异型增生,细胞排列紧密,核有毛玻璃样改变,并呈不规则的滤泡样和大量的乳头状排列,间质有粗大的胶原化纤维,并有大片的钙化和灶状的骨化,此类病变在甲状腺内呈大小不一的多灶性浸润;另一种病变为滤泡上皮由扁状细胞组成,滤泡内充满粉染的类胶质物,并形成大小不等的滤泡性结节,部分结节有厚层的纤维组织包绕,并伴有片状钙化(图 1-1-152~ 图 1-1-156)。

病理诊断:双叶甲状腺多发性乳头状癌,伴钙化和骨化,合并结节性甲状腺肿及钙化。

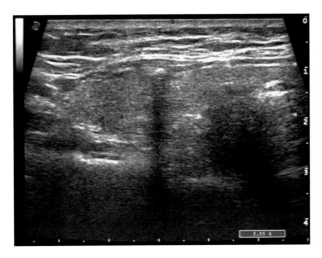

图 1-1-150 右颈部斜切面。右叶中部癌结节(肿瘤3),直径约 0.8cm,呈边界不清的低回声伴粗大钙化

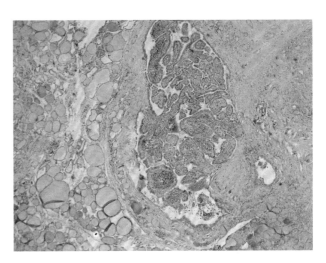

图 1-1-152 甲状腺中有乳头状癌浸润。×40,HE 染色

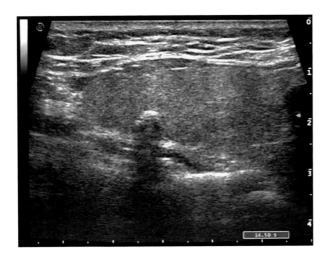

图 1-1-151 右颈部纵切面。右叶近上极钙化结节,病理证实为结节性甲状腺肿伴钙化。该钙化灶形态规整(或可称其为鹅卵石样钙化),边缘未见实性低回声区

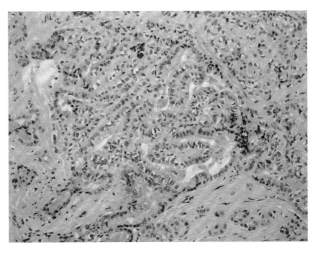

图 1-1-153 甲状腺乳头状癌。癌组织的乳头状分支,癌巢间有纤维组织增生。×200,HE 染色

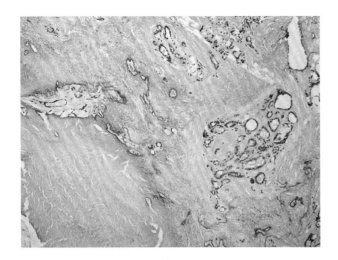

图 1-1-154 癌组织间广泛的玻璃样变性区。×40,HE 染色

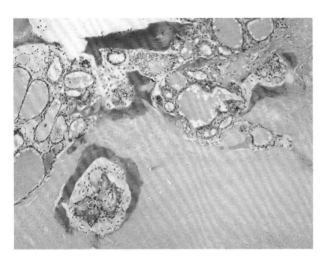

图 1-1-155 癌组织间有灶性的骨化。×100,HE 染色

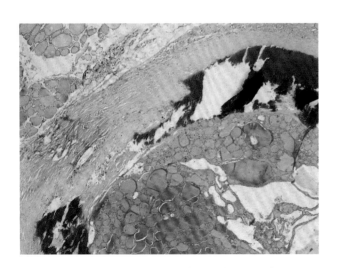

图 1-1-156 甲状腺组织部分结节为结节性甲状腺肿,此图显示该病变的厚层包膜,并有大片钙化区。×40,HE 染色

PTC 病例 19 女性,54 岁,左叶甲状腺乳头状癌。
【超声影像】 见图 1-1-157~ 图 1-1-160。
术后病理诊断:左叶甲状腺乳头状癌。

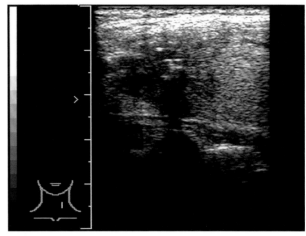

图 1-1-157 左颈部纵切面。肿瘤位于左叶甲状腺上极呈低回声结节,外形欠规整,中心可见不规则粗大钙化

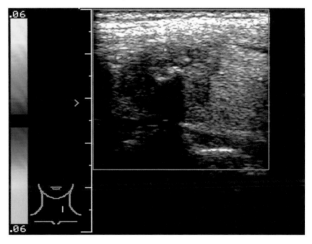

图 1-1-158 左颈部纵切面。CDFI 于肿瘤内可探及少量血流

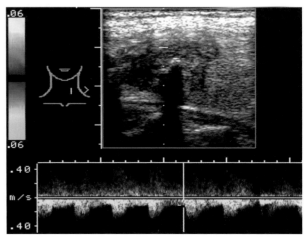

图 1-1-159 肿瘤内部血流频谱,RI:0.66

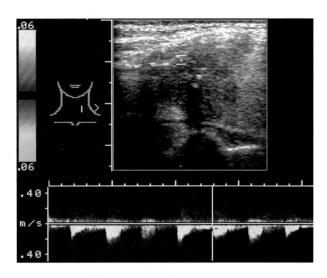

图 1-1-160　肿瘤内部血流频谱图,RI:0.77

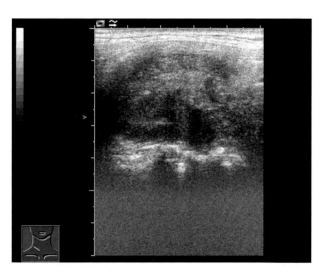

图 1-1-162　右颈部斜切面

PTC 病例 20　男性,59 岁,右叶甲状腺乳头状癌伴颈淋巴结转移。

【超声影像】　见图 1-1-161~ 图 1-1-166。

患者手术中见右叶甲状腺乳头状癌侵及右侧气管食管沟及右侧甲状软骨。

【术后病理】　冷冻 + 石蜡:(右)甲状腺乳头状癌,(右颈内静脉旁)淋巴结 2/2 枚内见乳头状癌转移。

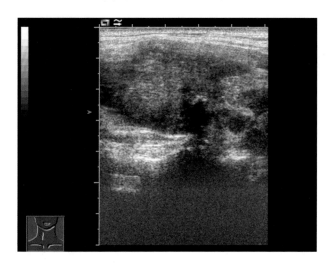

图 1-1-163　右颈部纵切面

图 1-1-161~ 图 1-1-163 显示右叶甲状腺形态明显失常,内可见一不均质中等及低回声包块,大小约为 4.8cm×3.0cm,外形不规整;其内可见多数钙化灶,最大者直径 4mm。

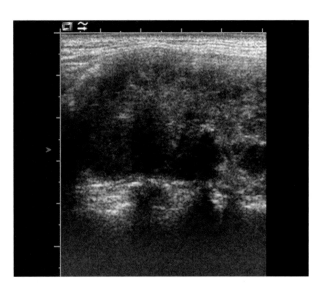

图 1-1-161　右颈部纵切面

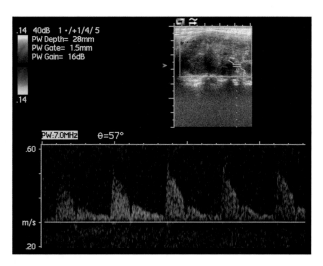

图 1-1-164　右颈部纵切面。Doppler 于肿瘤内可探及少量动脉血流,RI:0.89

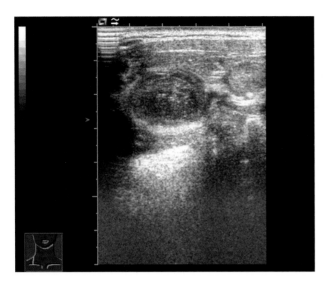

图 1-1-165　右下颈部纵切面。显示转移的颈淋巴结，约 2.4cm×1.8cm，呈低回声伴少量微钙化

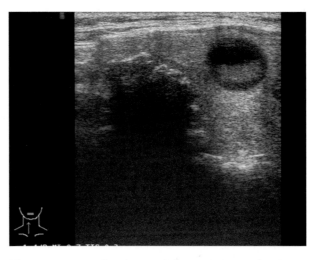

图 1-1-167　右颈部纵切面。肿瘤位于右叶甲状腺上极，呈低回声，边界不清，大小约为 2.5cm×1.6cm，内部可见不规则粗大钙化，后伴声影。图中的囊实性结节为结节性甲状腺肿

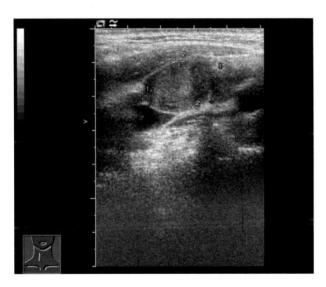

图 1-1-166　右侧颈部纵切面。显示颈内静脉旁转移淋巴结，呈低回声，2.3cm×1.5cm

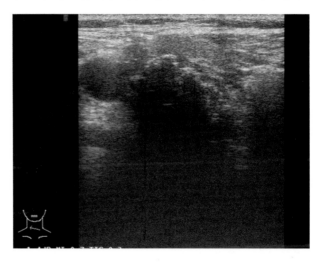

图 1-1-168　右颈部横切面。肿瘤大部分为钙化区，为连缀成片的不规则强回声，仅于钙化前缘见少量低回声实性区，Doppler 于肿瘤内未探及血流

PTC 病例 21　女性，66 岁，右叶甲状腺乳头状癌伴颈淋巴结转移、结节性甲状腺肿。

【超声影像】　见图 1-1-167~ 图 1-1-171。

【术后病理】　冷冻 + 石蜡:(双侧及峡部)结节性甲状腺肿，伴(右侧)甲状腺乳头状癌(癌灶两个，2.3cm×1.4cm×1.0cm 及直径 0.6cm)，并大片钙化。(右颈)淋巴结 5/8 见甲状腺乳头状癌转移。

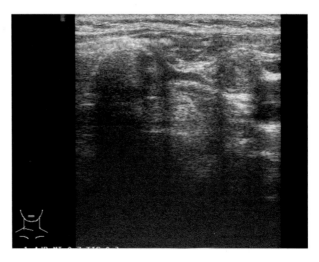

图 1-1-169　右下颈部斜切面。图中显示两个转移淋巴结，类圆形，上方淋巴结边缘可见钙化，后方伴有声影

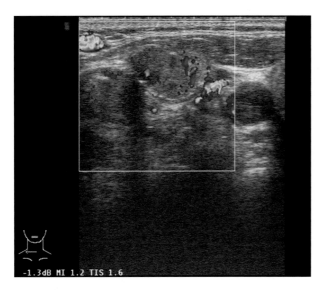

图 1-1-170　右下颈部横切面。CDFI 显示转移淋巴结内血流较丰富,最大淋巴结 1.8cm×1.4cm

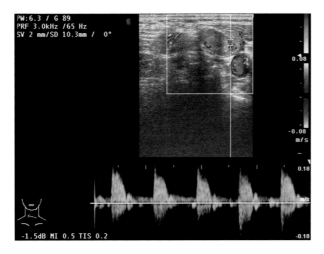

图 1-1-171　右下颈部斜切面。Doppler 于转移淋巴结内可探及高阻力动脉血流

PTC 病例 22　男性,34 岁,右叶甲状腺乳头状癌伴颈淋巴结转移。

【超声影像】　见图 1-1-172~图 1-1-175。

【病理学表现】

大体检查:双侧及峡部甲状腺切除标本。大小为 5cm×4.5cm×2cm,在右叶近上极可见一个灰白色肿物,为 2.1cm×1.2cm×1cm,界不清,质硬脆,部分有钙化。另有多个淋巴结,直径 0.3~2.5cm,大者切面可见灰白色硬性病灶。

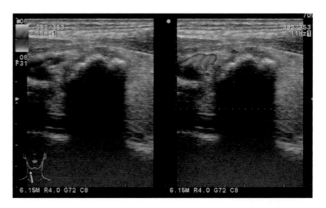

图 1-1-172　右颈部斜切面。肿瘤位于右叶甲状腺上极,1.8cm×1.2cm,呈低回声,边界尚清晰,内部可见不规则粗大钙化

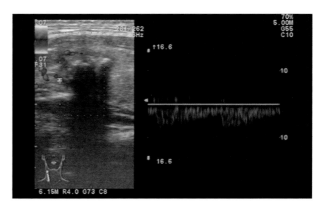

图 1-1-173　右颈部斜切面。Doppler 于肿瘤内可见少量血流,RI:0.74

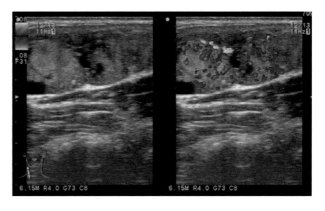

图 1-1-174　右侧颈部斜切面。图中显示数个转移淋巴结,呈中等回声,内部均可见小囊性区,CDFI 显示淋巴结内血流丰富

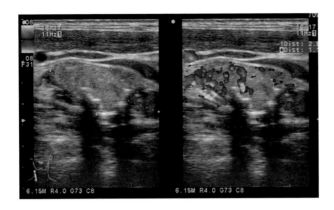

图 1-1-175 右颈部斜切面。右颈部另一转移淋巴结,呈中等回声,内可见数个钙化灶

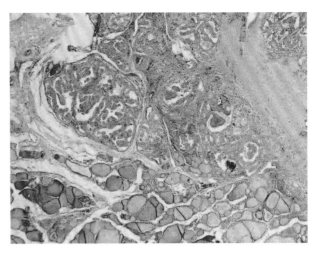

图 1-1-177 肿瘤呈腺团状,并有乳头状结构。×40,HE染色

光镜所见:右叶灰白色结节显示滤泡上皮细胞明显增生,并增大(图 1-1-176、图 1-1-177)。细胞核毛玻璃样,排列拥挤,可见核沟、核内假包涵体及核分裂象,并见砂粒体及大片钙化(图 1-1-178~ 图1-1-182)。间质纤维组织及小血管增生,并扩张、充血。肿瘤侵犯被膜。峡部和左侧甲状腺均未见肿瘤。另送淋巴结:(右侧下颌下)1/4,(颈内静脉前)5/6 可见癌转移(图 1-1-183)。(颈阔肌及颈外静脉)送检纤维血管脂肪及骨骼肌组织中未见癌浸润。

病理诊断:右叶甲状腺乳头状癌伴多处淋巴结癌转移。

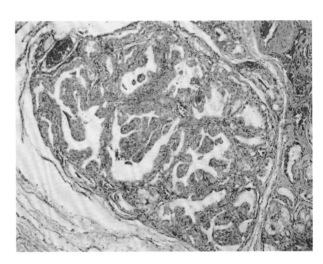

图 1-1-178 上图放大后可见清晰的乳头状形态。×100,HE 染色

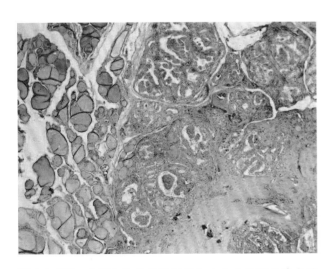

图 1-1-176 右下方的肿瘤性组织向左上方的甲状腺内浸润。×40,HE 染色

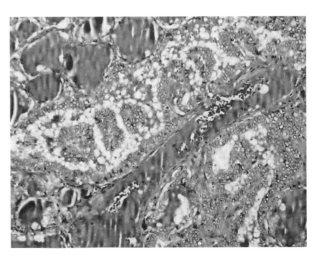

图 1-1-179 甲状腺滤泡上皮呈乳头状增生。×200,HE染色

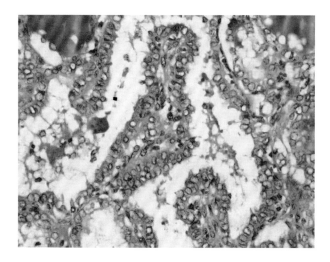

图 1-1-180　肿瘤细胞核呈明显的空泡样、毛玻璃样改变。×200,HE 染色

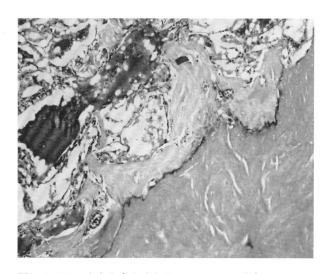

图 1-1-181　肿瘤内有大片钙化。×100,HE 染色

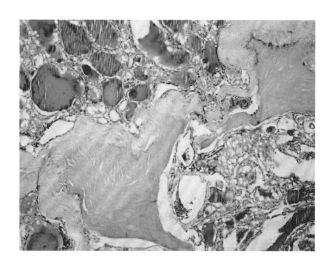

图 1-1-182　钙化灶广泛分布在肿瘤组织间。钙化中还伴有局部的骨化（表现为均质状的淡粉色物中有层状蓝色钙盐沉积线,并有散在骨细胞卧在陷窝内）。×100,HE 染色

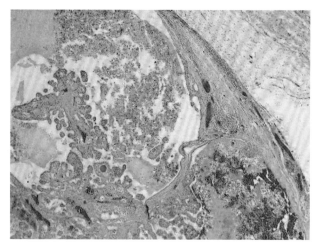

图 1-1-183　淋巴结内大片肿瘤转移,并有囊性改变。×100,HE 染色

PTC 病例 23　女性,46 岁,多发性甲状腺乳头状癌。

患者在超声检查时发现左、右叶及峡部各可见一直径约 0.8cm 的低回声结节伴粗大钙化。术后病理发现共 6 个癌灶。

【超声影像】　见图 1-1-184~ 图 1-1-188。

【术后病理】　冷冻 + 石蜡:(左侧)甲状腺组织中可见多灶甲状腺乳头状癌,直径为 5mm、2.1mm、1.8mm 和 0.25mm,肿瘤侵犯甲状腺周围骨骼肌,未见脉管癌栓及神经侵犯。切缘净。(右叶)甲状腺组织内见甲状腺乳头状癌浸润及钙化,肿瘤大小 0.8cm×0.5cm×0.5cm,未见神经侵犯及脉管癌栓,未侵及甲状腺被膜,余甲状腺内见散在淋巴滤泡。

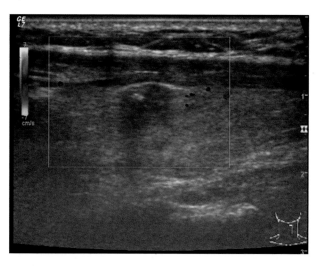

图 1-1-184　左颈部纵切面。左叶肿瘤位于中部,最大径 0.6cm,呈不规则低回声结节,内部可见粗大钙化

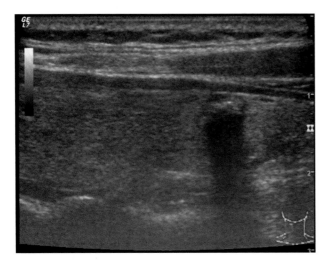

图 1-1-185　右颈部纵切面。右叶肿瘤近甲状腺下极，低回声伴粗大钙化，钙化直径约 5.5mm，肿瘤边界尚清晰

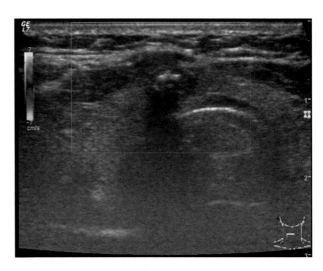

图 1-1-188　颈部横切面。CDFI 于峡部结节内未探及明确血流

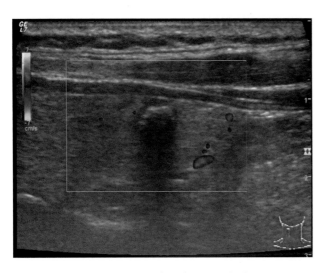

图 1-1-186　CDFI 于右叶肿瘤边缘可见极少量血流

（甲状腺峡部）甲状腺组织中见乳头状癌浸润，肿瘤大小为 0.9cm×0.7cm×0.5cm，伴钙化及胶原化。周围有淋巴结 2 枚，未见著变。

（三）低回声伴混合性钙化的甲状腺乳头状癌

混合性钙化是指甲状腺乳头状癌内部微钙化与粗大钙化并存。

PTC 病例 24　女性，42 岁，左叶甲状腺乳头状癌伴桥本病。

【超声影像】见图 1-1-189~ 图 1-1-194。

【术后病理】冷冻 + 石蜡：(左) 甲状腺乳头状癌，肿瘤大小 2.0cm×1.5cm×0.8cm，周围及右叶甲状腺呈淋巴细胞性甲状腺炎。

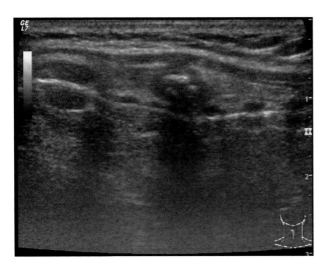

图 1-1-187　颈正中纵切面。峡部肿瘤的长轴图像。前缘局部可见甲状腺包膜中断

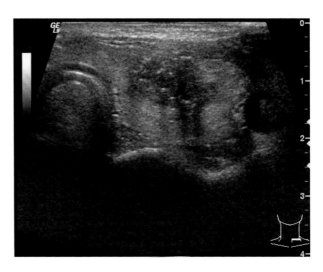

图 1-1-189　左颈部横切面。左叶甲状腺内可见低回声的乳头状癌，内部可见多发微钙化

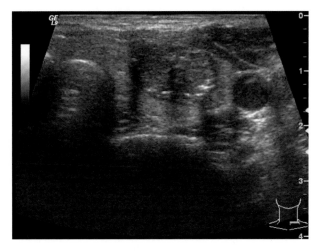

图 1-1-190　左叶肿瘤的另一横切面,乳头状癌近后缘可见数个粗大钙化

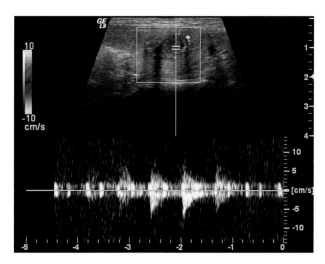

图 1-1-193　左颈部纵切面。肿瘤内部血流频谱,RI:0.81

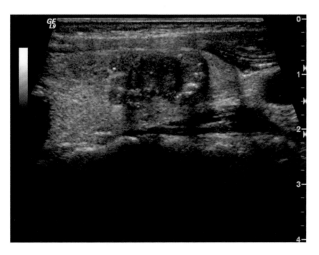

图 1-1-191　左颈部斜切面。肿瘤于该切面可同时显示微钙化和粗大钙化,部分钙化后方可见声影。甲状腺实质回声不均质

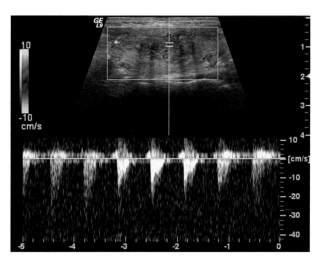

图 1-1-194　左颈部纵切面。肿瘤内部血流频谱,RI:1.00

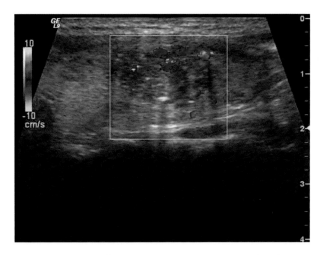

图 1-1-192　左颈部纵切面。CDFI显示乳头状癌内部血流较丰富。肿瘤后缘粗大钙化后伴声影。甲状腺实质回声不均质

　　PTC病例 25　女性,57岁,右叶甲状腺乳头状癌。

　　【超声影像】　见图 1-1-195~ 图 1-1-198。

　　外院术后病理结果:右叶甲状腺乳头状癌。

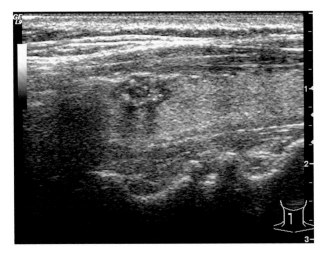

图 1-1-195 右颈部纵切面。肿瘤位于右叶甲状腺近上极，呈低回声结节，0.9cm×0.7cm×0.6cm，边界清晰，外形欠规整，肿瘤内部可见多数微钙化，肿瘤后方见部分声衰减

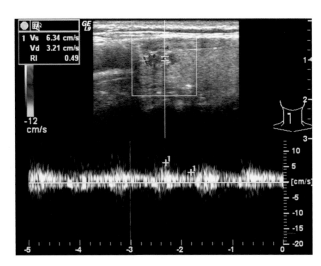

图 1-1-198 肿瘤内部血流频谱，RI:0.49

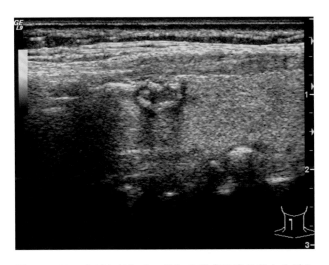

图 1-1-196 右颈部纵切面。该切面肿瘤边缘呈微小毛刺状改变，肿瘤内可见微钙化和数个粗大钙化；肿瘤后方仍见部分声衰减

PTC 病例 26 女性，52 岁，右叶甲状腺乳头状癌。

【超声影像】 见图 1-1-199~ 图 1-1-202。

【病理学表现】

大体检查：右侧甲状腺标本，大小为 7cm×6cm×2.5cm，切面有两个灰白色结节，分别为 1.8cm×0.8cm×0.6cm 和直径 0.2cm，大者呈不规则形，质硬脆，粗糙无包膜；小者界不清，质稍硬，紧邻被膜。另有淋巴结数枚直径为 1~1.4cm，剖面灰褐色间有灰白色质硬区，较粗糙。

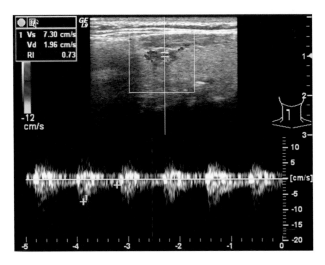

图 1-1-197 Doppler 于肿瘤内可探及较丰富血流，RI:0.73

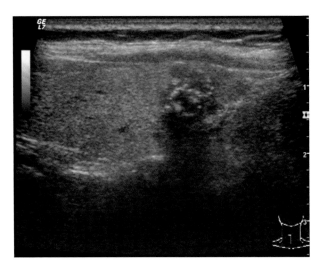

图 1-1-199 右颈部纵切面

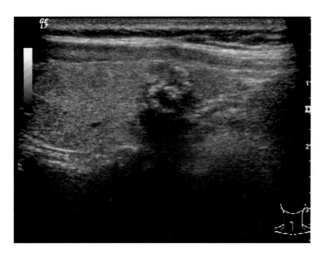

图 1-1-200　右颈部纵切面

图 1-1-199、图 1-1-200 肿瘤位于右叶甲状腺近下极,0.9cm×1.5cm,呈低回声伴多发微小及粗大钙化,后方可见声影;图像中肿瘤高大于宽,边界模糊不清。

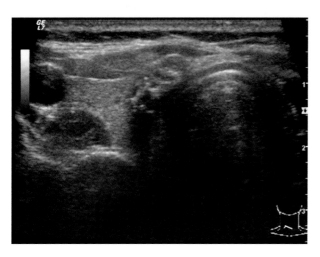

图 1-1-201　右颈部横切面。乳头状癌位于甲状腺右叶至峡部之间,在横切面图像中肿瘤轮廓尚清晰,内部可见不规则钙化;肿瘤略向甲状腺前方隆起,但局部甲状腺包膜连续性好

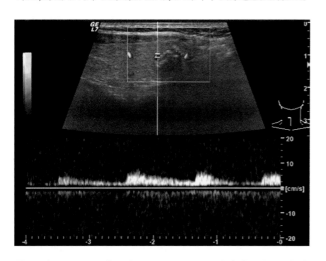

图 1-1-202　右颈部纵切面。Doppler于肿瘤内可探及少量血流,RI:0.63

光镜所见:甲状腺组织中有高度增生的滤泡上皮细胞,并有乳头状结构,细胞核大,圆形,紧密排列,并呈弥漫性的空泡样改变,间质有大片胶原和片状、灶状的钙化;在周围甲状腺内有多灶的微小乳头状肿瘤浸润,并有散在的淋巴滤泡形成(图 1-1-203~图 1-1-209)。淋巴结内有乳头状肿瘤浸润。

病理诊断:右叶甲状腺乳头状癌伴甲状腺内多发性转移和淋巴结癌转移伴淋巴细胞性甲状腺炎。

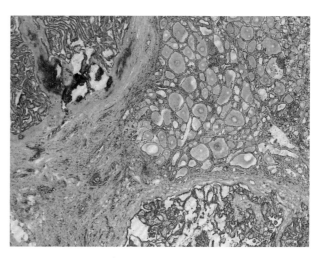

图 1-1-203　右叶甲状腺肿瘤的冷冻切片。有滤泡上皮细胞呈腺样和乳头状增生,并有钙化。×40,HE 染色

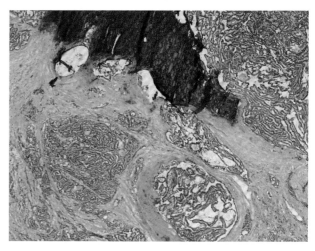

图 1-1-204　乳头状肿瘤,伴有大片钙化。×40,HE 染色

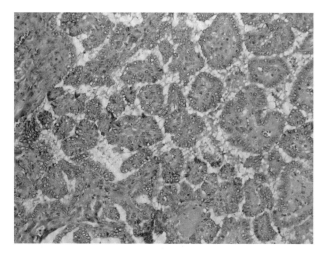

图 1-1-205　乳头状肿瘤的胞核明显的空泡状。×200,HE 染色

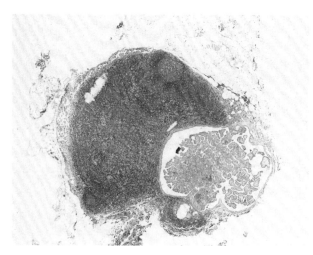

图 1-1-208　淋巴结内乳头状癌的转移。×40,HE 染色

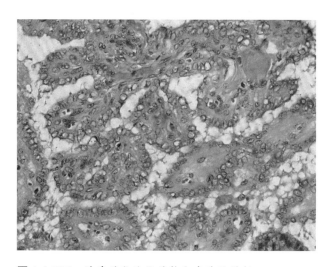

图 1-1-206　肿瘤的乳头状结构和空泡状的核。×400,HE 染色

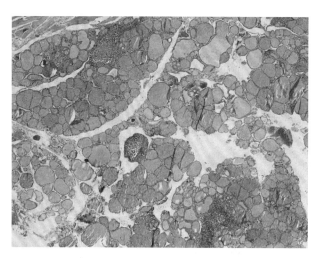

图 1-1-209　甲状腺内有淋巴细胞浸润和淋巴滤泡形成。×40,HE 染色

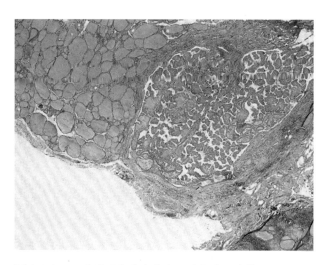

图 1-1-207　周围甲状腺内有小灶的乳头状癌巢。×40,HE 染色

PTC 病例 27　女性,60 岁,双叶甲状腺乳头状癌(多灶)。

【超声影像】 见图 1-1-210、图 1-1-211。

【术后病理】 (左叶)甲状腺乳头状微小癌,2 处,直径 0.3cm 及 0.8cm,伴钙化。(右叶)甲状腺组织内可见两处乳头状微小癌灶,直径均小于 0.1cm。

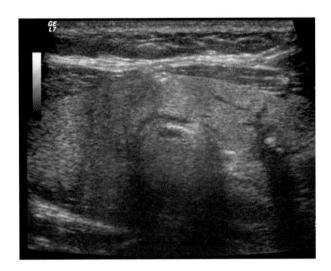

图 1-1-210 颈部横切面。肿瘤位于左叶甲状腺内,呈低回声伴粗大钙化,边界不清晰,肿瘤后方可见声衰减。右叶甲状腺回声不均质,未见明确占位性病变

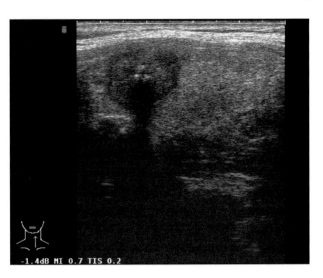

图 1-1-212 左颈部纵切面

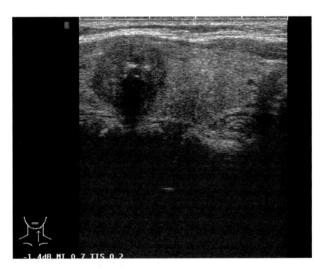

图 1-1-213 左颈部纵切面

图 1-1-212、图 1-1-213 显示肿瘤位于左叶近上极,呈低回声结节,高略大于宽,约 1.6cm×1.8cm,肿瘤内部可见大小不等的钙化灶,后方可见声影。

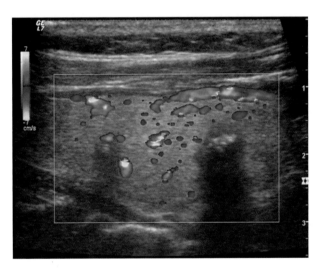

图 1-1-211 左颈部纵切面。显示左叶甲状腺内两个低回声癌结节,较大者 0.9cm×0.7cm,内可见簇状微钙化;较小结节直径约 4mm,内部可见微钙化;肿瘤后方均可见声衰减;CDFI 于癌结节内未见血流

PTC 病例 28 女性,62 岁,甲状腺乳头状癌(双灶)。

【超声影像】 见图 1-1-212~ 图 1-1-220。

【术后病理】 (左叶及峡部)甲状腺乳头状癌,双灶,直径分别为 2cm 及 1cm。

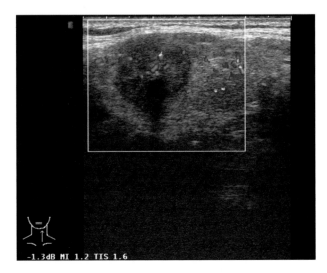

图 1-1-214 左颈部纵切面。CDFI 显示肿瘤内血流较丰富

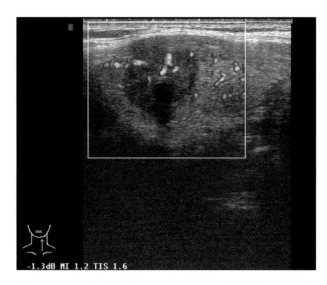

图 1-1-215 左颈部纵切面。CDE 显示肿瘤内部血流较丰富,部分血流略呈分支状

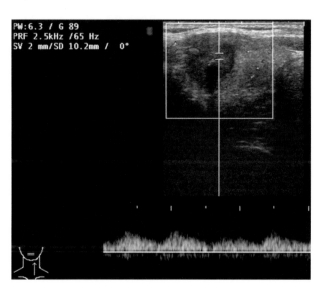

图 1-1-216 肿瘤内部低阻力动脉血流频谱,RI:0.57

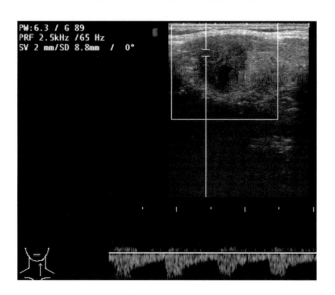

图 1-1-217 肿瘤内部血流频谱,RI:0.67

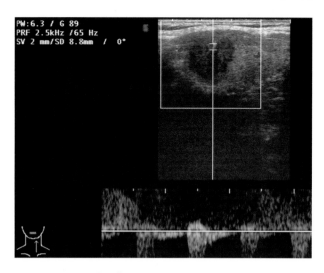

图 1-1-218 肿瘤内部血流频谱,RI:1.00

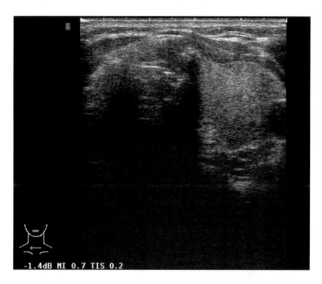

图 1-1-219 左颈部横切面。于甲状腺峡部偏左侧可见另一癌结节,呈低回声,0.9cm×0.7cm,内部可见粗大钙化,后伴声影

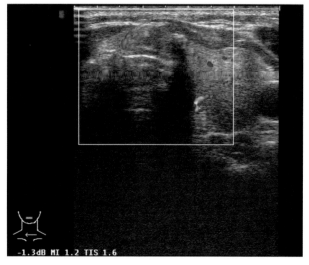

图 1-1-220 左颈部横切面。CDFI 于峡部癌结节内未见明确血流

PTC 病例 29 女性,62 岁,甲状腺峡部乳头状癌伴钙化及骨化。

【超声影像】 见图 1-1-221~ 图 1-1-226。

【术后病理】 冷冻 + 石蜡:双叶及峡部甲状腺切除:甲状腺峡部乳头状癌,大小为 2cm×1.3cm×0.8cm,未侵犯甲状腺被膜。局部纤维组织增生,可见骨化。余左叶及右叶无著变。

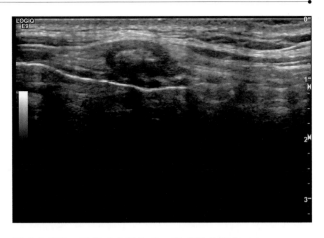

图 1-1-223 颈部正中纵切面。肿瘤的上下径 1.3cm

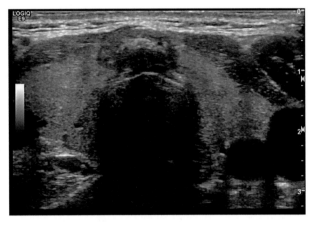

图 1-1-221 颈部横切面。肿瘤位于甲状腺峡部,呈低回声,1.5cm×0.7cm,边界清晰,向峡部前方隆起;肿瘤内可见粗大条状强回声,伴弱声影

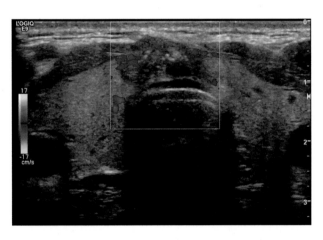

图 1-1-224 颈部横切面。CDFI 于肿瘤内可见少量血流

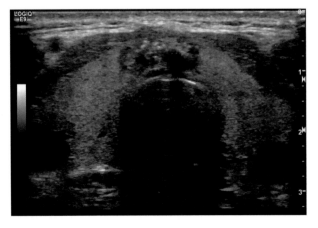

图 1-1-222 颈部横切面。肿瘤的另一横切面,内部可见数个微小强回声,未见声影

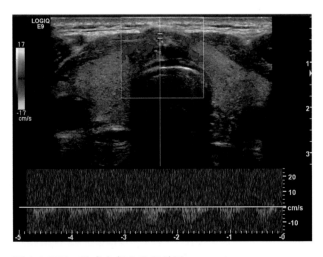

图 1-1-225 肿瘤内部血流频谱图,RI:1.00

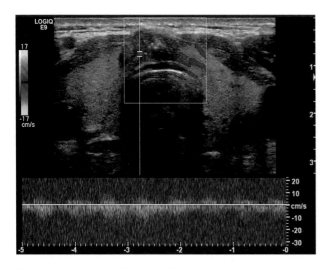

图 1-1-226 肿瘤内部血流频谱,RI:0.58

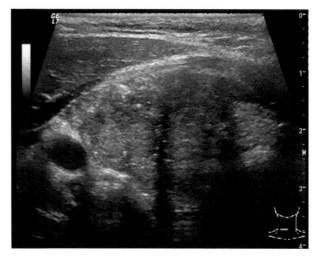

图 1-1-228 颈部横切面。于该图像中肿瘤内可见多发微钙化,肿瘤内侧边界不清晰

PTC 病例 30 男性,34 岁,右叶甲状腺乳头状癌。

【超声影像】 见图 1-1-227~ 图 1-1-230。

外院术后病理结果:右叶甲状腺乳头状癌。

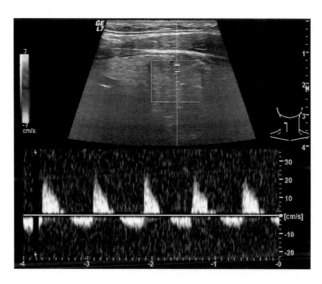

图 1-1-229 Doppler 显示肿瘤内可见少量血流,部分呈高阻力动脉血流,RI:1.00

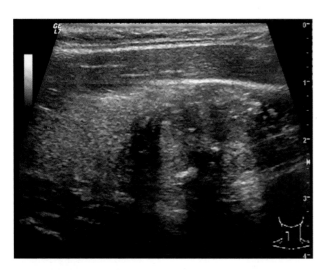

图 1-1-227 右颈部纵切面。肿瘤位于右叶甲状腺下极,2.9cm×2.0cm,为不均质低回声包块,边界不清晰,包块内弥散分布多数大小不等的钙化灶

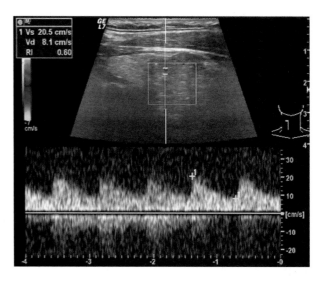

图 1-1-230 肿瘤内部血流频谱,RI:0.60

PTC 病例 31　女性,30 岁,双叶多灶性甲状腺乳头状癌伴淋巴结转移。

【超声影像】　见图 1-1-231~ 图 1-1-238。

【病理学表现】

大体检查:双侧甲状腺及淋巴结切除标本,右侧为 4.5cm×3cm×1.5cm,左侧为 4.5cm×3cm×1.5cm,表面均有菲薄的被膜,右侧有结节状的突起。切面右侧可见不规则形的灰白色结节,约 3.2cm×1.8cm×1.1cm,质地硬,并有钙化。左侧甲状腺呈褐色,有散在灰白色小灶,直径约 0.4~0.6cm。淋巴结多枚,直径 0.3~1.8cm 不等,灰褐色,质脆。

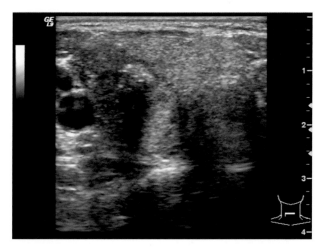

图 1-1-233　右颈部横切面

图 1-1-231~ 图 1-1-233 显示右叶甲状腺乳头状癌,为不均质低回声包块,边界不清,大小约为 3.9cm×2.0cm×1.8cm,包块内可见散在微小及粗大钙化;左叶甲状腺内还可见数个低回声结节,较大者 0.8cm×0.6cm,结节内均可见细小钙化。

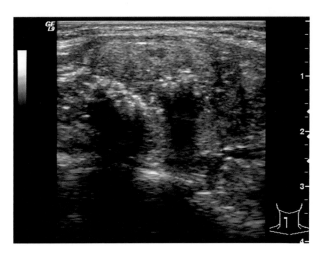

图 1-1-231　右颈部纵切面

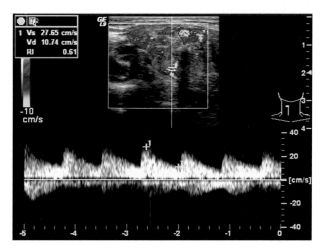

图 1-1-234　右叶肿瘤内部血流丰富,RI:0.61

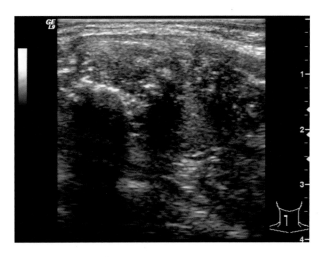

图 1-1-232　右颈部纵切面

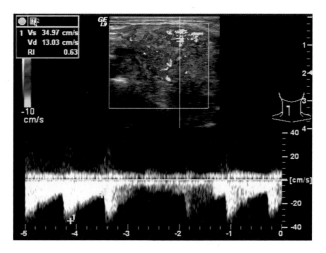

图 1-1-235　Doppler 显示右叶肿瘤内部血流极丰富,RI:0.53~0.63

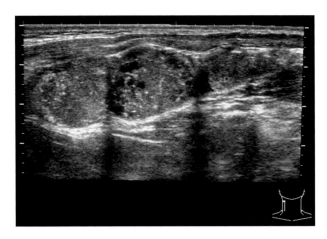

图 1-1-236　右侧颈部纵切面，宽景成像。右侧颈部多发转移淋巴结，最大者 2.7cm×1.8cm，淋巴结内可见散在微钙化，中间的淋巴结内还可见小囊性区

光镜所见：双侧甲状腺内均有明显增生的滤泡上皮细胞团，细胞毛玻璃样，有核沟，偶有核内假包涵体，并呈腺泡样和乳头状排列，间质有右侧的片状钙化和双侧的砂粒体，并有胶原化（图 1-1-239～图 1-1-247）。其中左侧病变呈微小瘤巢广泛浸润在甲状腺组织中。淋巴结内有大片的乳头状上皮细胞肿瘤转移，伴有微囊形成和较多的砂粒体。

病理诊断：双侧多灶性甲状腺乳头状癌，并淋巴结转移。

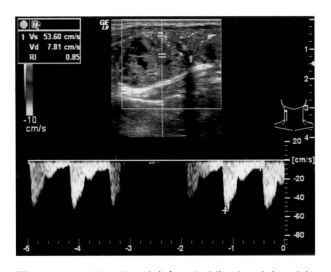

图 1-1-237　右侧颈淋巴结内部血流图像，淋巴结内血流极丰富，RI：0.85

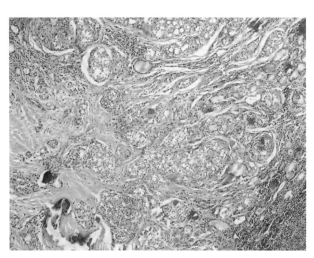

图 1-1-239　增生的滤泡上皮呈团巢状，间质有胶原纤维和钙化（左下）。×40，HE 染色

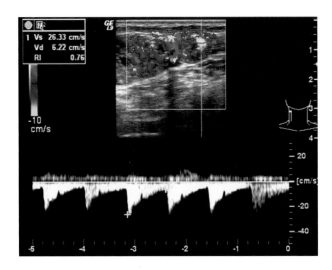

图 1-1-238　右侧颈淋巴结内部血流频谱，RI：0.76

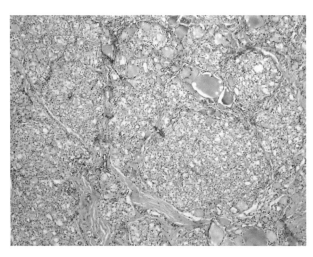

图 1-1-240　显示肿瘤团巢状结构。×40，HE 染色

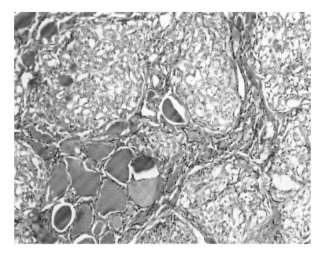

图 1-1-241　上皮细胞呈腺泡状,核较空亮。×100,HE 染色

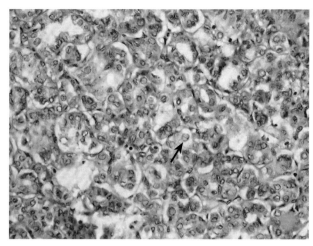

图 1-1-244　瘤细胞为毛玻璃样,有核沟(箭头所示)。×400, HE 染色

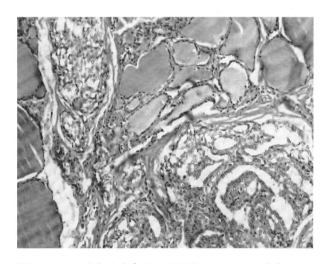

图 1-1-242　局部肿瘤有乳头状结构。×200,HE 染色

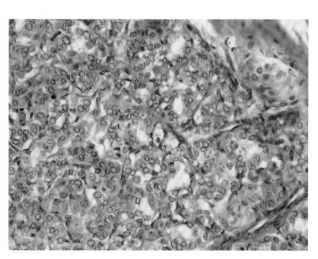

图 1-1-245　毛玻璃样的核及核沟。×400,HE 染色

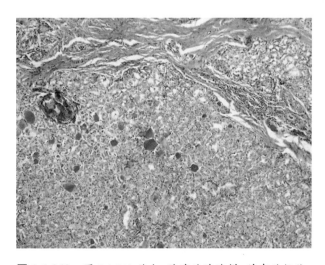

图 1-1-243　图 1-1-242放大,肿瘤为腺泡样,并有砂粒体。×100,HE 染色

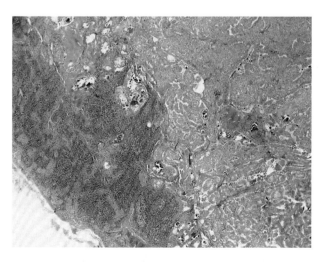

图 1-1-246　淋巴结内转移的乳头状癌,并多量砂粒性钙化灶。×40,HE 染色

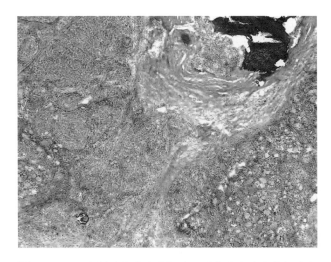

图 1-1-247 右侧甲状腺冷冻切片。甲状腺滤泡上皮细胞密集增生,伴有片状钙化(右上)和砂粒体(左下)。×40,HE 染色

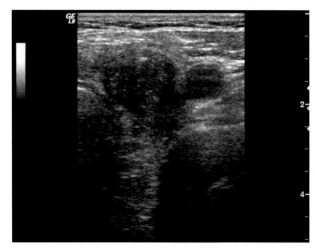

图 1-1-249 左颈部横切面。左叶甲状腺乳头状癌短轴切面

PTC 病例 32 女性,52 岁,双叶甲状腺乳头状癌伴左颈淋巴结转移、结节性甲状腺肿伴腺瘤形成。

【超声影像】 见图 1-1-248~ 图 1-1-251。

【术后病理】 冷冻 + 石蜡 :(左叶) 甲状腺乳头状癌,部分已达周围肌肉组织旁。结节性甲状腺肿。(右叶) 结节性甲状腺肿伴腺瘤形成,其中可见甲状腺乳头状癌浸润。(甲状腺左叶下极) 淋巴结 6 枚均见癌转移。

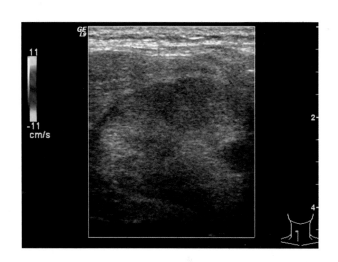

图 1-1-250 右颈部纵切面

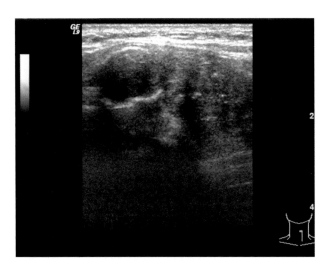

图 1-1-248 左颈部纵切面。肿瘤位于左叶甲状腺内,边界轮廓不清,呈低回声,结节内多发大小不等的钙化——细点状及不规则条带状强回声

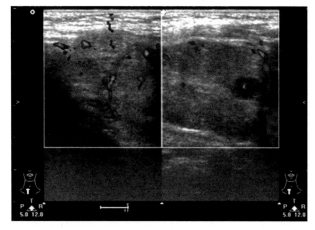

图 1-1-251 右颈部纵切面

图 1-1-250、图 1-1-251 右叶结节性甲状腺肿伴腺瘤形成。右叶甲状腺明显肿大,下极部分腺体位于胸骨后,腺瘤显示为 4.8cm×3.0cm 实性包块,呈中等偏低回声,内包含一更低回声区;包块外形规整,边界尚清晰,内部可见少量血流。

（四）单纯低回声的甲状腺乳头状癌

低回声被认为是甲状腺癌最主要的声像学征象之一。本组病例表现为均质或不均质的低回声病灶，甚至为极低回声，边缘毛刺样改变是大多数病灶的另一显著特征。

PTC 病例 33　女性，23 岁，左叶甲状腺乳头状癌。

【超声影像】　见图 1-1-252~ 图 1-1-255。

【术后病理】　冷冻 + 石蜡：(左)甲状腺乳头状癌，肿瘤最大径 0.9cm，余甲状腺呈桥本甲状腺炎改变。周围淋巴结 3 枚呈反应性增生。

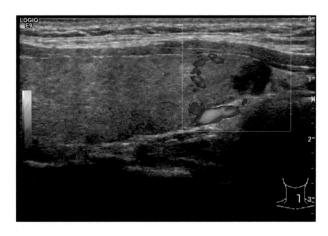

图 1-1-254　CDE 于肿瘤内部可见极少量血流

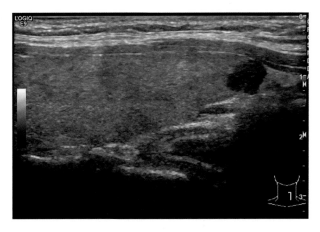

图 1-1-252　左颈部纵切面。左叶甲状腺下极可见肿瘤，约 0.8cm×0.6cm，呈均质的低回声，边界清晰

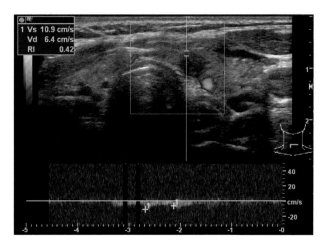

图 1-1-255　肿瘤内部的血流频谱，RI：0.42

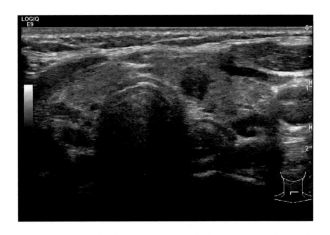

图 1-1-253　颈部横切面。左叶肿瘤外形明显不规整，边缘可见数个突起

PTC 病例 34　女性，61 岁，右叶甲状腺乳头状癌。

【超声影像】　见图 1-1-256~ 图 1-1-258。

【术后病理】　冷冻 + 石蜡：(右叶)甲状腺组织内见结节 2 个，两者相距约 1.2cm，大小分别 0.7cm×0.5cm×0.5cm 及 0.3cm×0.3cm×0.2cm，两者组织形态一致，均为甲状腺乳头状癌伴砂粒体形成。(右颈)淋巴结 7/8 可见癌转移。

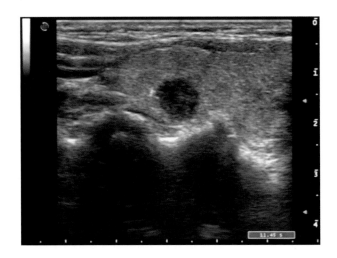

图 1-1-256 右颈部纵切面。肿瘤位于右叶甲状腺近上极，呈类圆形的低回声结节，直径约 1.0cm，边界尚清晰，边缘可见毛刺样改变；于甲状腺中部（图像右缘）还可见一低回声微结节，直径约 4.5mm

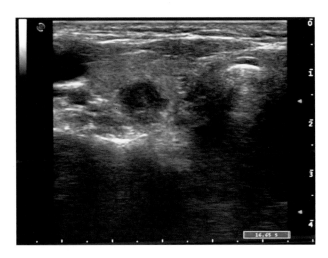

图 1-1-257 右颈部横切面。近上极肿瘤在横切面中外形明显不规整

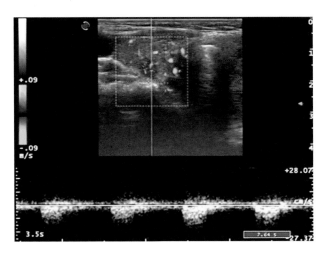

图 1-1-258 右颈部横切面。Doppler 显示近上极肿瘤内血流丰富，RI：0.77

PTC 病例 35 女性，56 岁，右叶甲状腺乳头状癌。

【超声影像】 见图 1-1-259~图 1-1-261。

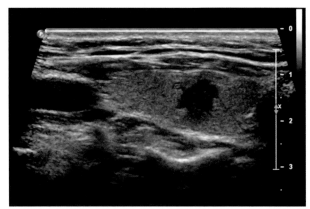

图 1-1-259 右颈部斜切面

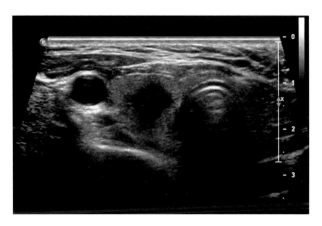

图 1-1-260 右颈部横切面

图 1-1-259、图 1-1-260 显示肿瘤位于右叶甲状腺近下极，为不规则低回声结节，直径约 1.1cm，边缘可见明显毛刺状改变。

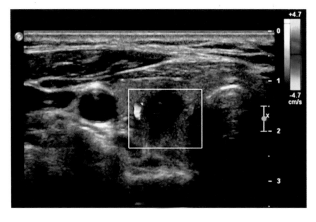

图 1-1-261 右颈部横切面。CDFI 于肿瘤内部未见明确血流，肿瘤边缘可见少量血流

【病理学表现】

大体检查:甲状腺标本,大小为 4.5cm×2.5cm× 2.5cm,并有被膜。切面可见一个灰白色不规则病灶, 边缘呈锯齿样,范围约 1.1cm×1.0cm×0.8cm,质地 稍硬,余处为红褐色,质软,部分略呈结节样改变。

光镜所见:甲状腺内有滤泡上皮性肿瘤,以乳 头状增生为主,部分为腺泡样和腺管状,瘤细胞核圆 形体大,空泡样并有不典型的核沟,间质纤维增生, 伴胶原变,并呈树枝样向周围甲状腺组织内穿插性 生长,无包膜,未见钙化体(图 1-1-262~ 图 1-1-266)。 甲状腺组织中有大量淋巴细胞浸润,伴淋巴滤泡形 成,未见典型的嗜酸性变性(图 1-1-267)。

病理诊断:甲状腺乳头状癌,伴淋巴细胞性甲 状腺炎。

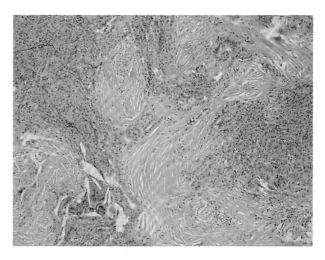

图 1-1-264 癌组织间有大片硬化性间质成分。×100,HE 染色

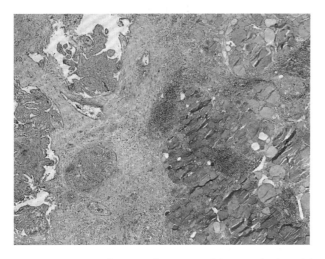

图 1-1-262 甲状腺乳头状癌侵犯甲状腺组织,无包膜,呈交 错状生长。×40,HE 染色

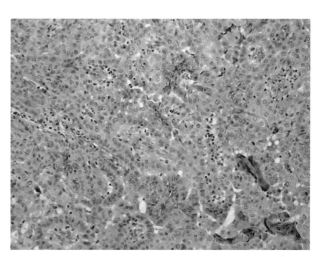

图 1-1-265 癌组织呈腺样结构。×200,HE 染色

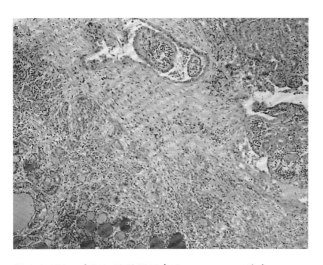

图 1-1-263 癌组织的浸润性表现。×100,HE 染色

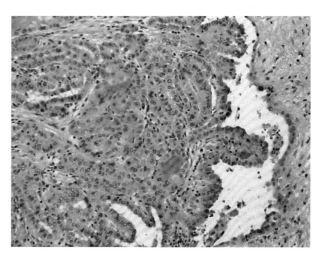

图 1-1-266 癌组织的乳头状结构,局部囊样表现。×200, HE 染色

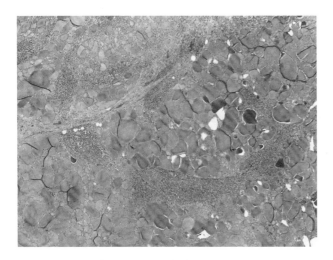

图 1-1-267　正常甲状腺组织中有大量淋巴细胞浸润,并聚集呈淋巴滤泡样。×40,HE 染色

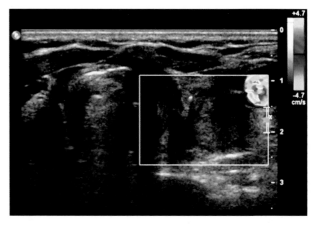

图 1-1-269　左颈部横切面。左叶肿瘤边缘可见少量血流

PTC 病例 36　女性,41 岁,左叶甲状腺乳头状癌。

【超声影像】　见图 1-1-268~ 图 1-1-271。

【病理学表现】

大体检查:左叶甲状腺标本,为 5cm×3cm×1.8cm,切面可见一个灰白色质硬结节,大小为 2.2cm×2cm×1.5cm,边界尚清。另有颈动脉旁淋巴结 5 枚,直径为 0.3~1.2cm。

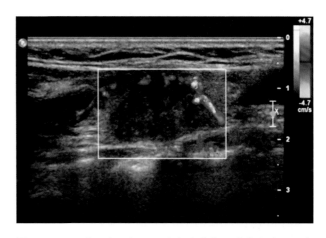

图 1-1-270　左颈部纵切面。彩色多普勒于肿瘤边缘可见丰富血流

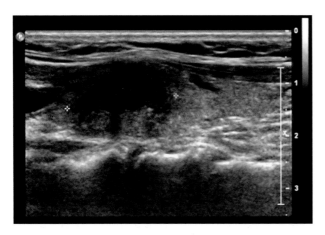

图 1-1-268　左颈部纵切面。左叶甲状腺上极可见肿瘤,为极低回声结节,长径约 2.1cm,外形不规整,边缘可见伪足样突起,肿瘤边界不清晰;向甲状腺前方隆起

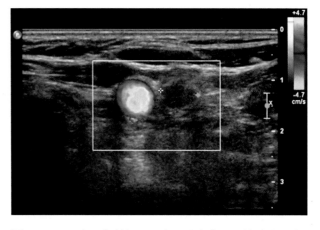

图 1-1-271　左颈部横切面。左颈动脉旁可见转移淋巴结,呈低回声,内部未见明确血流

光镜所见:在甲状腺组织内有滤泡上皮细胞的乳头状增生,并有腺泡状和带状结构,细胞核空泡样,有核沟和核内假包涵体,伴间质硬化,并呈多结节状侵入邻近的甲状腺内,无包膜(图 1-1-272~图 1-1-275)。淋巴结有癌转移(图 1-1-276)。

病理诊断:甲状腺乳头状癌,伴淋巴结 1/5 个癌转移。

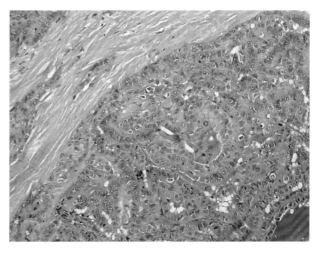

图 1-1-274 甲状腺上皮细胞明显增生,排列呈腺样和乳头状,并有间质的胶原性硬化带。×200,HE 染色

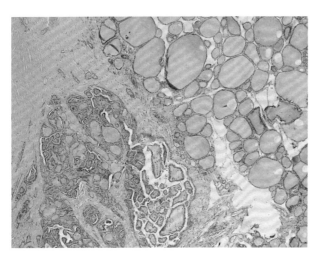

图 1-1-272 乳头状癌侵犯邻近的甲状腺组织。×40,HE 染色

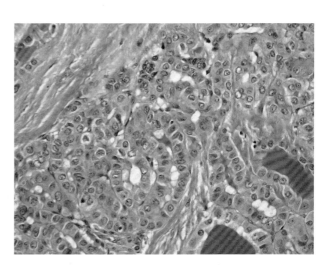

图 1-1-275 乳头状癌的细胞核圆形,核膜厚,有核仁及核沟。×400,HE 染色

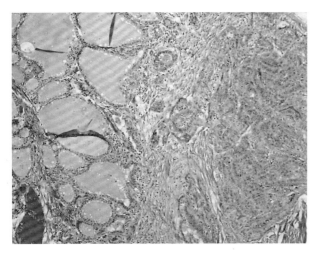

图 1-1-273 图 1-1-272 的局部表现。×100,HE 染色

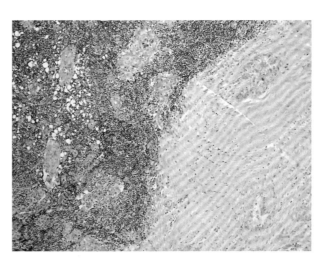

图 1-1-276 淋巴结内癌转移。×40,HE 染色

PTC 病例 37　女性,47 岁,左叶甲状腺乳头状癌。

【超声影像】　见图 1-1-277、图 1-1-278。

外院手术病理结果:左叶甲状腺乳头状癌。

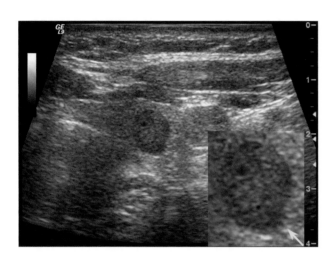

图 1-1-277　左颈部横切面。肿瘤位于左叶甲状腺内,约 0.9cm×1.1cm(高大于宽),边界清晰,于肿瘤右下缘可见数个毛刺样突起(见图像右下角局部放大图箭头所示)

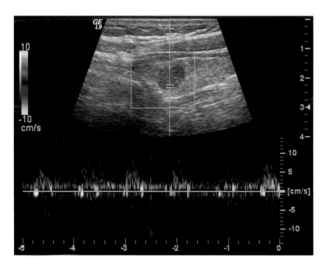

图 1-1-278　左颈部纵切面。肿瘤内部仅探及极少量血流,RI:0.71

PTC 病例 38　女性,34 岁,左叶甲状腺乳头状癌。

【超声影像】　见图 1-1-279~ 图 1-1-283。

【术后病理】　冷冻 + 石蜡:(左叶)甲状腺乳头状癌(病灶大小:直径 0.9cm)。

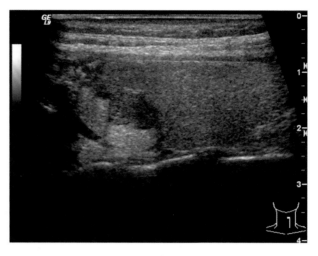

图 1-1-279　左颈部纵切面。肿瘤位于左叶甲状腺上极呈单纯低回声,外形不规整,边界尚清晰,后方回声稍增强,在声像图中肿瘤高大于宽,大小约为 1.1cm×1.6cm

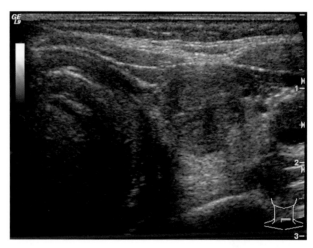

图 1-1-280　左颈部横切面。显示左叶甲状腺被膜下的肿瘤呈低回声结节,向前方隆起,后方回声稍增强,边缘不规整,肿瘤后缘可见小的角状突起

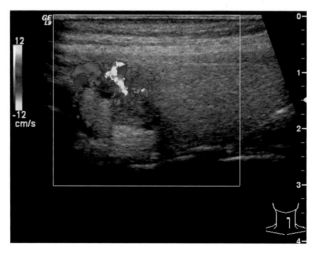

图 1-1-281　CDFI 显示肿瘤内部血流丰富

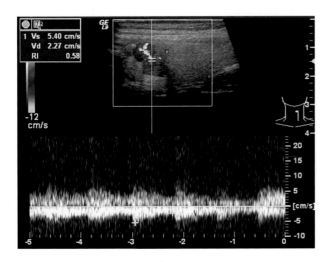

图 1-1-282 肿瘤内部血流频谱图之一,RI:0.58

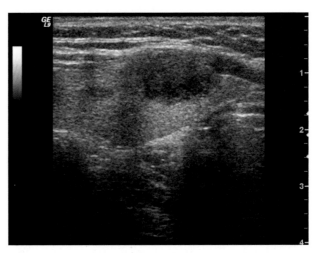

图 1-1-284 左颈部纵切面。肿瘤位于左叶甲状腺近下极,为低回声结节,向甲状腺前方隆起,大小约 1.5cm×1.0cm,边界欠清晰,其前缘紧邻甲状腺被膜,肿瘤后方回声稍增强

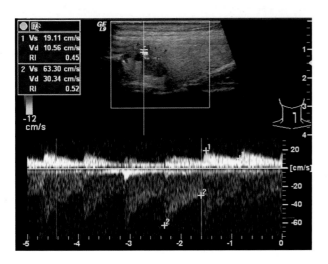

图 1-1-283 肿瘤内血流频谱图之二,RI:0.45~0.63

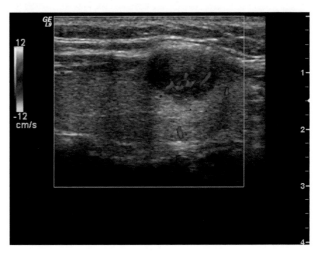

图 1-1-285 左颈部纵切面。CDFI 显示肿瘤内血流较丰富

PTC 病例 39 女性,49 岁,左叶甲状腺乳头状癌合并结节性甲状腺肿。

【超声影像】 见图 1-1-284~ 图 1-1-289。

【术后病理】 冷冻 + 石蜡:(左叶)甲状腺乳头状癌。(右叶)结节性甲状腺肿。

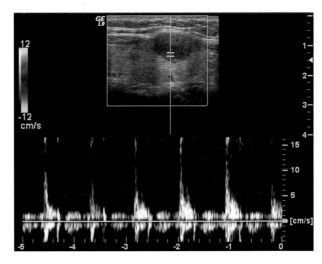

图 1-1-286 左颈部纵切面

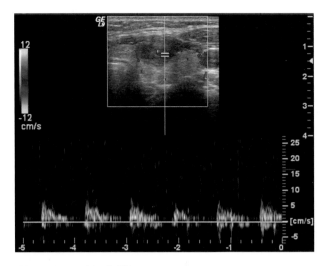

图 1-1-287　左颈部横切面

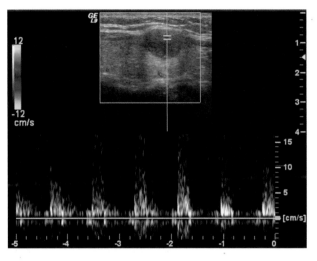

图 1-1-288　左颈部纵切面

图 1-1-286~ 图 1-1-288 为肿瘤内部血流图像,频谱均显示为高阻力型动脉血流,RI:0.91~1.00。

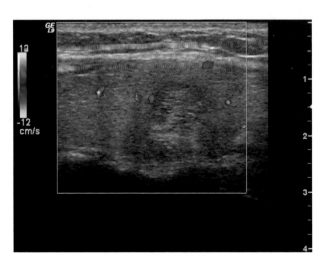

图 1-1-289　右颈部纵切面。显示右叶结节性甲状腺肿

PTC 病例 40　女性,39 岁,左叶甲状腺乳头状癌。

【超声影像】 见图 1-1-290~ 图 1-1-292。

【病理学表现】

大体检查:左侧甲状腺切除标本,表面部分有被膜。切面甲状腺组织为红褐色,有光泽,质软。其内有一个不完整形结节,大小约 2.9cm×1.9cm×1.5cm,无包膜,界不清,质地硬脆。

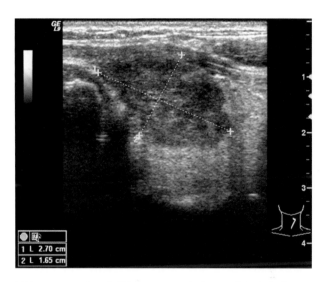

图 1-1-290　左颈部斜切面。显示左叶甲状腺乳头状癌呈不均质低回声结节,大小约为 2.7cm×1.7cm,外形不规整,边界欠清晰;肿瘤前缘处甲状腺被膜模糊不清

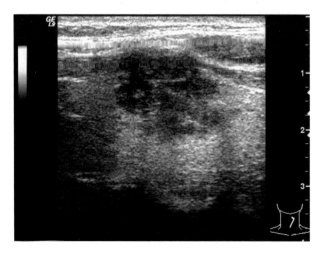

图 1-1-291　左颈部斜切面。肿瘤的另一切面,其后下方表现出浸润性生长的特征;肿瘤前方可疑侵及肌层

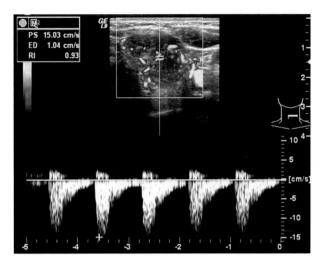

图 1-1-292　左颈部横切面。Doppler 于肿瘤内可探及高阻力动脉血流,RI:0.90

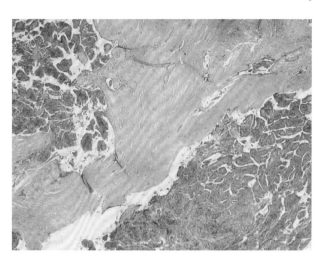

图 1-1-294　乳头状癌在纤维间质内浸润性生长。×40,HE 染色

光镜所见:在甲状腺组织中有一不规则性增生的滤泡上皮性肿瘤,细胞排列呈乳头状,并纤维血管轴心,胞核毛玻璃状,有核沟和核仁。间质硬化性纤维不均匀分布,与周围甲状腺无包膜,呈穿插性生长(图 1-1-293~ 图 1-1-297)。淋巴结 4 枚,其中 1 枚结内有乳头状肿瘤(图 1-1-298)。

病理诊断:甲状腺乳头状癌,伴淋巴结 1/4 个癌转移。

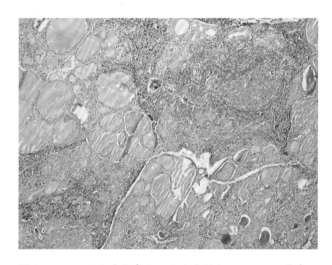

图 1-1-295　甲状腺内有小灶的肿瘤浸润。×40,HE 染色

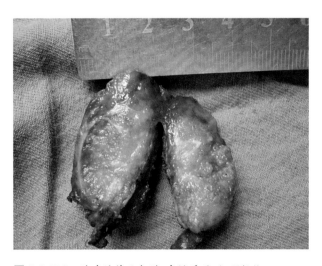

图 1-1-293　肿瘤结节无包膜,实性质硬,细颗粒状

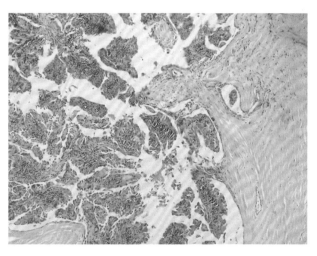

图 1-1-296　乳头状癌的浸润。×100,HE 染色

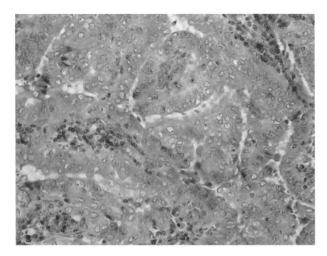

图 1-1-297　肿瘤呈乳头状结构,细胞核为典型的空泡状。×400,HE 染色

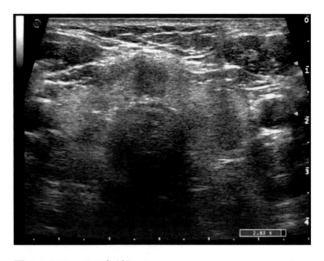

图 1-1-299　下颈部横切面

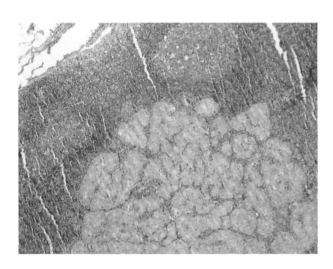

图 1-1-298　乳头状癌的淋巴结转移。×40,HE 染色

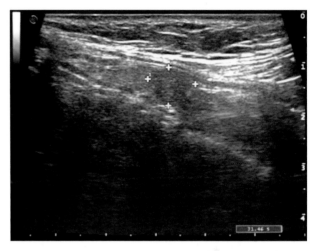

图 1-1-300　下颈部正中纵切面

图 1-1-299、图 1-1-300 显示肿瘤位于气管正前方的甲状腺峡部,呈低回声结节,外形欠规整,边界尚清晰,约 0.8cm×1.0cm。

PTC 病例 41　女性,57 岁,甲状腺峡部乳头状癌。

【超声影像】

第一次超声检查图像见图 1-1-299~ 图 1-1-301。

1 年 8 个月后患者复查超声,甲状腺峡部肿瘤大小、形态无明显改变,Doppler 于肿瘤内可见极少量高阻力动脉血流(图 1-1-302、图 1-1-303)。

【术后病理】　冷冻 + 石蜡:(峡部)甲状腺乳头状癌,肿瘤直径 0.7cm。(右叶甲状腺)甲状腺滤泡性腺瘤,直径 0.5cm。(左叶甲状腺)结节性甲状腺肿,伴间质淋巴滤泡形成。

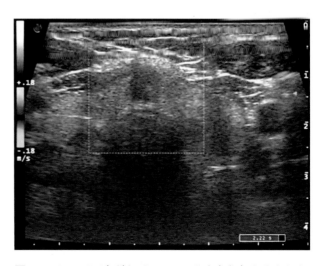

图 1-1-301　下颈部横切面。CDFI 于肿瘤内未见明确血流

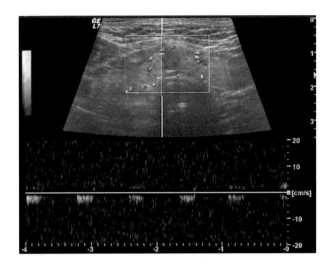

图 1-1-302 肿瘤内部血流频谱图之一

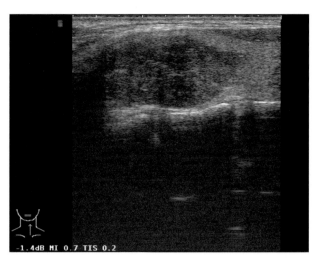

图 1-1-304 左颈部纵切面。肿瘤位于左叶甲状腺内,呈低回声包块,3.4cm×2.2cm,外形欠规整,边界尚清晰,后方未见声衰减,内部未见钙化

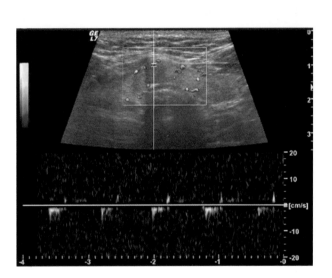

图 1-1-303 肿瘤内部血流频谱图之二

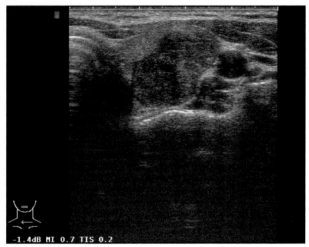

图 1-1-305 左颈部横切面。肿瘤的横切面边界清晰,相邻甲状腺被膜连续

PTC 病例 42 女性,22 岁,左叶甲状腺乳头状癌。

【超声影像】 见图 1-1-304~ 图 1-1-310。

【术后病理】 冷冻 + 石蜡:(左叶)甲状腺乳头状癌,肿瘤最大径 2cm,切缘净。(右叶部分及峡部)结节性甲状腺肿,未见癌浸润。

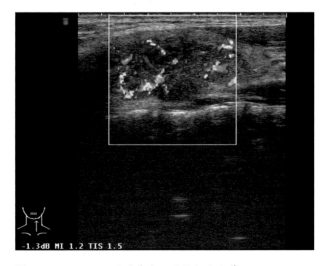

图 1-1-306 CDFI 于肿瘤内可见较粗大血管

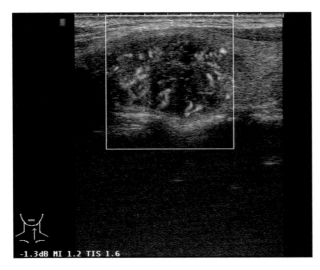

图 1-1-307　左颈部纵切面。CDE 显示肿瘤内部血流丰富，可见分支状血流

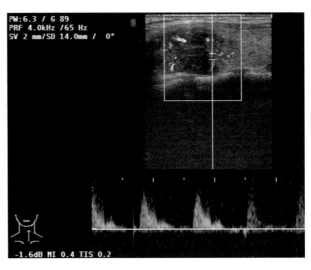

图 1-1-310　肿瘤内部血流频谱图之三

图 1-1-308~ 图 1-1-310 显示肿瘤内部血流频谱呈高阻力型动脉血流，RI：0.76~1.00。

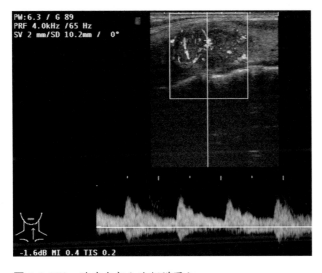

图 1-1-308　肿瘤内部血流频谱图之一

PTC 病例 43　女性，60 岁，左叶甲状腺乳头状癌，伴坏死。

【超声影像】　见图 1-1-311~ 图 1-1-316。

【病理学表现】

大体检查：左叶甲状腺标本，大小为 5cm × 3cm × 2.5cm，切面可见一个结节，大小为 2.5cm × 2.5cm × 1.5cm，灰白色，伴出血，质地软，与周围甲状腺界限欠清，并紧邻被膜。

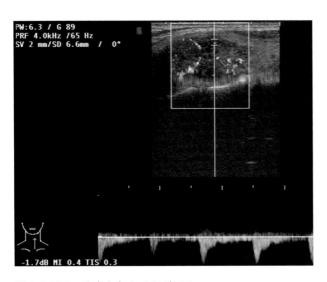

图 1-1-309　肿瘤内部血流频谱图之二

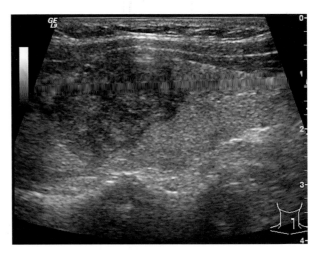

图 1-1-311　左颈部纵切面。肿瘤位于左叶甲状腺近上极，呈不均质低回声结节，2.7cm × 2.4cm × 1.9cm，外形不规整，边界尚清晰，肿瘤内未见明确钙化

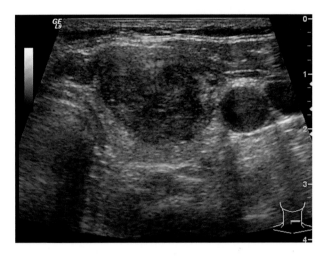

图 1-1-312　左颈部横切面。左叶肿瘤的横断面,肿瘤的前外缘边界不清晰

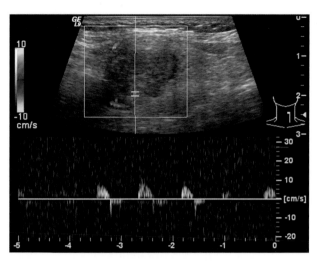

图 1-1-315　左颈部纵切面

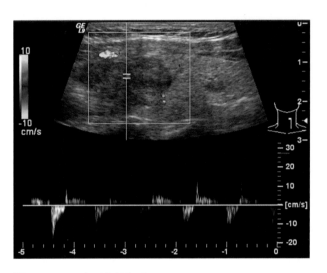

图 1-1-313　左颈部纵切面

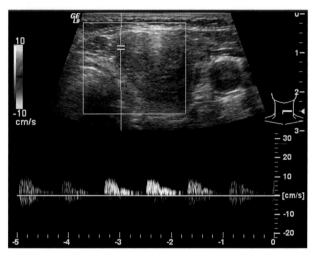

图 1-1-316　左颈部横切面

图 1-1-313~ 图 1-1-316 显示肿瘤内部血流较丰富,频谱均为高阻力型动脉血流,RI:1.00。

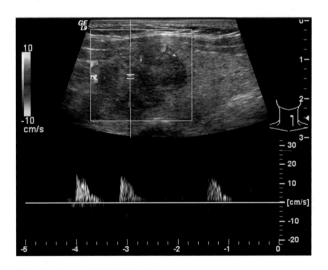

图 1-1-314　左颈部纵切面

镜下所见:在甲状腺组织中有一个无包膜结节,结内上皮细胞明显增生,排列密集,呈腺样、条索状,局部有小乳头形成,细胞核呈毛玻璃样,有核沟,间质有硬化性的胶原,伴有坏死,未见砂粒体和钙化(图 1-1-317~ 图 1-1-321)。甲状腺内有淋巴细胞浸润。免疫组化染色:CK19+++,HMBE-1++,Galectin-3+++(图 1-1-322、图 1-1-323)。

病理诊断:甲状腺乳头状癌,伴坏死。

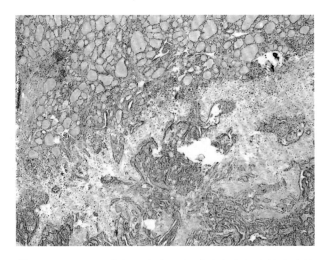

图 1-1-317 甲状腺组织中有无包膜的上皮细胞增生性结节,细胞巢呈多灶性分布。×40,HE 染色

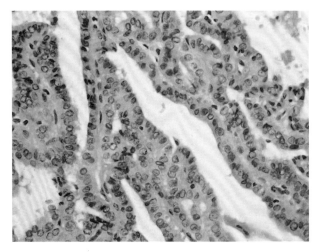

图 1-1-320 图 1-1-319 高倍放大后可见核沟。×400,HE 染色

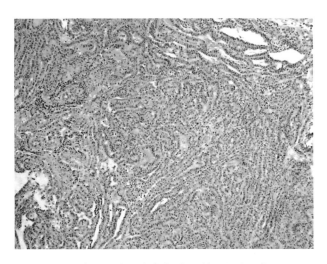

图 1-1-318 部分区域细胞密集,相互排列较为拥挤。×100,HE 染色

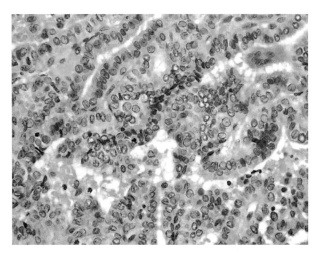

图 1-1-321 肿瘤细胞的毛玻璃样核与核沟。×400,HE 染色

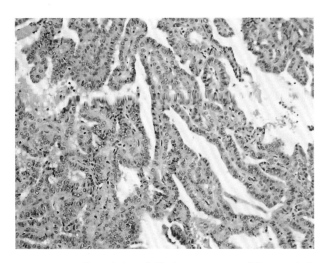

图 1-1-319 部分肿瘤细胞排列呈乳头状,细胞核呈毛玻璃样改变。×200,HE 染色

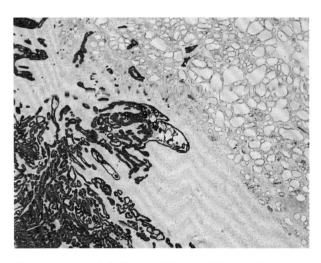

图 1-1-322 细胞角蛋白 19 染色显示肿瘤细胞明显的阳性反应(图中左下),而正常甲状腺上皮细细仅为轻度阳性(图中右上)。×100,免疫组织化学染色

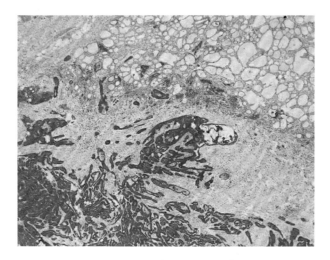

图 1-1-323 Galectin-3 的染色,肿瘤组织有与图 1-1-322 一样的表达。×100,免疫组织化学染色

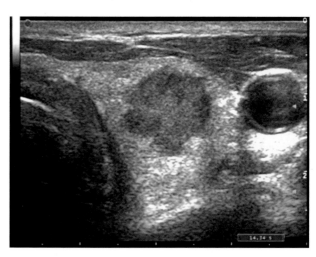

图 1-1-325 左颈部横切面。乳头状癌外形不规整,略呈分叶状,边界尚清晰

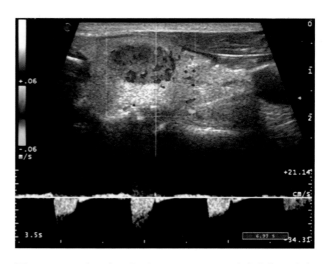

图 1-1-326 左颈部纵切面。Doppler 显示肿瘤内部血流丰富,可见高阻力血流频谱,RI:1.00

PTC 病例 44 男性,63 岁,左叶甲状腺乳头状癌合并结节性甲状腺肿。

【超声影像】 见图 1-1-324~ 图 1-1-327。

【术后病理】 冷冻 + 石蜡:(左叶)甲状腺乳头状癌,直径 1.5cm。余甲状腺见结节性甲状腺肿改变。

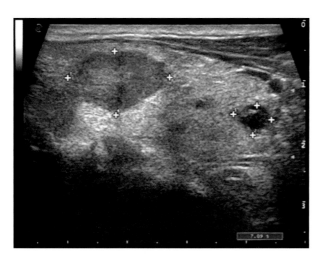

图 1-1-324 左颈部纵切面。乳头状癌位于左叶甲状腺上极,1.7cm×1.1cm,外形欠规整,边界清晰。左叶中部和下极囊实性结节为结节性甲状腺肿

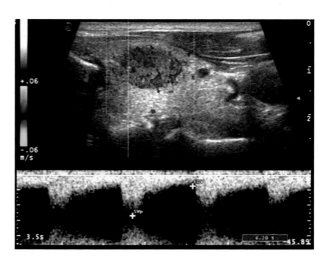

图 1-1-327 左颈部纵切面。肿瘤内部血流频谱,RI:0.73

（五）低回声伴声衰减的甲状腺乳头状癌

PTC 病例 45 女性,41 岁,左叶甲状腺乳头状癌、结节性甲状腺肿伴腺瘤形成。

【超声影像】 见图 1-1-328~ 图 1-1-332。

【病理学表现】

大体检查:双侧及峡部甲状腺标本。总体积为 6.5cm×3.5cm×3cm,表面有被膜;切面,右叶有多个结节,大小为 1cm×0.5cm×0.5cm 和直径 1.1cm 及 0.3cm,界限清楚,灰褐色,质软,部分有囊样改变并有胶样光泽。峡部有一灰白色质地较硬的结节,大小为 1.3cm×0.9cm×0.9cm,粗颗粒样、欠光泽,界限不清,并有钙质样硬化灶。左叶外观基本正常,部分

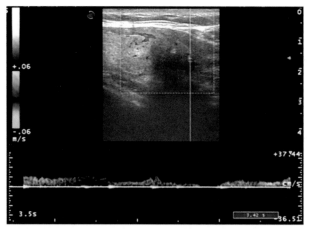

图 1-1-330 左颈部斜切面

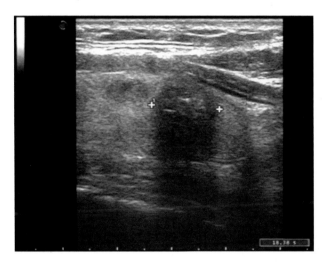

图 1-1-328 左颈部纵切面。肿瘤位于甲状腺左叶近峡部,直径约 1.3cm,边界不清,后方明显声衰减,肿瘤内可见数个小钙化

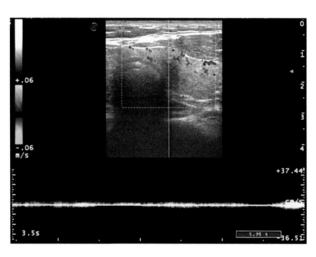

图 1-1-331 左颈部横切面

图 1-1-330、图 1-1-331 显示肿瘤内部血流频谱呈非特征性表现。

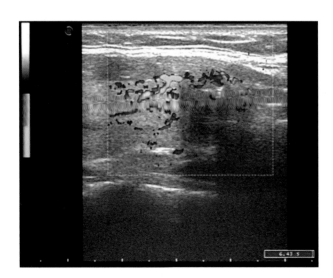

图 1-1-329 左颈部纵切面。CDFI 于肿瘤近前缘处可见少量血流

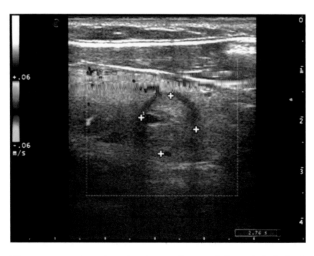

图 1-1-332 右颈部纵切面。双叶甲状腺内可见多个实性及囊实性结节,图为右叶较大结节,约 1.1cm×1.2cm,边界清晰,未见钙化,其内未探及明确血流

有纤维性分隔及胶样物形成。另有淋巴结数个,直径 0.4~0.7cm,灰褐色,质软。

　　光镜所见:峡部结节为纤维样硬化性组织,内有上皮细胞增生性结节,排列呈条索状腺样,有乳头状结构,细胞核为毛玻璃样,并有核内假包涵体,间质内有片状钙化(图 1-1-333~ 图 1-1-338)。余结节由甲状腺滤泡细胞构成,上皮细胞扁平状,核小。间质中有少量淋巴细胞及淋巴滤泡形成(图 1-1-339、图 1-1-340)。另有淋巴结数个,均未见癌转移。

　　病理诊断:峡部甲状腺乳头状癌,并结节性甲状腺肿及腺瘤样增生。淋巴结未见转移癌。

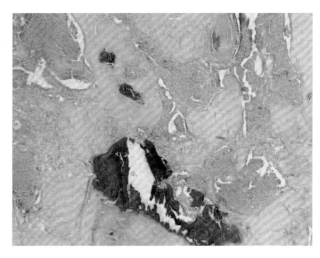

图 1-1-335　增生的肿瘤组织有乳头状结构,间质纤维中有片状钙化灶。×40,HE 染色

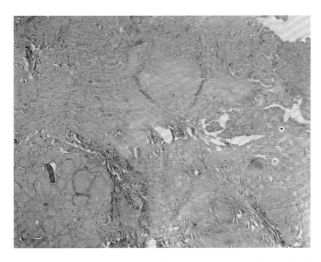

图 1-1-333　实性增生的甲状腺组织浸润性生长在甲状腺滤泡组织间,并有间质的硬化性反应。×40,HE 染色

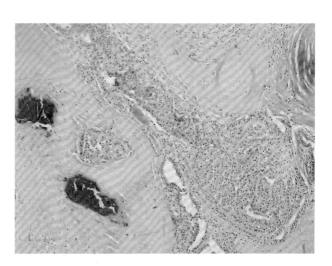

图 1-1-336　图 1-1-335 放大后所见。×100,HE 染色

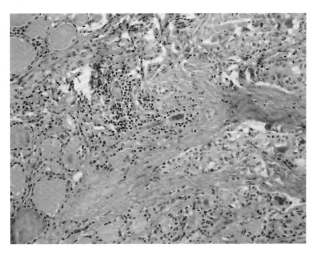

图 1-1-334　肿瘤性上皮组织侵入甲状腺。×200,HE 染色

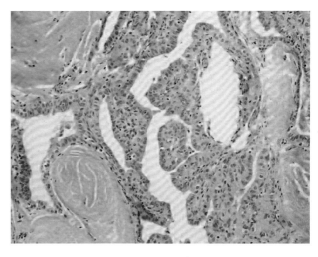

图 1-1-337　肿瘤性上皮呈乳头状表现。×200,HE 染色

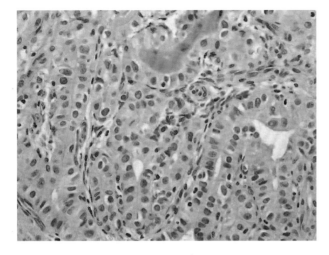

图 1-1-338 肿瘤细胞排列密集,有核内假包涵体。×400,HE 染色

PTC 病例 46 男性,40 岁,右叶甲状腺乳头状癌。

【超声影像】 见图 1-1-341~ 图 1-1-345。

病例追踪术后病理结果:右叶甲状腺乳头状癌。

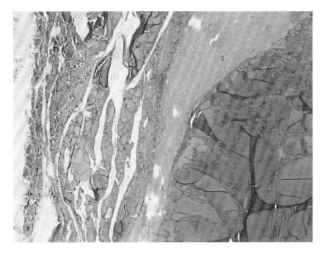

图 1-1-339 在邻近的甲状腺内有结节状的大滤泡,并有较完整的包膜。×100,HE 染色

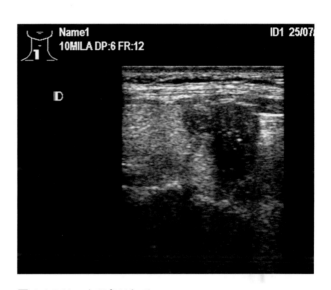

图 1-1-341 右颈部纵切面

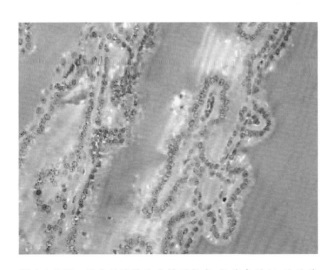

图 1-1-340 结内的滤泡上皮排列整齐,核染色质粗,为结节性甲状腺肿的腺瘤样增生表现。×400,HE 染色

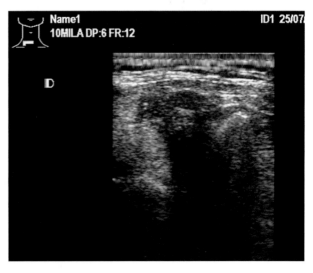

图 1-1-342 右颈部横切面

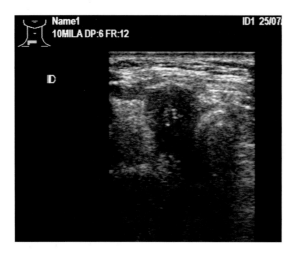

图 1-1-343 右颈部横切面

图 1-1-341~ 图 1-1-343 显示乳头状癌位于右叶甲状腺内,呈不规则低回声结节,约 1.8cm×2.2cm×1.5cm,结节后方可见明显声衰减,结节内可见少量微钙化。

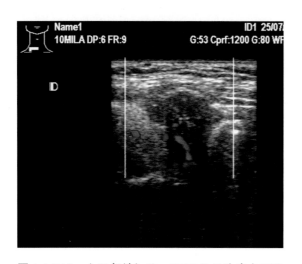

图 1-1-344 右颈部横切面。CDFI 显示肿瘤内可见少量点状及短线样血流

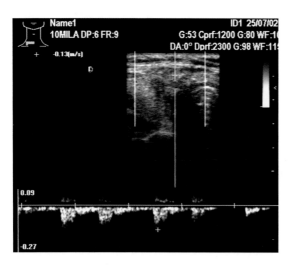

图 1-1-345 右颈部横切面。显示右叶肿瘤内血流频谱,RI:0.77

PTC 病例 47 男性,63 岁,右叶甲状腺乳头状癌、双侧颈淋巴结转移。

【超声影像】 见图 1-1-346~ 图 1-1-350。

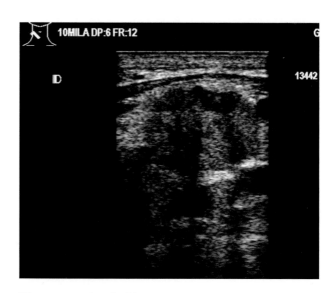

图 1-1-346 右颈部斜切面

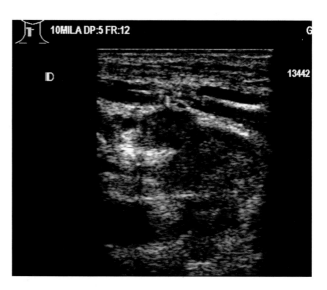

图 1-1-347 右颈部纵切面

图 1-1-346、图 1-1-347 显示右叶甲状腺乳头状癌呈不均质低回声包块,外形明显不规整,分叶状,边界尚清晰,包块后方可见部分声衰减。

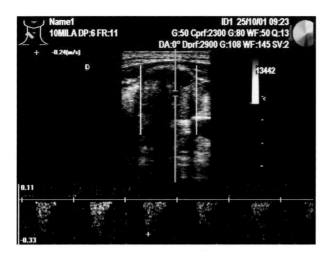

图 1-1-348　右颈部斜切面

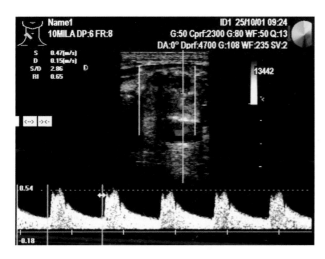

图 1-1-349　右颈部斜切面

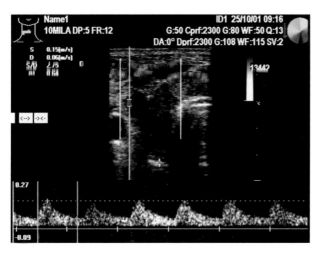

图 1-1-350　右颈部横切面

图 1-1-348~ 图 1-1-350 显示肿瘤内部血流,部分呈高阻力动脉血流,RI:0.63~1.00。

PTC 病例 48　女性,26 岁,右叶甲状腺乳头状癌。

【超声影像】　见图 1-1-351~ 图 1-1-355。

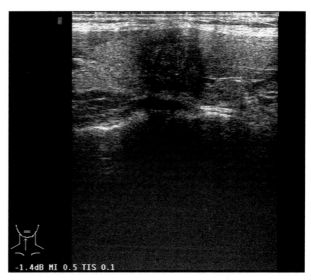

图 1-1-351　右颈部纵切面

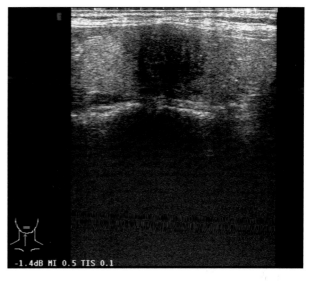

图 1-1-352　右颈部纵切面

图 1-1-351、图 1-1-352 乳头状癌位于右叶甲状腺中部,呈明显低回声伴后方衰减,大小约为 1.8cm×1.4cm,边缘呈毛刺样改变,边界不清晰;肿瘤内可见少量微钙化。

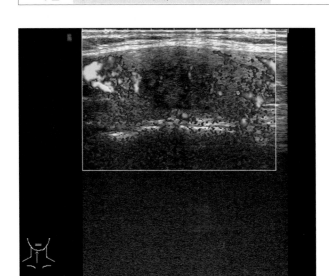

图 1-1-353　加大 CDE 增益,可在肿瘤内探及少量血流

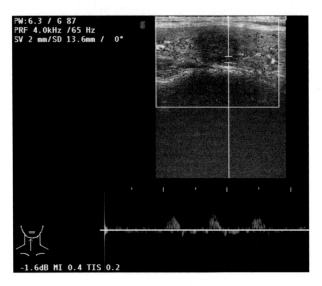

图 1-1-354　Doppler 于肿瘤内探及高阻力动脉血流,RI:1.00

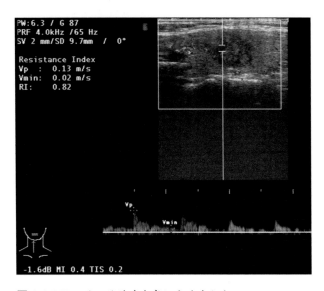

图 1-1-355　另一处肿瘤内高阻力动脉血流,RI:1.00

PTC 病例 49　女性,48 岁。左叶甲状腺乳头状癌。

【**超声影像**】　见图 1-1-356~ 图 1-1-360。

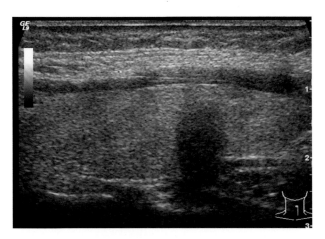

图 1-1-356　左颈部纵切面

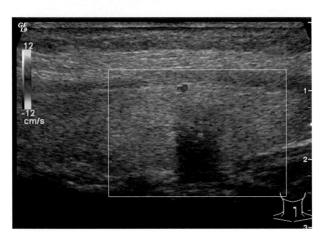

图 1-1-357　左颈部纵切面

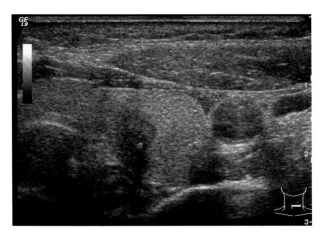

图 1-1-358　左颈部横切面

图 1-1-356~ 图 1-1-358 显示癌结节位于左叶甲状腺中部,0.8cm×1.0cm,呈低回声伴明显声衰减,边界不清,边缘略呈毛刺样改变;结节内可见少量微钙化;在纵、横切面的图像中肿瘤均显示为高大于宽。

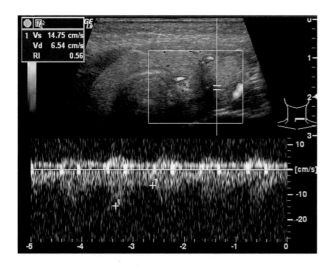

图 1-1-359　左颈部横切面

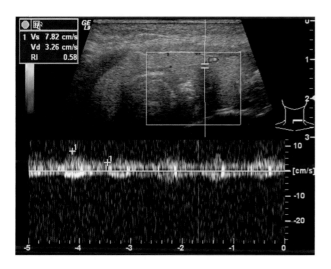

图 1-1-360　左颈部纵切面

图 1-1-359、图 1-1-360 Doppler 于癌结节内未探及明确血流，于癌结节边缘可见少量血流，RI:0.56~0.58。

　　该患者于外院行手术治疗，术后病理诊断：甲状腺乳头状癌。

　　PTC 病例 50　女性，50 岁，右叶甲状腺乳头状癌伴桥本甲状腺炎。

　　【超声影像】　见图 1-1-361~ 图 1-1-366。

　　【病理学表现】

　　大体检查：双侧甲状腺标本，右侧和左侧大小分别为 5cm×2.3cm×3cm 和 4.5cm×3cm×1cm，前者切面有不规则形的灰白色病灶，范围约 1.7cm×1.3cm×1.2cm，质地硬脆，粗糙。后者表面有被膜，切面实性灰红色，质地中等，有散在褐色点状结节。另有淋巴结多枚，褐色，质软。

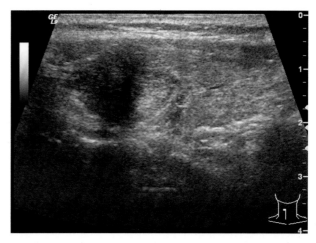

图 1-1-361　右颈部纵切面，基波图像。肿瘤位于右叶甲状腺上极，呈不规则低回声结节，后方可见声衰减；大小约为 1.2cm×1.5cm，肿瘤外形不规整，边缘可见伪足状突起及毛刺样改变；肿瘤高大于宽

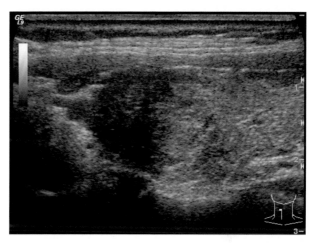

图 1-1-362　右颈部纵切面，组织谐波图像。肿瘤边缘明显不规整，边界欠清晰，后方可见声衰减

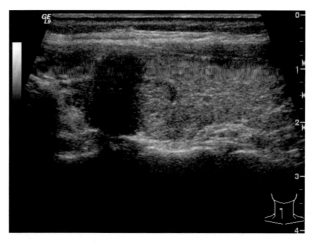

图 1-1-363　右颈部纵切面，组织谐波图像。右叶乳头状癌的另一个纵切面，该切面肿瘤高大于宽更为显著。甲状腺实质回声不均质，略呈网格状改变

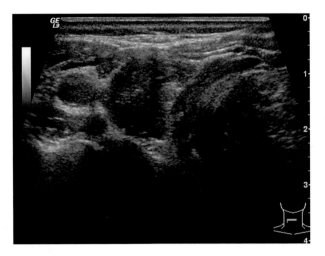

图 1-1-364　右颈部横切面,组织谐波图像。肿瘤高大于宽,边缘呈毛刺样改变

光镜所见:在右侧甲状腺内有纤维增生性硬化灶,无包膜,边界不规整,并突入邻近的甲状腺内。硬化灶内有大量的甲状腺上皮细胞呈高立方状或矮柱状增生,空泡状核,排列呈不规则的腺腔和腺管,局部有乳头形成,病灶内未见砂粒体(图 1-1-367~图 1-1-371)。周围甲状腺组织内有弥漫性淋巴细胞浸润,伴有淋巴滤泡形成,甲状腺上皮细胞肿胀,胞质呈嗜酸性变,核染色不清。间质内有单个孤立的砂粒体(图 1-1-372、图 1-1-373)。淋巴结内未见肿瘤转移。

病理诊断:右叶甲状腺乳头状癌,淋巴结未见癌转移,余甲状腺呈桥本甲状腺炎改变。

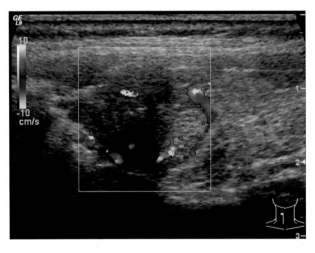

图 1-1-365　右颈部纵切面。CDFI 显示肿瘤内部血流较丰富

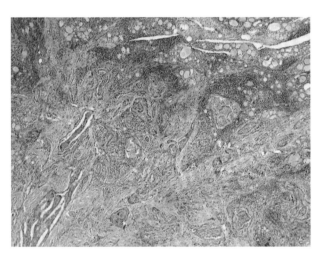

图 1-1-367　在甲状腺内有肿瘤性的甲状腺组织,形成不规则的腺管。×40,HE 染色

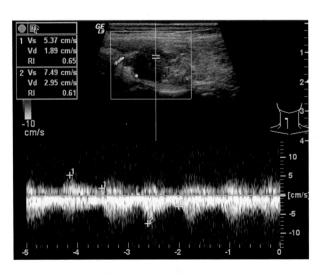

图 1-1-366　右颈部纵切面。肿瘤内部的血流频谱图,RI:0.52~0.65

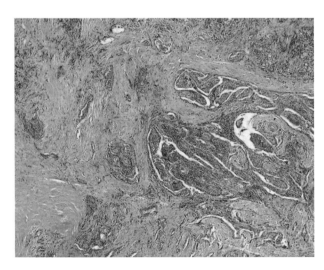

图 1-1-368　甲状腺肿瘤组织浸润性生长,伴有硬化性间质。×40,HE 染色

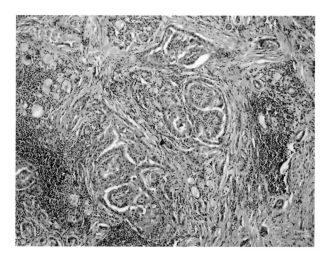

图 1-1-369 肿瘤有乳头形成。×100,HE 染色

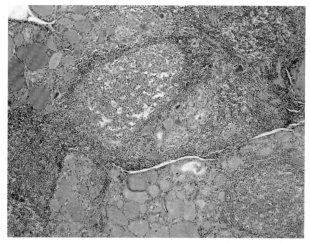

图 1-1-372 有淋巴滤泡形成。×100,HE 染色

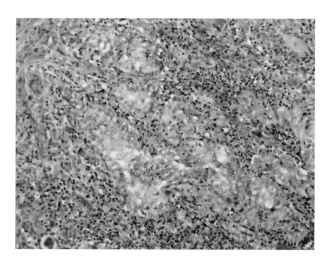

图 1-1-370 肿瘤细胞核呈空泡样变。×200,HE 染色

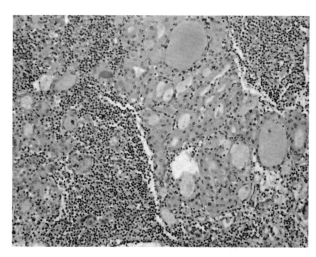

图 1-1-373 淋巴细胞间的甲状腺上皮细胞胞质嗜酸性变性。×200,HE 染色

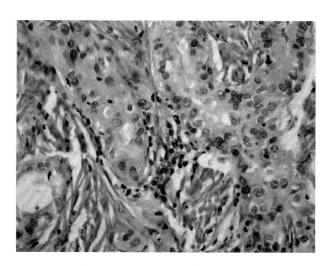

图 1-1-371 部分肿瘤细胞核内有假包涵体。×400,HE 染色

PTC 病例 51 女性,42 岁,双侧甲状腺乳头状癌。

【超声影像】 见图 1-1-374~ 图 1-1-376。

【术后病理】 冷冻 + 石蜡:(甲状腺左叶及气管旁、气管前淋巴结)甲状腺乳头状癌,肿瘤大小约 2cm×1.7cm×1.4cm,伴纤维组织增生、硬化,并侵至甲状腺外脂肪组织内,另见甲状旁腺 2 枚,其中 1 枚见癌侵及,周围淋巴结 5/7 见癌转移。(右甲状腺)甲状腺组织内可见两灶甲状腺乳头状癌,直径分别为 0.5cm 及 0.2cm,间质胶原化,滤泡间淋巴细胞浸润,淋巴滤泡形成。肿瘤距结缔组织切面甚近,约 2mm。(左颈部淋巴结)1/24 可见癌转移。

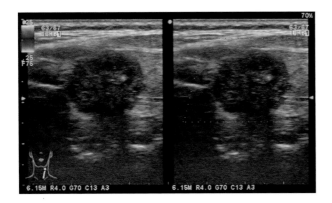

图 1-1-374 左颈部斜切面。左叶甲状腺乳头状癌呈低回声，约 2.2cm×1.6cm，向甲状腺后方浸润，局部可见声衰减；肿瘤内可见一个小钙化；肿瘤外形欠规整，边缘可见少量毛刺状突起。肿瘤后方甲状腺包膜中断

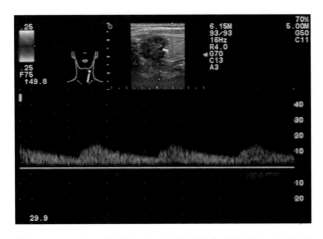

图 1-1-375 左颈部斜切面。左叶甲状腺肿瘤边缘可见少量血流，RI：0.52

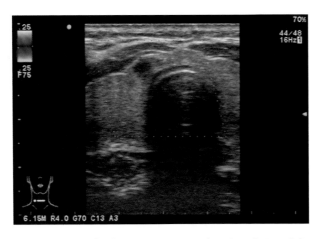

图 1-1-376 颈部横切面。右侧甲状腺乳头状癌位于峡部偏右侧，呈低回声，直径约 0.5cm，边缘不规整，边界尚清晰；CDFI 于肿瘤内未探及血流

（六）中等回声的甲状腺乳头状癌

中等回声的甲状腺乳头状癌包括与正常甲状腺实质回声相近及略低于实质回声的肿瘤，部分肿瘤内部可见钙化。此种回声类型的乳头状癌相对于低回声者较难识别，需影像医师更注重于肿瘤影像的综合分析，警惕任何指向恶性病变的征象。

PTC 病例 52 男性，30 岁，右叶甲状腺乳头状癌。

【超声影像】 见图 1-1-377~ 图 1-1-381。

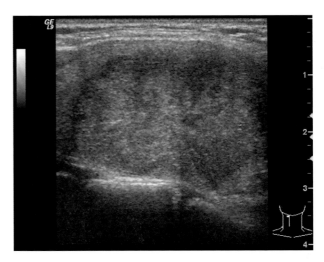

图 1-1-377 右颈部纵切面。基波图像

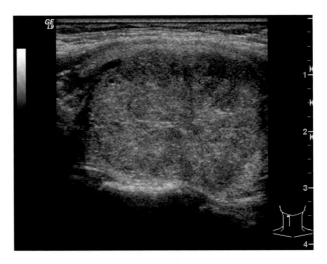

图 1-1-378 右颈部纵切面。组织谐波图像

图 1-1-377、图 1-1-378 显示肿瘤的长轴切面，大小约为 3.8cm×2.9cm×2.5cm，呈不均质中等回声，肿瘤外形规整，边界清晰，内部未见钙化。

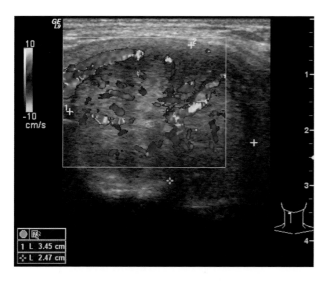

图 1-1-379　右颈部纵切面。CDFI 显示肿瘤内部血流丰富，肿瘤前上缘可见血管部分包绕

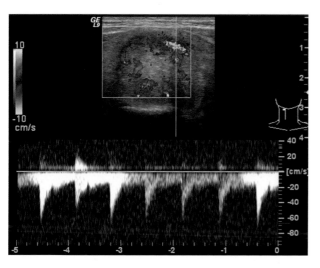

图 1-1-380　右颈部纵切面

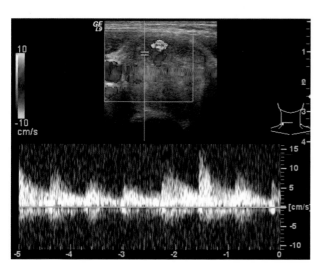

图 1-1-381　右颈部横切面

图 1-1-380、图 1-1-381 显示肿瘤内部血流频谱，RI：0.73~0.82。

【病理学表现】

大体检查：右叶甲状腺切除标本，大小为 5.0cm×3.5cm×2.5cm，表面有被膜。切面，全标本均呈灰褐色改变，质地脆，粗糙细颗粒状。

光镜所见：甲状腺滤泡上皮高度增生，细胞体大，核圆形，并呈毛玻璃样改变，有核沟及核内假包涵体（图 1-1-382~ 图 1-1-386）。肿瘤排列呈条索及乳头状，密集分布，间质纤维少，未见钙化。免疫组化染色：CK19+++，Galectin-3+++，HMBE-1++。

病理诊断：右叶甲状腺乳头状癌。

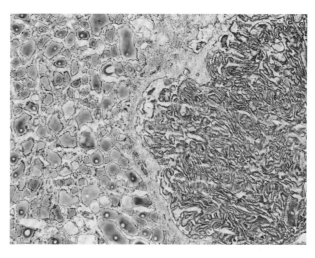

图 1-1-382　冷冻切片中，肿瘤性上皮细胞明显增生（右侧区），并推挤正常的甲状腺组织（左侧）。×40，HE 染色

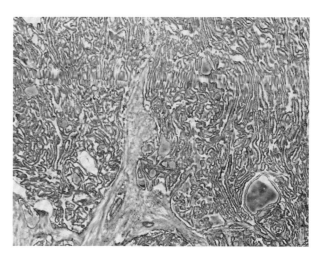

图 1-1-383　冷冻切片，肿瘤内腺体排列密集，呈条索状，部分可见有乳头形成。×40，HE 染色

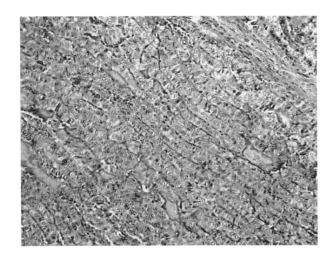

图 1-1-384 肿瘤呈条索状、密集拥挤。×200,HE 染色

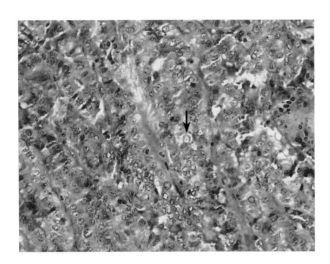

图 1-1-385 肿瘤细胞有核内假包涵体形成(箭头所示)。×400,HE 染色

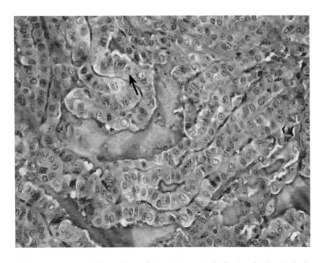

图 1-1-386 肿瘤细胞呈高立方状,核染色淡,部分毛玻璃样,并有核沟(箭头所指)。×400,HE 染色

PTC 病例 53 女性,33 岁,左叶甲状腺乳头状癌。

【超声影像】 见图 1-1-387~ 图 1-1-390。

【术后病理】 冷冻 + 石蜡:(左叶)甲状腺乳头状癌,肿瘤大小约 1.6cm×1.4cm×1.2cm,(气管前)淋巴结 3/9 可见癌转移。

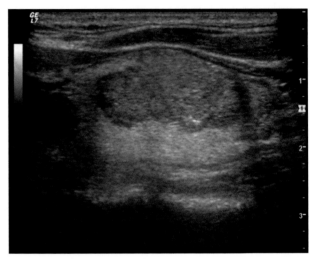

图 1-1-387 左颈部纵切面

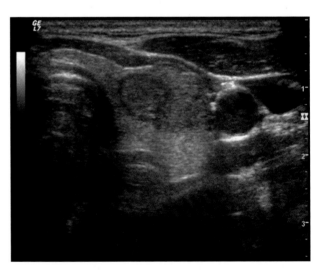

图 1-1-388 左颈部横切面

图 1-1-387、图 1-1-388 显示肿瘤位于左叶甲状腺中部,为中等回声的实性结节,约 2.3cm×1.5cm,外形欠规整,边界尚清晰,边缘可见部分低回声晕;肿瘤内部可见数个微钙化。

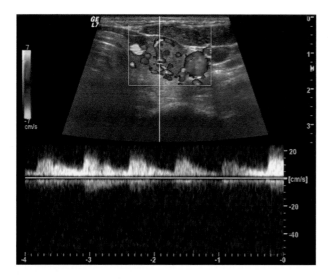

图 1-1-389　左颈部横切面

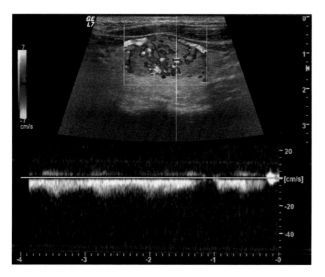

图 1-1-390　左颈部纵切面

图 1-1-389、图 1-1-390 为肿瘤的血流图像,肿瘤内部及边缘血流丰富,内部血流的 RI:0.54~0.64。

PTC 病例 54　男性,27 岁,右叶甲状腺乳头状癌伴结节性甲状腺肿及淋巴细胞性甲状腺炎。

【超声影像】　见图 1-1-391~ 图 1-1-395。

8 个月后,患者行甲状腺癌根治术。

【病理学表现】

大体检查:右叶和部分左叶甲状腺标本。前者为 5.5cm×4cm×1.5cm,后者为 5cm×3cm×1.5cm。右叶一侧有一个灰白色结节,大小为 1.4cm×1.5cm×1cm,无包膜,质硬脆,粗糙细颗粒状。周边组织和左侧甲状腺呈红褐色,并有扩大的胶样结节和灰白色的纤维组织。另有淋巴结一枚,直径0.4cm,褐色,质软。

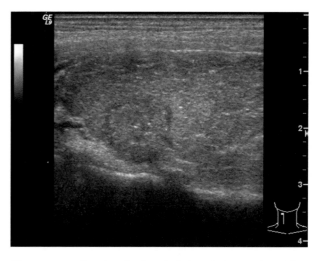

图 1-1-391　右颈部纵切面。肿瘤位于右叶甲状腺近上极,呈中等回声结节,大小约为 1.5cm×1.1cm,边缘可见不规则低回声晕,肿瘤边界尚清晰,内部可见少量微钙化

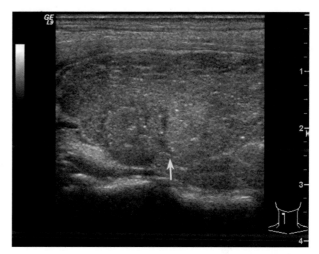

图 1-1-392　右颈部纵切面。肿瘤的另一纵切面,箭头所指为肿瘤边缘的一个粗刺状突起

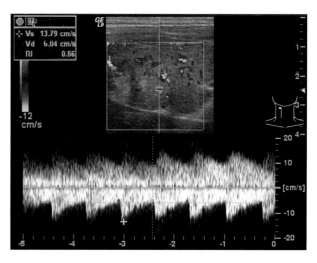

图 1-1-393　右颈部纵切面。Doppler 显示肿瘤边缘血流较丰富,内部可见少量血流,RI:0.38~0.56

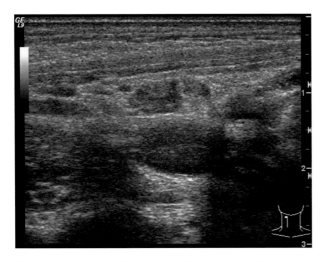

图 1-1-394　右侧颈部纵切面。转移淋巴结一枚,1.2cm×0.5cm,结构失常

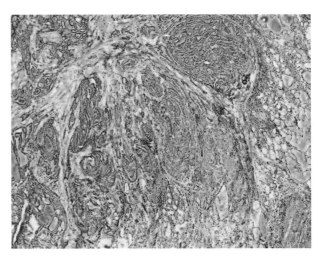

图 1-1-396　冷冻标本中可见甲状腺滤泡细胞高度增生,侵犯正常组织。×40,HE 染色

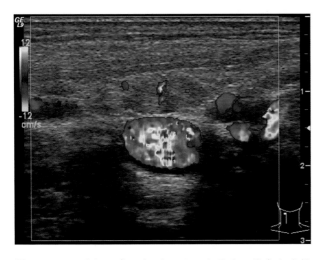

图 1-1-395　右侧颈部纵切面。显示上图淋巴结内血流较丰富

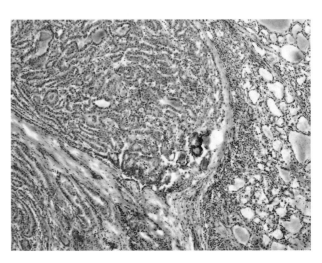

图 1-1-397　肿瘤内有砂粒性钙化灶。×100,HE 染色

　　光镜所见:右叶甲状腺内有一个滤泡上皮细胞明显增生的病灶,细胞核空泡样,并呈腺泡和乳头状排列,病变侵犯邻近甲状腺,间质纤维增生并有小灶砂粒体(图 1-1-396~图 1-1-401)。周围甲状腺有灶性滤泡腔扩大,细胞萎缩呈扁平状,并呈团状分布。间质内有散在淋巴细胞浸润并淋巴滤泡形成(图 1-1-403)。(第 6 组)淋巴结一枚,内可见乳头状癌浸润(图 1-1-402)。

　　病理诊断:右叶甲状腺乳头状癌,并淋巴结癌转移。另有结节性甲状腺肿及淋巴细胞性甲状腺炎。

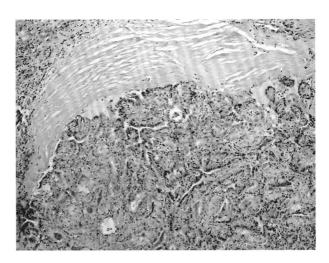

图 1-1-398　肿瘤呈乳头状结构,间质有胶原纤维。×100,HE 染色

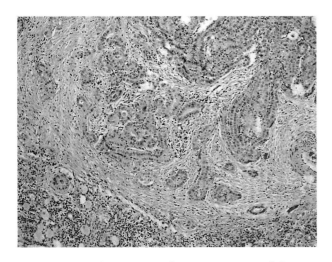

图 1-1-399 肿瘤向周围甲状腺浸润。×100,HE 染色

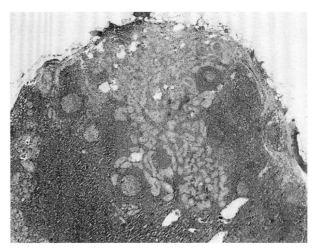

图 1-1-402 淋巴结内肿瘤转移。×40,HE 染色

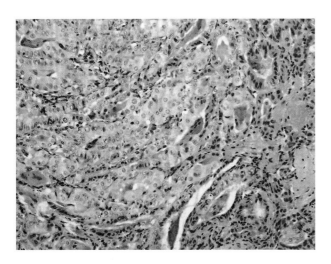

图 1-1-400 肿瘤细胞密集排列,核呈毛玻璃样,并有多核巨细胞反应。×200,HE 染色

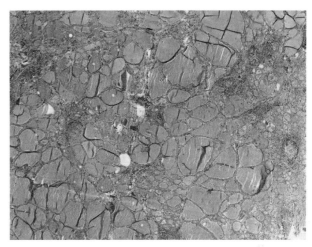

图 1-1-403 周围甲状腺内淋巴细胞浸润及滤泡形成。×40,HE 染色

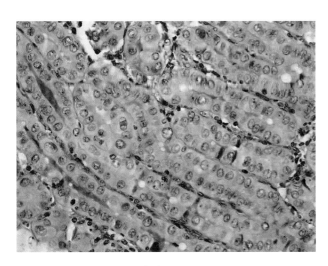

图 1-1-401 肿瘤排列呈条索状,毛玻璃样的核。×400,HE 染色

    PTC 病例 55 女性,33 岁,双叶甲状腺乳头状癌。

    【超声影像】 见图 1-1-404~ 图 1-1-411。

    【术后病理】 (左叶)甲状腺乳头状癌,肿瘤大小为 2.0cm×1.4cm×1.2cm,余甲状腺组织较多淋巴、浆细胞浸润,淋巴滤泡形成。甲状腺切缘未见癌组织。另见淋巴结一枚,未见癌转移。(右)甲状腺乳头状微小癌,直径约 0.45cm,未累及被膜,距烧灼缘约 0.5cm。周围甲状腺局部滤泡增生,灶性滤泡上皮嗜酸性变,间质淋巴滤泡形成。

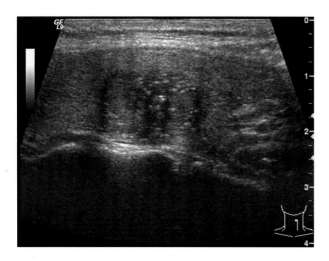

图 1-1-404 左颈部纵切面。左叶肿瘤位于甲状腺中部,呈偏低回声结节,2.0cm×1.4cm,边界不清晰,肿瘤内可见多数微钙化

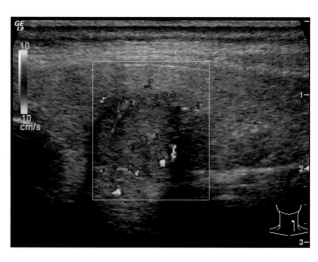

图 1-1-407 左颈部纵切面。CDFI 显示左叶肿瘤内部血流丰富

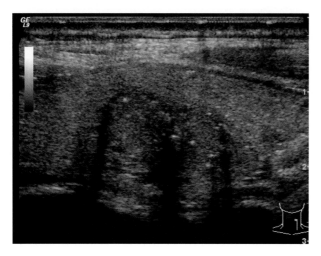

图 1-1-405 左颈部纵切面。左叶肿瘤的另一纵切图像,肿瘤中部及侧方均可见声影

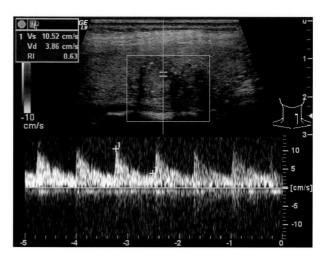

图 1-1-408 肿瘤内部血流频谱图,RI:0.51~0.75

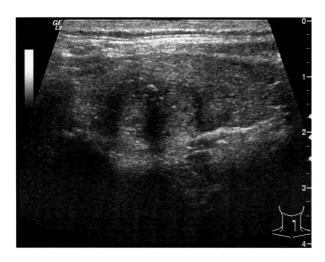

图 1-1-406 左颈部纵切面。左叶肿瘤内还可见一直径 2.7mm 的粗大钙化

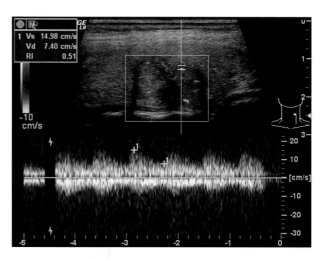

图 1-1-409 肿瘤内部血流频谱图,RI:0.51~0.75

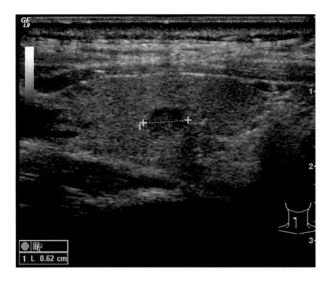

图 1-1-410　右颈部纵切面。右叶甲状腺乳头状微小癌,直径约 0.6cm,呈不均质低回声,边界尚清晰,其内未见钙化

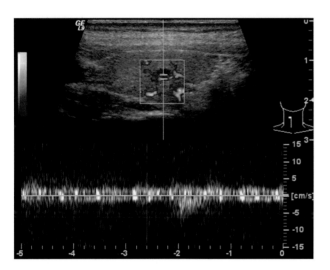

图 1-1-411　右颈部纵切面。微小癌内可探及少量血流,RI:0.57

PTC 病例 56　女性,42 岁,右叶甲状腺乳头状癌(双灶:中等回声及低回声)。

【超声影像】　见图 1-1-412~ 图 1-1-417。

【术后病理】　冷冻 + 石蜡:甲状腺腺叶切除标本:(左叶)甲状腺乳头状癌,肿瘤大小为 1.1cm×1.0cm×0.7cm,其旁 0.2cm 处可见直径 0.4cm 癌结节。断端净。

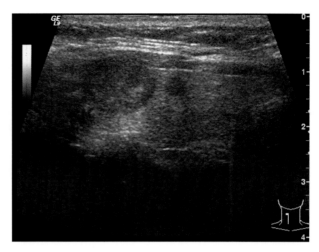

图 1-1-412　右颈部纵切面,基波图像

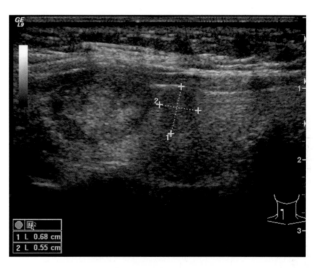

图 1-1-413　右颈部纵切面,组织谐波图像

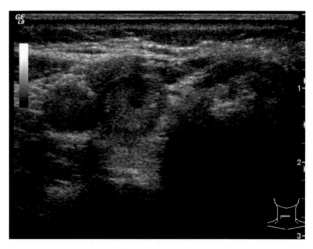

图 1-1-414　右颈部横切面,组织谐波图像

图 1-1-412~ 图 1-1-414 显示肿瘤位于右叶甲状腺,为双灶,大小分别为 1.6cm×1.2cm 及 0.6cm×0.7cm,较大者呈中等及低回声,较小者为低回声,边界尚清晰;较大肿瘤向甲状腺前方隆起,局部甲状腺被膜未见明显受累。

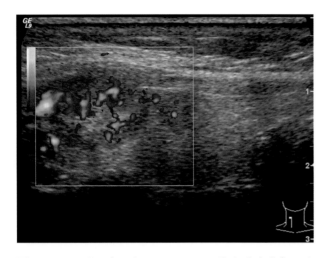

图 1-1-415 右颈部纵切面。CDE 显示较大肿瘤内部血流丰富,较小肿瘤内可见少量血流

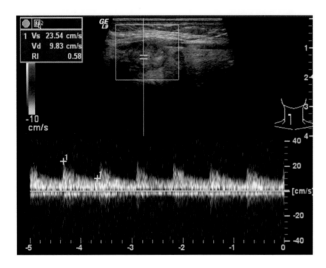

图 1-1-416 较大肿瘤内部的血流频谱,RI:0.58

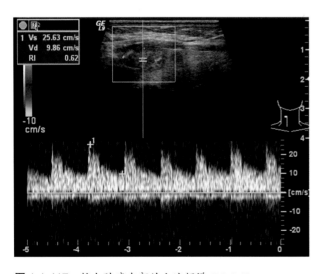

图 1-1-417 较大肿瘤内部的血流频谱,RI:0.62

PTC 病例 57 女性,38 岁,右叶甲状腺乳头状癌。

【超声影像】 见图 1-1-418~ 图 1-1-421。

【术后病理】 冷冻 + 石蜡:(右)甲状腺乳头状癌,肿瘤大小约为 3.0cm×2.6cm×2.1cm。

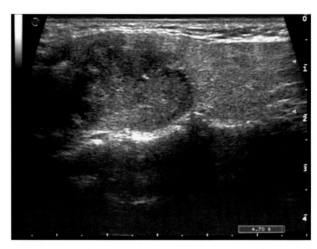

图 1-1-418 右颈部纵切面

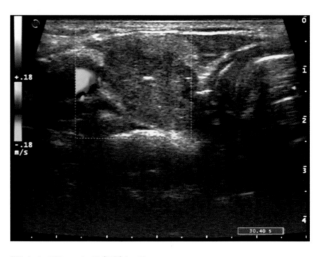

图 1-1-419 右颈部横切面

图 1-1-418、图 1-1-419 显示肿瘤位于右叶甲状腺上极,2.7cm×2.1cm×1.8cm,呈中等偏低回声团块,边界尚清晰,其内可见一粗大钙化,直径约 2.5mm。

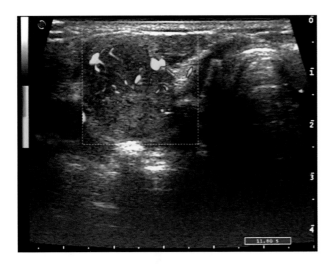

图 1-1-420　右颈部横切面。CDFI 显示肿瘤内部血流丰富

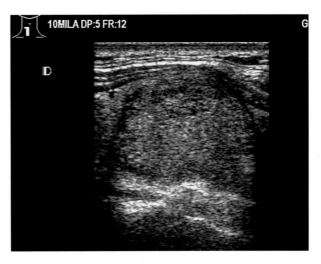

图 1-1-422　右颈部纵切面

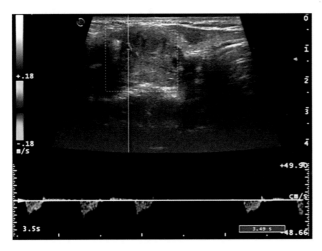

图 1-1-421　右颈部横切面。肿瘤内部的部分血流频谱为高阻力型

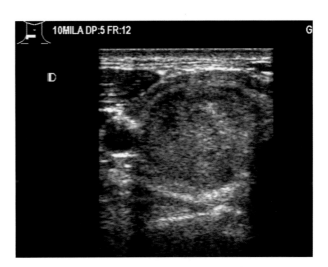

图 1-1-423　右颈部横切面

图 1-1-422、图 1-1-423 显示肿瘤位于右叶甲状腺内，3.0cm×2.8cm×2.5cm，为不均质实性包块，外形规整，边缘可见不完整低回声晕，边界尚清晰。

PIC 病例 58　男性，52 岁，右叶甲状腺乳头状癌。

【超声影像】　见图 1-1-422～图 1-1-425。

【术后病理】　冷冻＋石蜡:(右)甲状腺乳头状癌，周围组织呈结节性甲状腺肿改变。

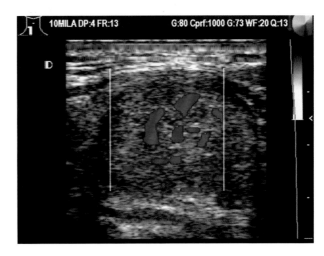

图 1-1-424　右颈部纵切面。CDFI 显示肿瘤内部血流丰富

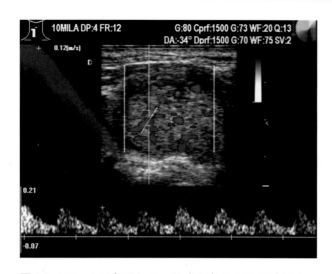

图 1-1-425 右颈部纵切面。肿瘤内部的血流频谱图,RI: 0.62

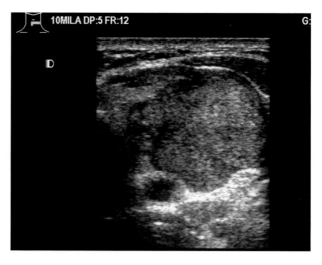

图 1-1-427 左颈部横切面

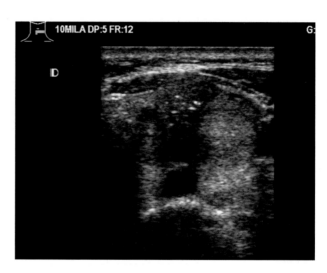

图 1-1-428 左颈部横切面

图 1-1-426~ 图 1-1-428 显示左叶甲状腺肿大,肿瘤大小约为 3.4cm×3.0cm×3.4cm,呈不均质中等及低回声团块,外形不规整,略呈分叶状,边界清晰,团块低回声内可见多个微钙化。

PTC 病例 59 女性,49 岁,左叶甲状腺乳头状癌。

【超声影像】 见图 1-1-426~ 图 1-1-431。

外院术后病理结果:左叶甲状腺乳头状腺癌。淋巴结转移 1/1。

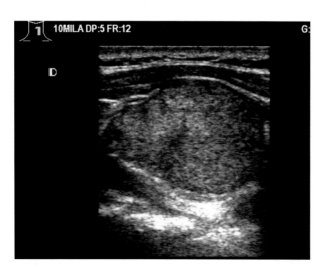

图 1-1-426 左颈部纵切面

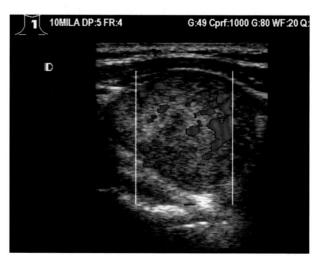

图 1-1-429 左颈部纵切面。CDFI 于肿瘤内可见丰富血流

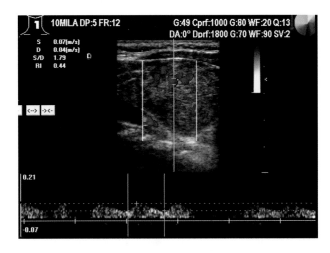

图 1-1-430　左颈部纵切面

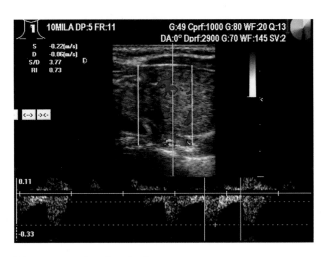

图 1-1-431　左颈部纵切面

图 1-1-430、图 1-1-431 显示肿瘤内部血流频谱,RI:0.44~0.73。

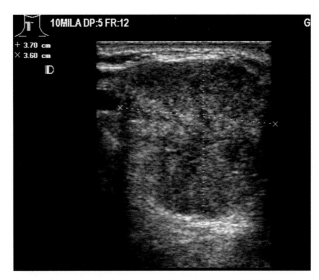

图 1-1-432　右颈部纵切面

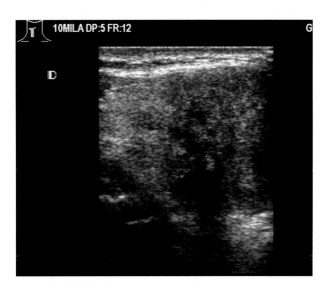

图 1-1-433　右颈部纵切面

PTC 病例 60　女性,40 岁,右叶甲状腺乳头状癌。

【超声影像】　见图 1-1-432~ 图 1-1-439。

【术后病理】　冷冻 + 石蜡:(右侧)甲状腺乳头状癌,侵犯包膜。

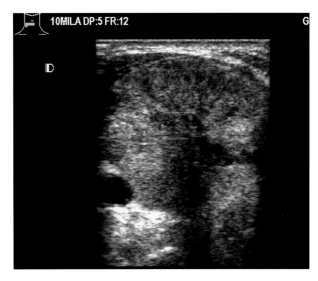

图 1-1-434　右颈部横切面

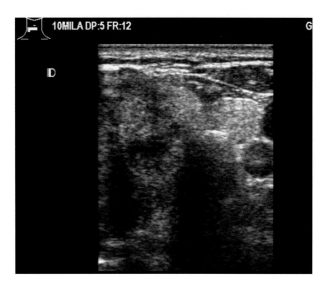

图 1-1-435　右颈部横切面

图 1-1-432~ 图 1-1-435 显示右叶甲状腺明显肿大,中部至下极可见肿瘤,大小约为 3.7cm×3.7cm×3.6cm,呈实性中等偏低回声团块;团块中部后方可见声衰减;团块与甲状腺实质界限不清。左叶甲状腺未见异常。

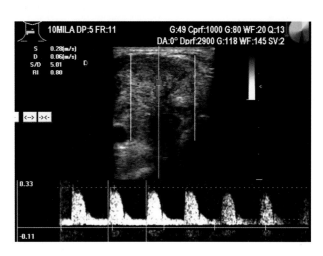

图 1-1-436　右颈部横切面

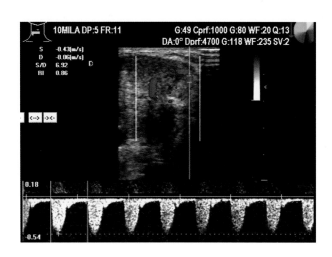

图 1-1-437　右颈部横切面

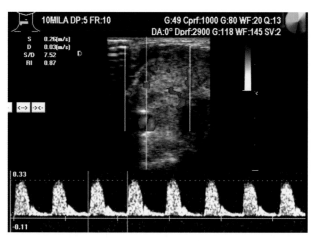

图 1-1-438　右颈部横切面

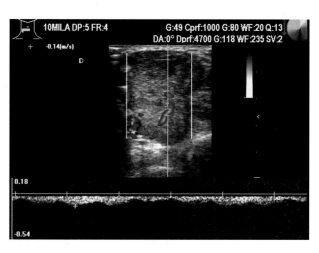

图 1-1-439　右颈部横切面

图 1-1-436~ 图 1-1-439 Doppler 显示肿瘤内部血流丰富,动脉血流最大流速 0.43m/s,RI:0.80~0.87。

　　PTC 病例 61　女性,48 岁,左叶甲状腺乳头状癌。

　　【超声影像】　见图 1-1-440~ 图 1-1-445。

　　【术后病理】　冷冻 + 石蜡:甲状腺腺叶切除标本:(左)甲状腺乳头状癌,肿瘤大小 3.4cm×2.2cm×2.1cm,累及被膜,未累及骨骼肌,断端可见小灶砂粒体及游离癌细胞。

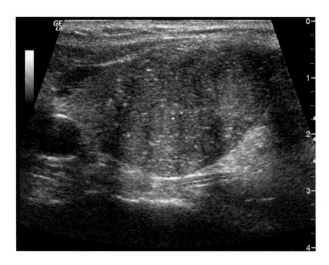

图 1-1-440　左颈部纵切面。肿瘤位于左叶甲状腺,大小约为 3.5cm×2.4cm,呈中等偏低回声,较均质;肿瘤内可见散在分布的微钙化;肿瘤边界欠清晰,占据左叶大部

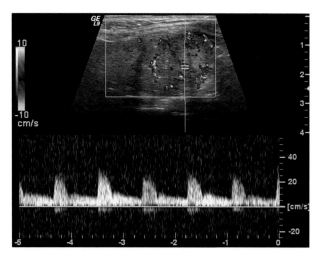

图 1-1-443　肿瘤内部血流频谱,RI:0.73

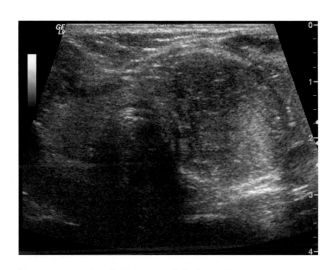

图 1-1-441　左颈部横切面。肿瘤的短轴切面

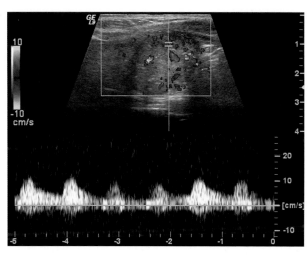

图 1-1-444　肿瘤内部血流频谱,RI:0.65

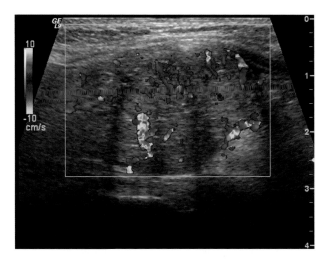

图 1-1-442　左颈部纵切面。CDFI 显示肿瘤内部血流丰富,可见分支状血流

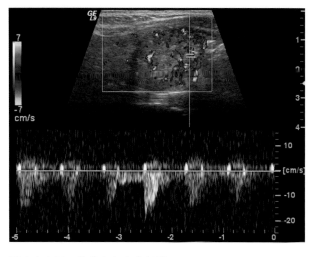

图 1-1-445　肿瘤内部血流频谱,RI:0.78

PTC 病例 62　男性,24 岁,右叶甲状腺乳头状癌。

【超声影像】　见图 1-1-446~ 图 1-1-451。

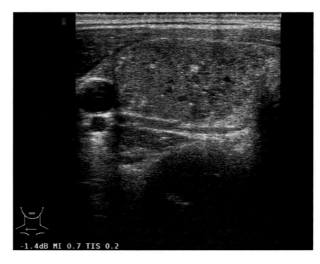

图 1-1-448　右下颈部横切面

图 1-1-446~ 图 1-1-448 显示右叶甲状腺乳头状癌,为单发的不均质中等偏低回声团块,4.8cm×3.3cm×2.0cm,边界尚清晰,外形规整;肿瘤内可见多数微小无回声区,并可见少量散在微钙化。

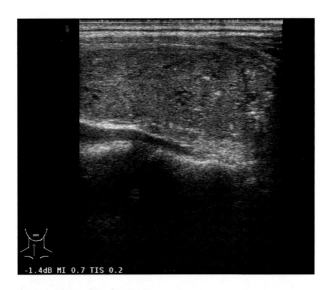

图 1-1-446　右颈部纵切面

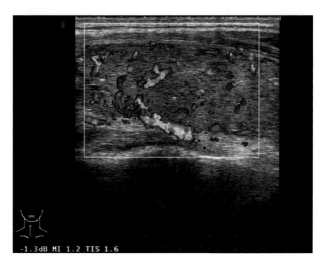

图 1-1-449　CDFI 图像之一,肿瘤内可见分支状血流

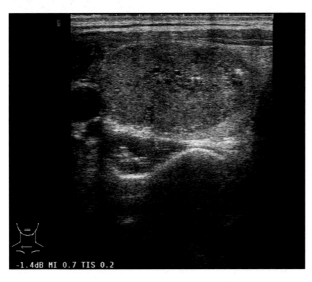

图 1-1-447　右颈部横切面

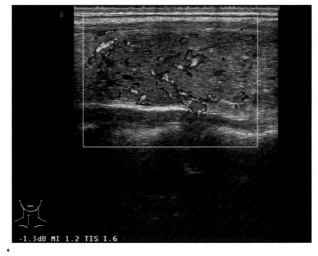

图 1-1-450　CDFI 图像之二,肿瘤内部血流丰富

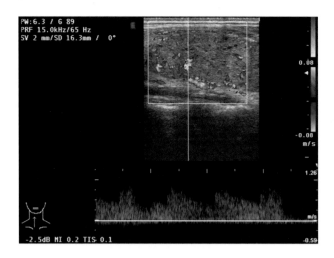

图 1-1-451 肿瘤内部血流频谱图,RI:0.56

PTC 病例 63 女性,16 岁,左叶甲状腺乳头状癌。

【超声影像】 见图 1-1-452。

【术后病理】 冷冻 + 石蜡:(左)甲状腺乳头状癌,肿瘤大小为 2.2cm × 1.6cm × 1.3cm,累及被膜。

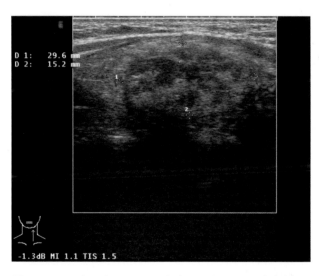

图 1-1-452 左颈部纵切面。肿瘤位于左叶甲状腺中部,呈交错的中等及低回声实性包块,大小约为 3.0cm × 1.5cm,肿瘤边界欠清晰,其内未见钙化;Doppler 于肿瘤内可探及少量低速静脉血流。

PTC 病例 64 女性,39 岁,双叶甲状腺乳头状癌伴颈淋巴结转移。

【超声影像】 见图 1-1-453～图 1-1-461。

【术后病理】 冷冻 + 石蜡:(左)甲状腺乳头状癌(直径 1.2cm),侵到被膜下但未突破,被膜旁一枚淋巴结可见癌转移。(右)甲状腺乳头状癌(直径 3.2cm),镜下肿物非常接近包膜。

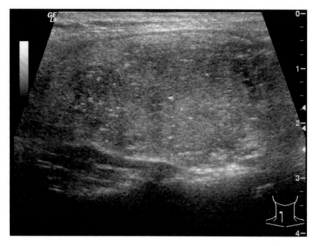

图 1-1-453 右颈部纵切面

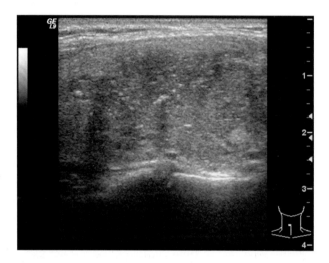

图 1-1-454 右颈部纵切面

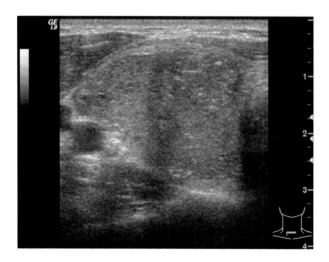

图 1-1-455 右颈部横切面

图 1-1-453～图 1-1-455 显示右叶甲状腺内乳头状癌,约 4.0cm × 3.0cm × 2.7cm,呈中等偏低回声,外形不规则,边界不清,其内可见多数微钙化。

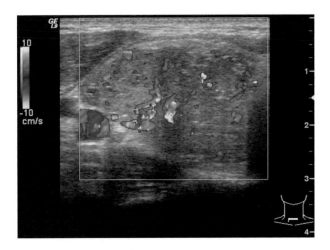

图 1-1-456　右颈部横切面。CDFI 显示右叶乳头状癌内部血流丰富,可见分支状血流

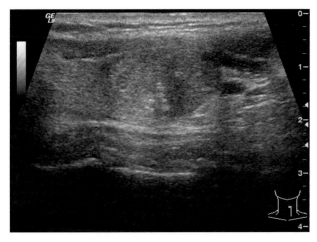

图 1-1-459　左颈部纵切面。左叶甲状腺乳头状癌位于左叶近峡部,2.5cm×1.6cm,为中等偏低回声的实性结节,其内可见少量微钙化,边界欠清晰

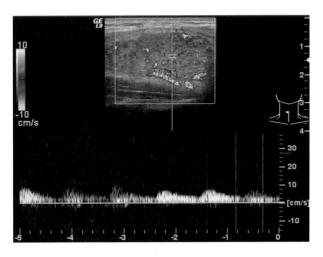

图 1-1-457　右颈部纵切面

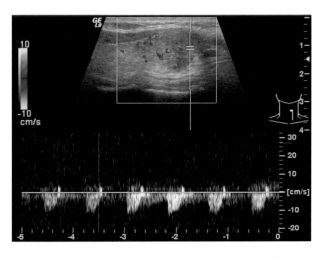

图 1-1-460　Doppler 于左叶乳头状癌内可见较丰富血流,RI:0.80~1.00

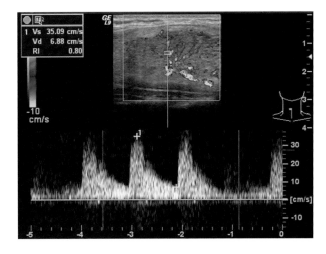

图 1-1-458　右颈部纵切面

图 1-1-457、图 1-1-458 为右叶乳头状癌的内部血流频谱,RI:0.54~0.80。

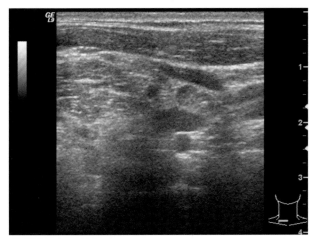

图 1-1-461　右下颈部颈内静脉旁可见转移淋巴结,约为1.0cm×0.6cm,其内可见微钙化

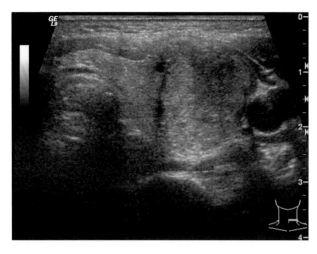

PTC 病例 65　女性，19 岁，左叶甲状腺乳头状癌。

【超声影像】　见图 1-1-462~ 图 1-1-468。

【术后病理】　冷冻 + 石蜡:(甲状腺左叶及峡部)切除标本:(左叶)甲状腺被膜下甲状腺乳头状癌,大小为 2.7cm×1.7cm×1.5cm,峡部未见肿瘤浸润。

图 1-1-464　左颈部横切面。肿瘤边界轮廓不清晰,内可见 2 个微小囊性区

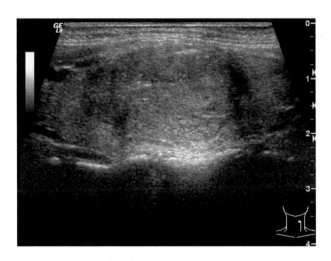

图 1-1-462　左颈部纵切面

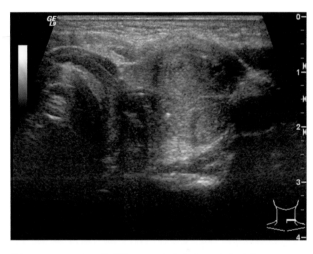

图 1-1-465　左颈部横切面。肿瘤内部可见少量钙化

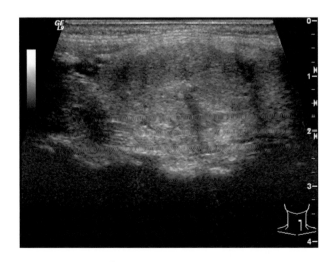

图 1-1-463　左颈部纵切面

图 1-1-462、图 1-1-463 显示肿瘤位于左叶甲状腺中部,单发,3.3cm×2.2cm×1.8cm,呈不均质中等偏低回声,边界清晰;肿瘤内可见少量钙化,最大直径约 1.8mm,后伴声影。

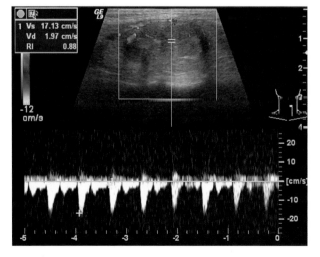

图 1-1-466　左颈部纵切面

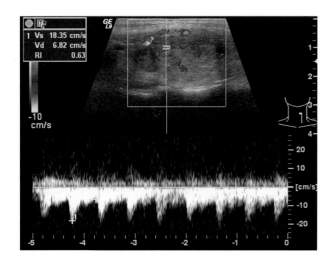

图 1-1-467　左颈部纵切面

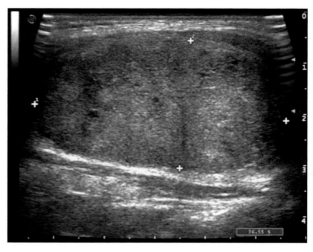

图 1-1-469　右颈部纵切面。肿瘤几乎占据整个右叶甲状腺，呈实性等回声包块，大小约为 5.0cm×3.3cm×2.5cm，边界欠清晰，肿瘤内未见钙化，可见数个微小囊性区

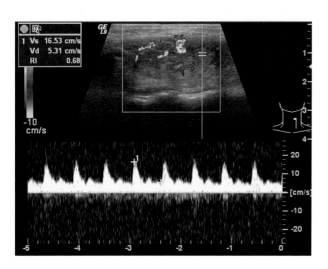

图 1-1-468　左颈部纵切面

图 1-1-466～图 1-1-468 Doppler 于肿瘤内可探及丰富血流，RI：0.63～0.88。

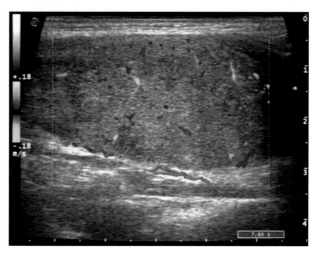

图 1-1-470　右颈部纵切面

PTC 病例 66　女性，28 岁，右叶甲状腺乳头状癌。

【超声影像】　见图 1-1-469～图 1-1-471。

【病理学表现】

大体检查：右叶甲状腺标本，为 4.8cm×3.2cm×3.5cm，切面有一个较大的结节状肿物，大小为 4.6cm×3.5cm×2.7cm，界清、无包膜，灰白色，呈细颗粒及乳头状，伴灶性出血。

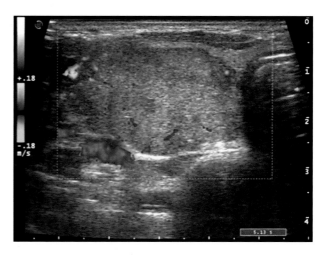

图 1-1-471　右颈部横切面

图 1-1-470、图 1-1-471 CDFI 显示肿瘤内部血流丰富。

光镜所见:结节内有大量明显增生的甲状腺滤泡上皮,并呈广泛的乳头状排列,间质纤维少(图 1-1-472~图 1-1-476)。肿瘤细胞核淡染,部分呈毛玻璃样(图 1-1-477)。可见核内假包涵体(图 1-1-478)。

病理诊断:甲状腺乳头状癌。

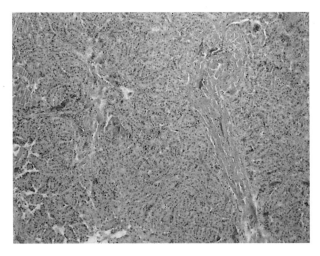

图 1-1-474 肿瘤中仅见少量纤维间质。×100,HE 染色

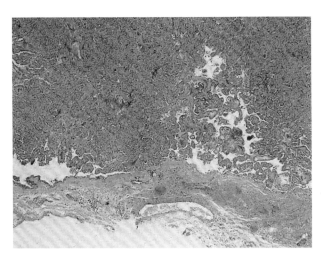

图 1-1-472 肿瘤边缘有少量包膜,其内为大量密集增生的肿瘤组织。×40,HE 染色

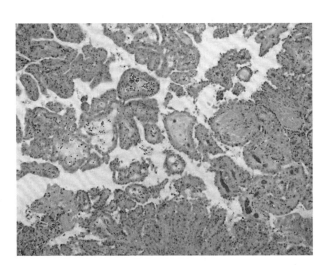

图 1-1-475 肿瘤的乳头状结构。×100,HE 染色

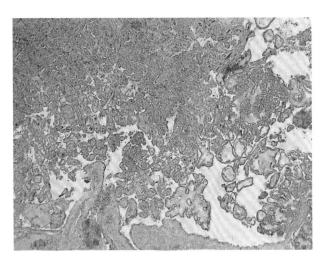

图 1-1-473 肿瘤中可见乳头状结构。×40,HE 染色

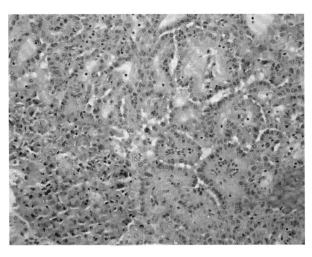

图 1-1-476 乳头状增生,伴变性的细胞团。×200,HE 染色

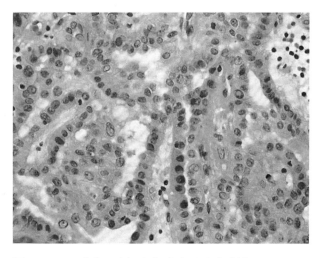

图 1-1-477　肿瘤细胞核淡染，部分呈毛玻璃样。×400，HE 染色

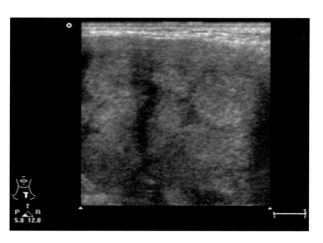

图 1-1-479　左颈部纵切面。肿瘤呈多结节状，大小约为 6.5cm×5.8cm，几乎占据整个左叶，边界欠清晰，呈不均质中等回声

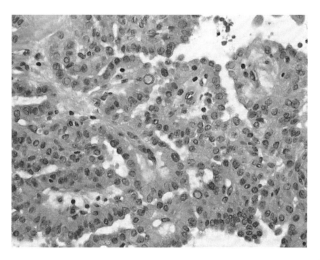

图 1-1-478　可见核内假包涵体。×400，HE 染色

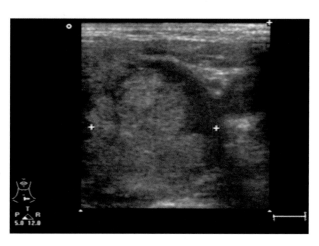

图 1-1-480　左颈部横切面。肿瘤的短轴切面，其外缘呈低回声

PTC 病例 67　女性，61 岁，左叶甲状腺乳头状癌。

【超声影像】　见图 1-1-479~图 1-1-481。

【术后病理】　冷冻＋石蜡:(左叶)甲状腺乳头状癌，肿瘤弥漫浸润一叶甲状腺组织并累及被膜，大小 7cm×5cm×3cm。

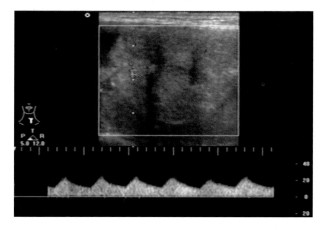

图 1-1-481　左颈部纵切面。肿瘤内部可见少量血流，RI：0.52

PTC病例68　男性,38岁,双叶甲状腺乳头状癌。

【超声影像】　见图1-1-482~图1-1-496。

【术后病理】　冷冻+石蜡:双侧甲状腺切除标本:(右)大体检查见3cm×3cm×2cm质硬区,镜检于纤维硬化背景中见甲状腺滤泡分布,并乳头状结构形成,符合甲状腺乳头状癌,且局部肿瘤相对聚集集中分布(1cm×0.8cm×0.9cm)(CK19+++,Galectin-3+,HMBE-1++),周围甲状腺组织伴淋巴细胞性甲状腺炎。(左叶)淋巴细胞性甲状腺炎,局部可见微小甲状腺乳头状癌(2.5mm×1.8mm)。(左甲状腺后方结节)送检为纤维脂肪组织,未见甲状旁腺组织。淋巴结:(左侧中央区)2/3,(左侧颈侧区)

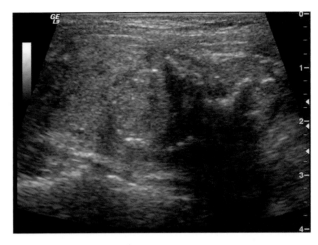

图1-1-484　右颈部纵切面。于该切面肿瘤长径约3.5cm,内部可见多数粗大及微钙化

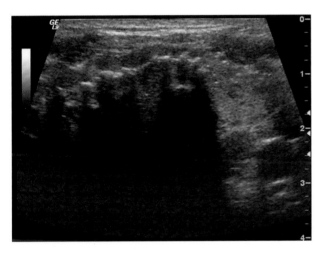

图1-1-482　右颈部纵切面。右叶甲状腺乳头状癌呈中等回声,边界不清,肿瘤内可见多数不规则粗大钙化,连缀成片,后方可见栅栏状声影

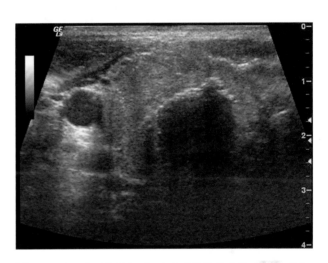

图1-1-485　右颈部横切面。右叶甲状腺乳头状癌边界不清,肿瘤边缘可见部分低回声晕,大小约为3.0cm×2.3cm,肿瘤内部可见大片不规则钙化

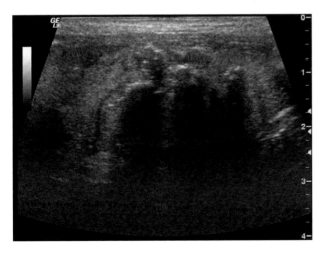

图1-1-483　右颈部斜切面。右叶甲状腺肿瘤边界不清,内部可见多数不规则粗大钙化

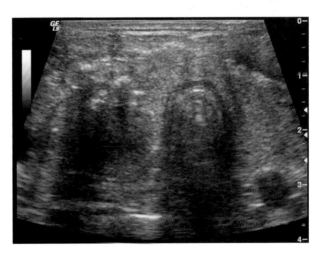

图1-1-486　右颈部横切面。肿瘤的另一横切面,粗大钙化与微钙化并存

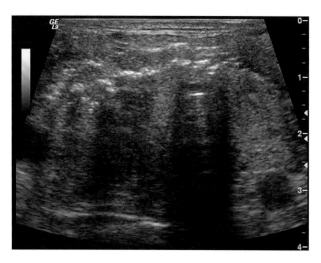

图 1-1-487 颈部横切面

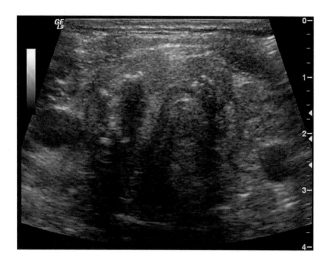

图 1-1-488 颈部正中横切面

图 1-1-487、图 1-1-488 显示肿瘤自甲状腺右叶延伸至峡部、并累及部分左叶。

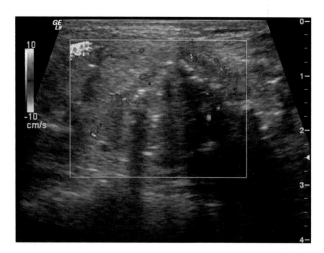

图 1-1-489 右颈部纵切面。CDFI 显示肿瘤内部血流较丰富

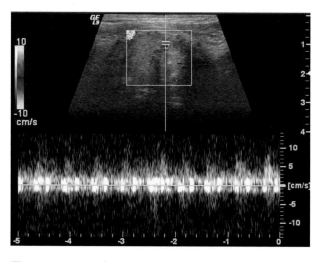

图 1-1-490 右颈部纵切面

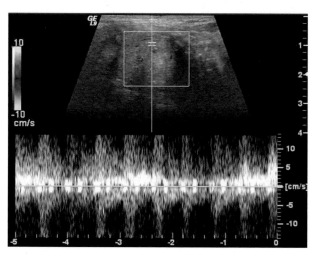

图 1-1-491 右颈部纵切面

图 1-1-490、图 1-1-491 显示右叶肿瘤内部的血流频谱,部分为高阻力型动脉血流。

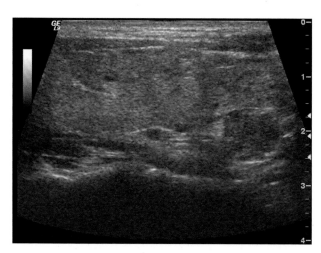

图 1-1-492 左颈部纵切面。左叶甲状腺近上极可见一微小癌,直径约 2.5mm,呈低回声,边界尚清晰。甲状腺下极背侧面低回声结节病理报告为纤维脂肪组织

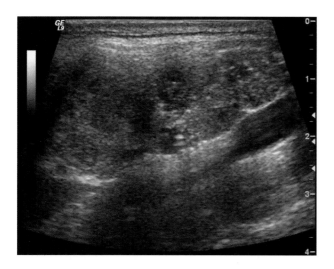

图 1-1-493　右侧颈部纵切面。右颈总动脉旁可见多数转移淋巴结，呈中等至低回声，边界不清晰，部分淋巴结内可见微钙化，最大者 2.7cm×2.1cm

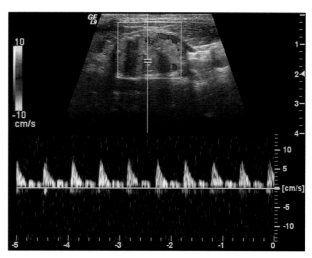

图 1-1-496　左侧颈部纵切面。左颈部转移淋巴结，亦呈中等回声伴多发钙化，内部可见高阻力动脉血流

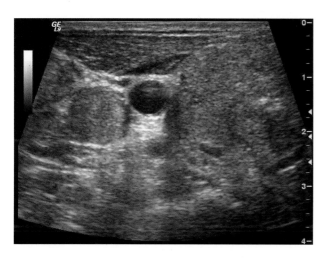

图 1-1-494　右颈部横切面。图中显示右颈总动脉旁转移淋巴结与右叶乳头状癌的回声、质地相若

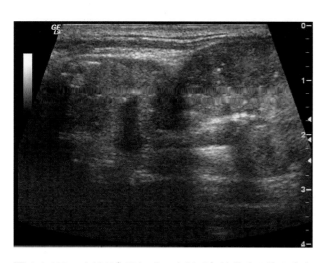

图 1-1-495　右侧颈部纵切面。右侧颈部转移淋巴结及其内的钙化

4/8，（右侧颈侧区）9/16，（右侧中央区）1/1 均可见甲状腺乳头状癌转移，部分伴纤维组织增生、硬化及钙化。（右侧中央区）另见甲状旁腺一枚。

（七）囊实性的甲状腺乳头状癌

囊实性改变在甲状腺乳头状癌中并非常见。有报道在甲状腺囊实性结节中，恶性结节占 2%~18%，恶性征象包括：实性区外形不规整，呈乳头状，实性区呈低回声或包含低回声区域，实性区内可见钙化（特别是微钙化），实性区内血流丰富并可见高阻力动脉血流等，另外，囊实性的比例亦可作为一个鉴别点，实性成分所占比例越高，恶性的倾向越大；另有作者认为囊性区呈海绵状微囊样改变（spongiform appearance）、实性区为中等回声时，良性的可能性大。

PTC 病例 69　男性，36 岁，甲状腺峡部乳头状微小癌。

该患者为甲状腺峡部单发囊实性结节，声像图表现无明显恶性特征，但患者本人执意采取手术治疗，术后结果确为恶性病变。

【超声影像】　见图 1-1-497。

【术后病理】　冷冻 + 石蜡：（右）部分切除甲状腺组织（2.0cm×1.3cm×1.0cm）：甲状腺乳头状微小癌，直径 0.5cm，距边缘小于 2mm。

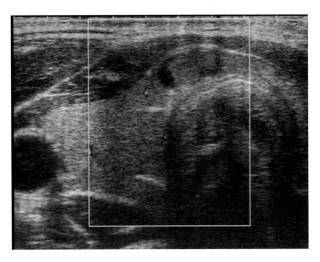

图 1-1-497 右颈部横切面。甲状腺峡部可见一单发囊实性结节,1.2cm×0.5cm,边界清晰,Doppler 于其内未探及明确血流

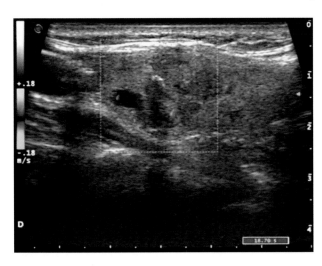

图 1-1-499 左颈部纵切面。CDFI 于肿瘤内可探及较丰富血流

PTC 病例 70 女性,73 岁,左叶甲状腺乳头状癌。

【超声影像】 见图 1-1-498、图 1-1-499。

外院手术病理结果:甲状腺囊实性乳头状癌。

PTC 病例 71 男性,53 岁,左叶甲状腺乳头状癌。

【超声影像】 见图 1-1-500~ 图 1-1-504。

【术后病理】 冷冻 + 石蜡:甲状腺腺叶切除标本:(左)甲状腺乳头状癌,肿瘤大小为 1.8cm×1.3cm×1.0cm,累及被膜,断端净。

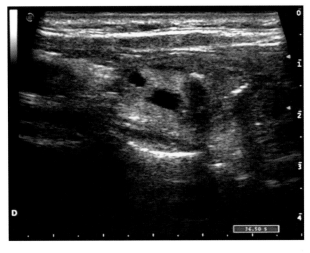

图 1-1-498 左颈部斜切面。肿瘤位于左叶甲状腺内,2.8cm×1.9cm,为以实性为主的囊实性包块,实性区呈等回声;包块边界不清晰,其内可见数个较粗大钙化

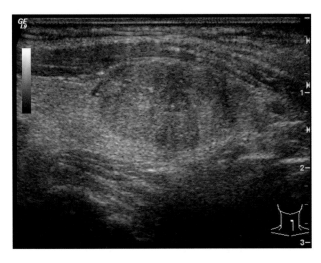

图 1-1-500 左颈部纵切面。肿瘤位于左叶甲状腺下极,约2.4cm×1.4cm,椭圆形,边界尚清晰,内部呈中等偏低回声,并可见少量微钙化

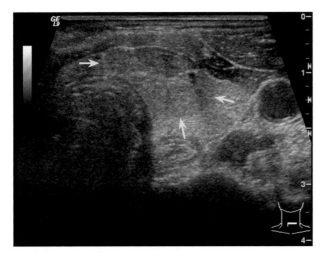

图 1-1-501　左颈部横切面。肿瘤在横切面上位于左叶至峡部,边界不清晰(箭头所示)

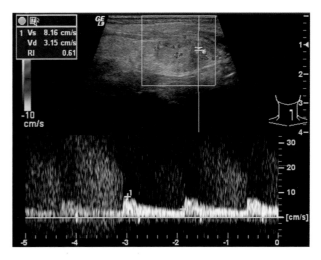

图 1-1-504　肿瘤的血流图像之二

图 1-1-503、图 1-1-504 为肿瘤的血流频谱图像。显示肿瘤内部血流丰富,RI:0.61~0.71。

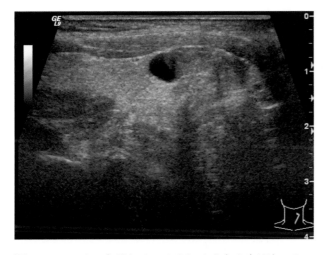

图 1-1-502　左颈部斜切面。于该切面肿瘤的外侧缘可见一囊性区

PTC 病例 72　女性,37 岁,右叶甲状腺乳头状癌。

【超声影像】　见图 1-1-505~ 图 1-1-510。

【病理学表现】

大体检查:部分切除的甲状腺组织,大小为 3.9cm×2cm×1cm,其内有一个灰白色肿物,直径 1cm,边界不清,质稍硬。

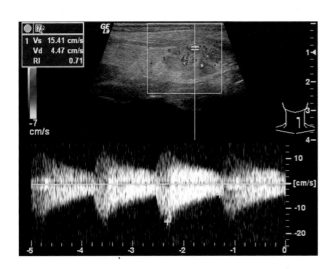

图 1-1-503　肿瘤的血流图像之一

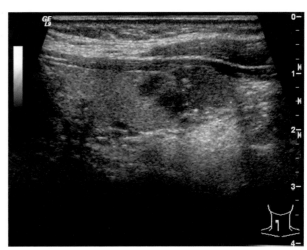

图 1-1-505　右颈部纵切面。肿瘤的长轴切面之一,显示为低回声占位伴微钙化,边缘可见毛刺样改变

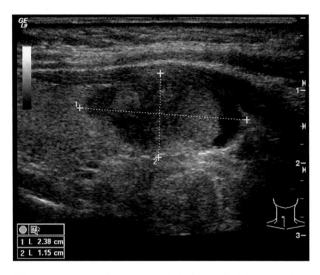

图 1-1-506　右颈部纵切面。肿瘤的另一长轴切面,于其下缘可见少量囊性区,肿瘤大小约为 2.4cm×1.2cm,前缘与颈前肌边界不清晰

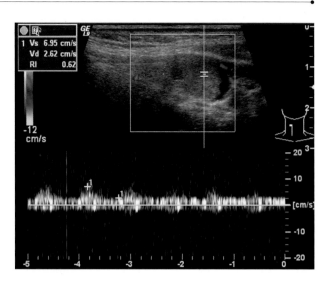

图 1-1-509　右颈部纵切面

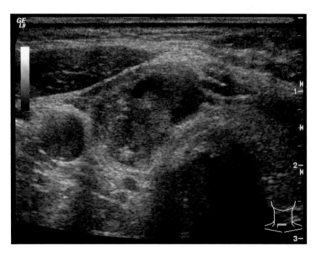

图 1-1-507　右颈部横切面。肿瘤的短轴切面,囊实性

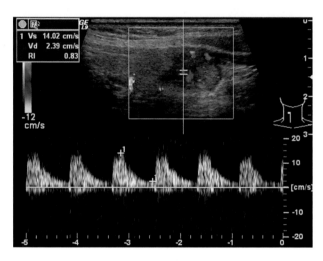

图 1-1-510　右颈部纵切面

图 1-1-509、图 1-1-510 Doppler 于肿瘤内可探及较丰富血流,RI:0.62~0.83。

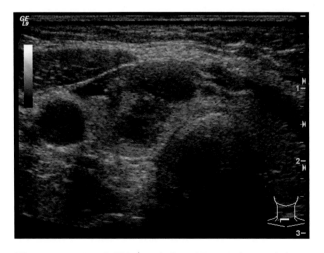

图 1-1-508　右颈部横切面。肿瘤于该切面上均显示为实性,以低回声为主。肿瘤前方侵及颈前肌肉组织

　　光镜所见:肿瘤细胞呈腺状条带样排列,有明显的乳头状结构(图 1-1-511~ 图 1-1-513)。细胞为圆形,核大毛玻璃样,有核沟。肿瘤呈多结节状分布,间质有纤维组织增生,并有少量的砂粒样钙化小体(图 1-1-514)。肿瘤边缘及甲状腺组织内有较多淋巴细胞浸润,并有淋巴滤泡形成(图 1-1-515)。肿瘤侵犯甲状腺旁的骨骼肌,并有淋巴结 1 枚癌转移。

　　病理诊断:右叶甲状腺乳头状癌,侵入骨骼肌,并有淋巴结 1/1 癌转移。周边甲状腺有淋巴细胞性甲状腺炎。

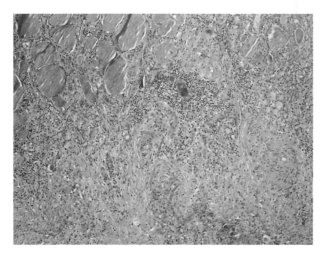

图 1-1-511 在图下方有条索状肿瘤组织向上侵犯甲状腺。×40,HE 染色

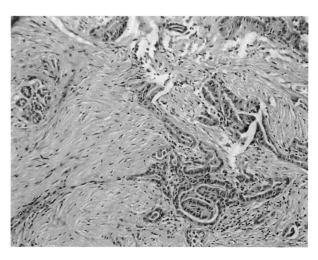

图 1-1-514 肿瘤间质有大片的纤维组织增生。×100,HE 染色

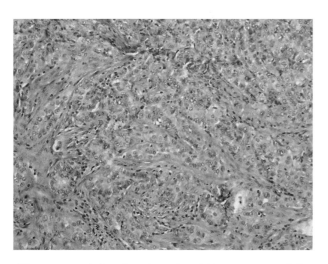

图 1-1-512 肿瘤细胞呈圆形,腺性结构。×200,HE 染色

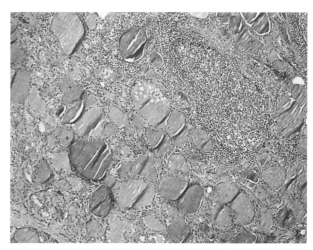

图 1-1-515 甲状腺组织中有密集淋巴细胞浸润,并淋巴滤泡形成。×40,HE 染色

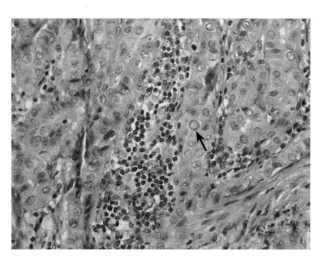

图 1-1-513 肿瘤细胞部分显示出空泡状核,并有核内假包涵体(图中央箭头所示)。×400,HE 染色

PTC 病例 73 女性,42 岁,右侧甲状腺乳头状癌(双灶)。

【超声影像】 见图 1-1-516~ 图 1-1-518。

【术后病理】 冷冻 + 石蜡:(右侧甲状腺)甲状腺乳头状癌[双癌灶,肿瘤主要由滤泡结构组成,但具有部分乳头状癌核特征(毛玻璃样、核沟),伴大片硬化]。可见肿瘤侵犯血管壁形成瘤栓。

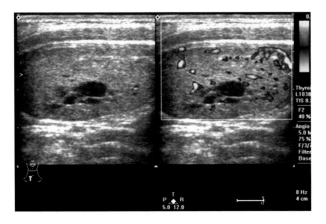

图 1-1-516　右颈部纵切面

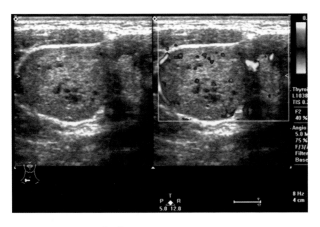

图 1-1-517　右颈部横切面

图 1-1-516、图 1-1-517 乳头状癌致甲状腺右叶增大,占据右叶大部,呈囊实性包块,以实性为主,大小约为 3.7cm×2.8cm×1.9cm,边界尚清晰;其内可探及较丰富血流。

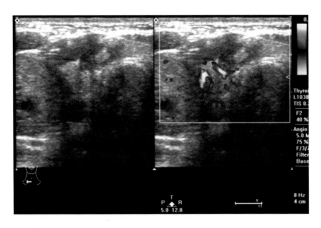

图 1-1-518　右颈部横切面。另一癌灶位于甲状腺峡部偏右侧,以低回声为主,中部呈中等回声伴两个微小强回声;肿瘤边界欠清晰,内部未见明确血流

PTC 病例 74　男,49 岁,左叶甲状腺乳头状癌伴囊性变。

该患者为早期病例。首次超声检查发现甲状腺左叶囊实性包块,单发,以囊性为主,大小约为 3.0cm×1.8cm,Doppler 于肿瘤内未探及血流。半年后复查,左叶肿瘤形态无明显改变,体积略有增大,约 3.4cm×2.3cm,于肿瘤内仍未探及血流。不同医师检查后均提示为甲状腺良性占位病变。

【超声影像】　见图 1-1-519~ 图 1-1-521。

【术后病理】　(左侧)甲状腺乳头状癌伴囊性变。

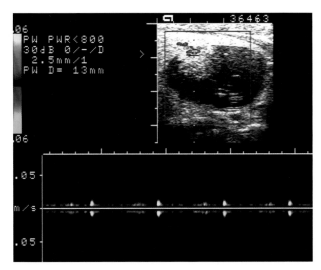

图 1-1-519　左颈部纵切面。首次超声检查图像

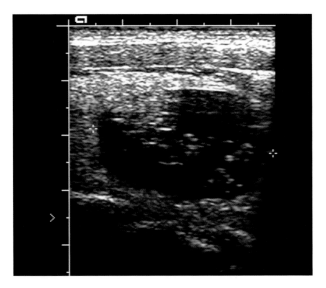

图 1-1-520　左颈部纵切面。复查的二维图像

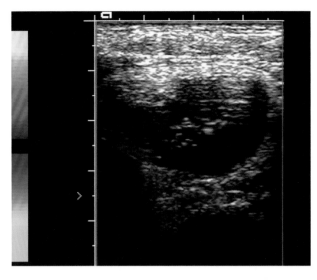

图 1-1-521　左颈部横切面。复查图像，肿瘤内未见明确血流

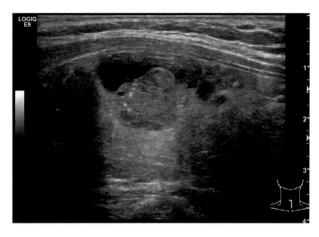

图 1-1-523　右颈部纵切面

图 1-1-522、图 1-1-523 显示右叶肿瘤呈囊实性，大小约为 3.2cm×1.7cm，实性区外形不规整，内部可见数个微钙化；囊性区呈多房性。

PTC 病例 75　女性，52 岁，右叶甲状腺囊实性乳头状癌。

【超声影像】　见图 1-1-522~ 图 1-1-527。

【术后病理】　冷冻 + 石蜡：(右) 甲状腺乳头状癌，肿瘤大小 2.2cm×1.0cm×0.6cm，未见明显神经侵犯及脉管癌栓。周围甲状腺呈淋巴细胞性甲状腺炎。

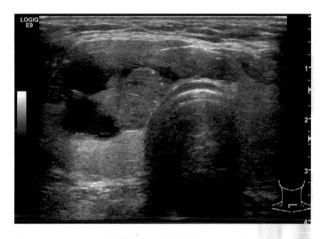

图 1-1-524　右颈部横切面。肿瘤自右叶甲状腺延伸至峡部，实性区明显不规整，并可见微钙化

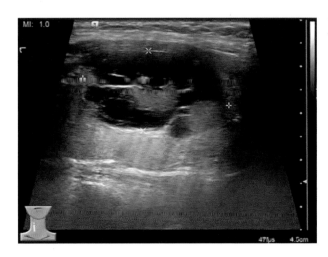

图 1-1-522　右颈部纵切面

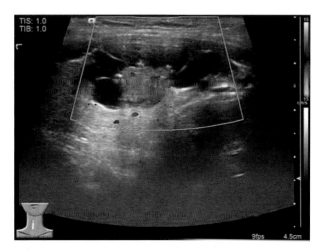

图 1-1-525　右颈部纵切面。肿瘤囊性区内可见数个带状分隔，CDFI 于实性区内探及少量血流

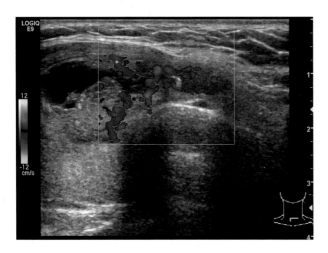

图 1-1-526 右颈部横切面。CDFI 于肿瘤内部可见丰富血流

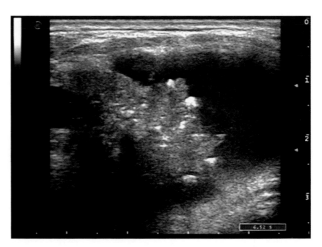

图 1-1-528 右颈部横切面。肿瘤位于右叶甲状腺内,为一囊实性包块,大小约 5cm×4cm,边界欠清晰;实性区边缘不规整,有乳头状突起,并可见多数大小不等的钙化灶。余甲状腺未见占位

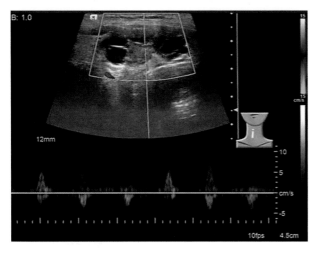

图 1-1-527 频谱多普勒于肿瘤实性区内可探及高阻力动脉血流,RI:0.82~1.00

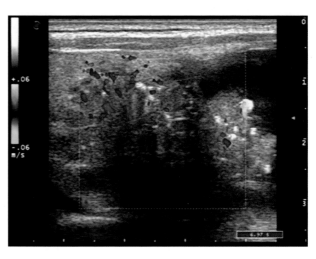

图 1-1-529 右颈部纵切面。肿瘤实性部分向甲状腺腺体呈浸润性生长,与腺体分界不清;Doppler 于其内可见丰富血流

PTC 病例 76 男,29 岁,右叶甲状腺囊实性乳头状癌、右颈淋巴结转移。

【超声影像】 见图 1-1-528~ 图 1-1-532。

【病理学表现】

大体检查:右侧甲状腺标本,为 6.6cm×5.0cm× 3.2cm,切面内有一个灰白色结节,大小为 5cm× 2.6cm×2.2cm,界限欠清,质地硬,部分有囊性变,周边甲状腺为红褐色,质软。并有淋巴结三枚,直径为 0.6~1cm。

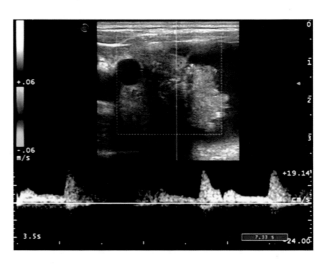

图 1-1-530 右颈部横切面。肿瘤实性区内血流频谱图,RI:0.76

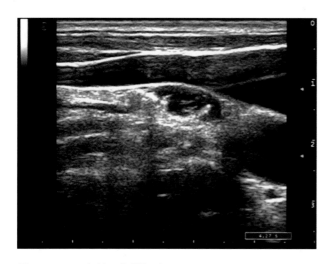

图 1-1-531　右侧颈部斜切面

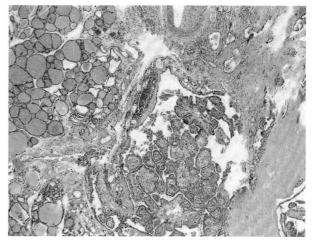

图 1-1-533　有乳头状增生的肿瘤侵犯甲状腺内。×40，HE 染色

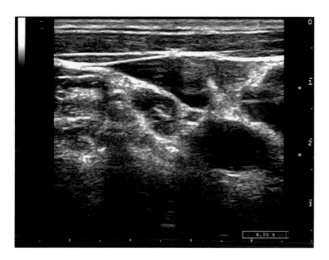

图 1-1-532　右侧颈部横切面

图 1-1-531、图 1-1-532 显示右颈内静脉旁转移淋巴结，最大者约为 1.5cm×0.8cm，其内可见微钙化。

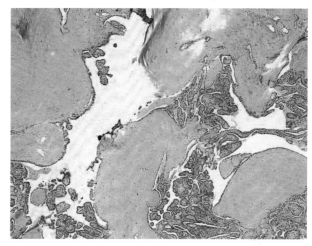

图 1-1-534　肿瘤内有大量硬化性间质。×40，HE 染色

　　光镜所见：病变结节为大量胶原化纤维，其间有多灶性增生的甲状腺滤泡细胞，胞核呈毛玻璃样，并有广泛的乳头状结构，部分区域乳头状增生的上皮细胞与硬化性胶原间出现较大的空隙，局部似呈囊样（图 1-1-533、图 1-1-534、图 1-1-539）。间质有较多的钙化和小的砂粒体（图 1-1-535~ 图 1-1-538）。淋巴结内有灶性的乳头状肿瘤浸润（图 1-1-540）。

　　病理诊断：右侧甲状腺乳头状癌，伴颈淋巴结转移。

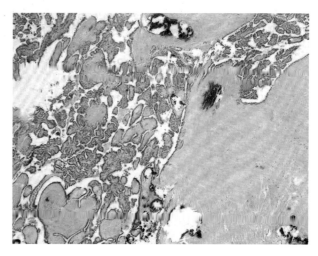

图 1-1-535　有多量的钙化灶。×40，HE 染色

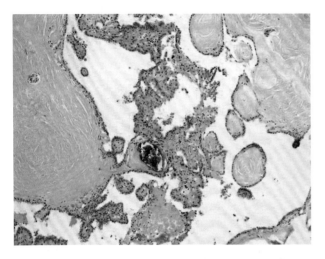

图 1-1-536 肿瘤内部分肿瘤成分分布稀疏,间质内有砂粒体。×100,HE 染色

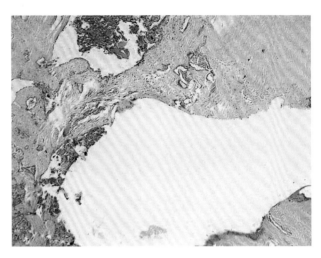

图 1-1-539 肿瘤内有囊腔形成。×40,HE 染色

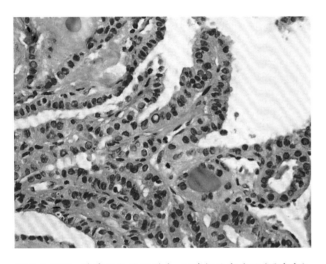

图 1-1-537 肿瘤呈乳头状增生,细胞核呈空泡状(图中部)。×400,HE 染色

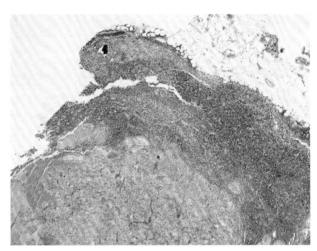

图 1-1-540 淋巴结内有肿瘤转移,并有砂粒体。×40,HE 染色

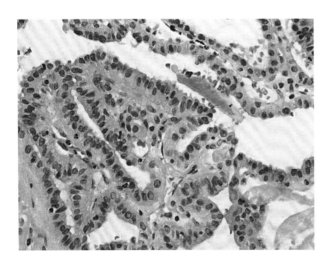

图 1-1-538 部分肿瘤细胞核有浅染的核沟。×400,HE 染色

PTC 病例 77　男性,26 岁,右叶甲状腺乳头状癌。

【超声影像】　见图 1-1-541~ 图 1-1-545。

【术后病理】　冷冻 + 石蜡:(右叶)甲状腺乳头状癌,肿瘤大小 3cm×2cm,侵透甲状腺被膜累及周围软组织,其旁淋巴结 7/7 可见癌转移。(左叶)结节性甲状腺肿,局灶见滤泡上皮细胞不典型增生。(右颈血管旁)淋巴结 9/9 可见乳头状癌转移。

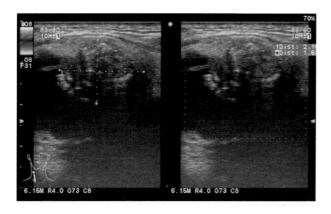

图 1-1-541　右颈部斜切面。甲状腺右叶增大,肿瘤位于腺体内,为 4.2cm×2.8cm 的囊实性肿块,实性区范围约 2.2cm×1.5cm,形态不规则,其内可见多数点状钙化

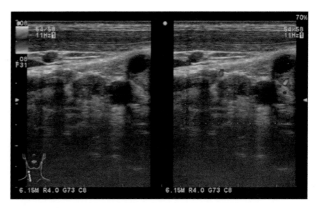

图 1-1-544　右侧颈部斜切面。右侧颈部转移淋巴结

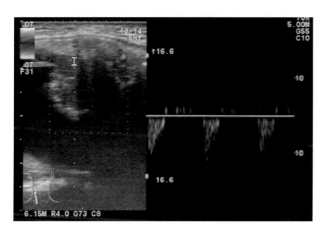

图 1-1-542　右颈部斜切面。右叶囊实性包块实性区内可探及较丰富血流,RI:1.00

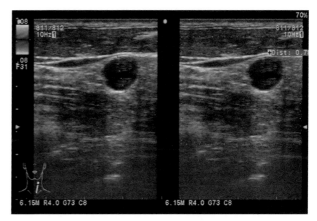

图 1-1-545　左侧颈部斜切面。左侧颈内静脉后外侧可见一 1.0cm×0.8cm 低～无回声的转移淋巴结

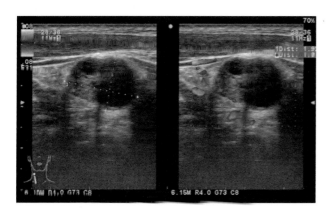

图 1-1-543　右侧颈部斜切面。右侧颈部可见多个肿大淋巴结,最大者呈囊实性,约 1.9cm×1.3cm

PTC 病例 78　女性,42 岁,右叶甲状腺乳头状癌。

【超声影像】　图 1-1-546～ 图 1-1-550 均为右颈部横切面。

【术后病理】　冷冻＋石蜡:(右)甲状腺乳头状癌伴囊性变,肿瘤最大径 5cm(实性区 3cm×2cm,囊性区 2cm×2.5cm),浸润甲状腺被膜及周围软组织。另见少许甲状旁腺组织。

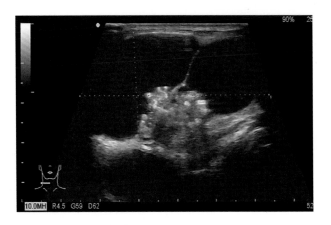

图 1-1-546 右颈部横切面

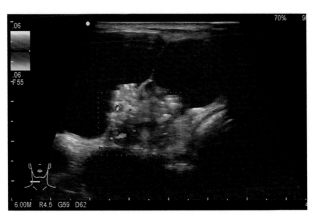

图 1-1-549 右颈部横切面

图 1-1-548、图 1-1-549 CDFI 显示肿瘤实性区内可见少量血流。

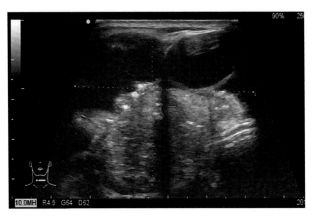

图 1-1-547 右颈部横切面

图 1-1-546、图 1-1-547 显示乳头状癌位于右叶甲状腺,为囊实性包块,约 4.6cm×3.8cm,囊性区内可见分隔,实性区部分呈乳头样结构,并可见多发钙化。

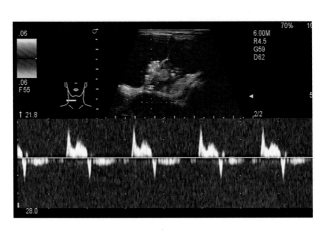

图 1-1-550 肿瘤内可探及高阻力动脉血流频谱,RI:1.00

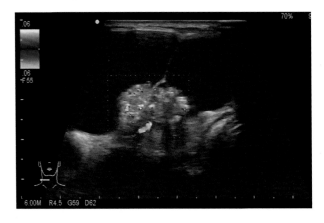

图 1-1-548 右颈部横切面

PTC 病例 79 女性,51 岁,左叶甲状腺乳头状癌。

【超声影像】 见图 1-1-551~ 图 1-1-553。

【术后病理】 冷冻 + 石蜡:(左甲状腺)送检破碎甲状腺组织,上皮呈乳头状高度增生,核有异型,符合甲状腺乳头状癌,肿瘤大小 3.5cm×2cm×2cm,累及被膜并浸润被膜外结缔组织。

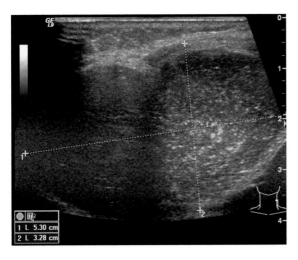

图 1-1-551　左颈部纵切面

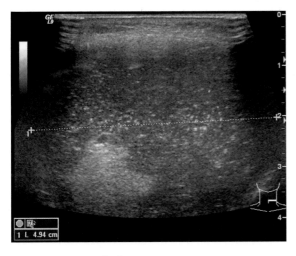

图 1-1-552　左颈部横切面

图 1-1-551、图 1-1-552 显示左叶甲状腺明显肿大,肿瘤几乎占据整叶甲状腺,呈以囊性为主的包块,大小约 5.3cm×5.0cm×3.3cm,其内可见部分实性区,约 2.0cm×1.5cm,外形不规整;于肿瘤囊性区内可见多数细点状回声。

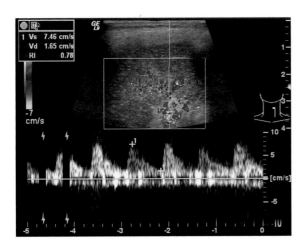

图 1-1-553　左颈部纵切面。Doppler 于肿瘤实性区内可探及丰富血流,RI:0.78。双侧颈淋巴结未见明显肿大

关于甲状腺乳头状癌的钙化

在超声影像学上钙化的典型表现为强回声后伴声影,是一种在声像图中容易辨识的图像。但在甲状腺疾病中,钙化的表现各有不同,辨别钙化的类型在良恶性病变性质的判定中有着非常重要的作用。

首先,微钙化或砂粒样钙化是甲状腺乳头状癌的特征性表现,已成为广泛共识。病理学上砂粒性钙化小体表现为直径约 50~160μm 的类圆形钙化体,在 Giemsa 染色中呈现深蓝色,在 Papanicolaou 染色中呈棕色或黑色,其内有多层近乎同心圆形的层状磷酸钙结构,切面呈洋葱样,由于常为多枚细颗粒样分布,状如散砂,故称砂粒体。在超声图像中,微钙化是指直径小于 1mm 的钙质沉淀,其典型的声像图表现为针尖样或微小点状强回声,多不伴有后方声影。声像图中的微钙化并不完全等同于病理诊断中的砂粒体,亦可为癌灶中的小钙化,但与砂粒体常有较好的一致性。例如在我们的病例中,超声见到微钙化的病例,病理中均有砂粒体存在,特别在后面病例中的两例患者(PTC 病例 81 和 PTC 病例 141),在超声图像中仅见一个微钙化,病理切片中亦仅有一个砂粒体。微钙化的典型图像易于识别,但我们在工作中发现,有时微钙化的认定仍存在一定的难度,特别是微钙化的数量少,体积极微小时。在我们的病例中,极个别患者在声像图上并未见到微钙化,但病理切片中可见砂粒体(PTC 病例 34)。

另外,乳头状癌的微钙化须与甲状腺胶质结节(colloid nodule)内的微结晶相鉴别,后者的声像图特征为强回声伴"彗星尾征",它是超声波遇到胶体的结晶时产生的混响伪像,它的出现常常与良性病变相关联(概率大于 85%)(图 1-1-554~ 图 1-1-556)。我们体会在实际操作中轻微侧动探头、动态观察强回声后方是否伴有"彗星尾征",对胶质结晶的分辨显得至关重要。但极少数微钙化后方亦可见短小的"彗星尾样声影"(见 PTC 病例 8 图 1-1-55 及 PTC 病例 110　图 1-4-67),因此其判别存在较大困难,此时需借鉴结节的回声及内部血流情况作综合判断。另外,我们在甲状腺腺瘤合并出血和结节性甲状腺肿结节间质胶原化、骨化的病例中也见到了多发强回声伴"彗星尾征"的表现。(图 1-1-557~ 图 1-1-559)。

微钙化(或砂粒体)并不仅仅存在于甲状腺恶性肿瘤内部,在一些病例中微钙化亦存在于甲状腺

实质内,如 PTC 病例 4、PTC 病例 9 及 PTC 病例 90,它的出现常提示附近甲状腺内很可能有乳头状癌的存在。

对于粗大钙化(直径大于 1mm 的钙化灶),特别要警惕的是不规则的粗大钙化,其与恶性病变同样有很强的相关性。粗大钙化不仅出现在恶性病变中,在甲状腺良性疾病中亦常见,其形态有所不同。目前被广泛认可的与良性病变相关的粗大钙化是所谓"蛋壳样钙化",即在甲状腺结节边缘形成的细而薄的带状强回声,可伴声影(图 1-1-560、图 1-1-561)。但有报道,"蛋壳样钙化"如蛋壳有中断或破损仍要警惕恶性的可能。另一种典型良性钙化表现为规则、光整的钙化,或可称之为"鹅卵石样钙化"(见图 1-1-151),声像图表现为规则的弧形强回声、后伴声影。其余的粗大钙化均有可能出现在恶性病变中,特别是外形明显不规整的粗粝钙化(或可称之为"矿石状钙化"),以及连缀成片的不规则钙化更具典型性。

钙化在甲状腺乳头状癌中的出现率文献报道各有不同,约 47%~66%,因此肿瘤内钙化的缺失不能作为除外恶性的依据。而且乳头状癌与其他类型甲状腺癌钙化的发生率无明显差别,钙化并非为乳头状癌所特有。

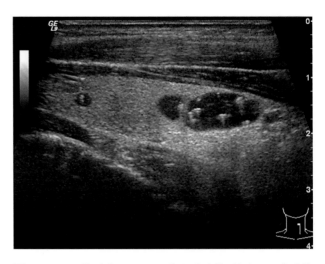

图 1-1-555 鉴别病例 2,甲状腺胶质结节,低至无回声结节内可见单发及多发强回声,后伴"彗星尾征"

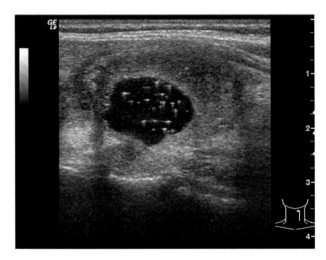

图 1-1-556 鉴别病例 3,女性,62 岁,左叶甲状腺腺瘤,腺瘤内可见甲状腺胶质结晶

【鉴别病例图像】

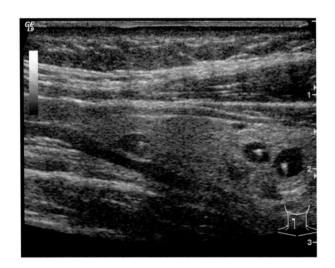

图 1-1-554 鉴别病例 1,甲状腺胶质结节,呈类圆形低至无回声,中心可见细小强回声,后伴"彗星尾征"

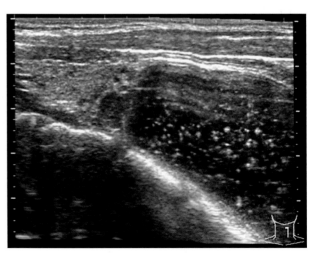

图 1-1-557 鉴别病例 4,女性,19 岁,甲状腺腺瘤合并出血。宽景成像。肿瘤以囊性为主,内部可见多数细点状强回声,部分伴"彗星尾征"

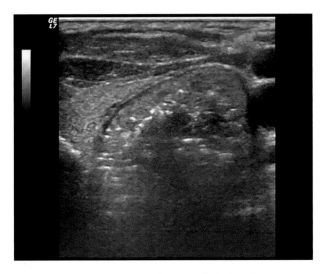

图 1-1-558　鉴别病例 5，结节性甲状腺肿伴间质胶原化

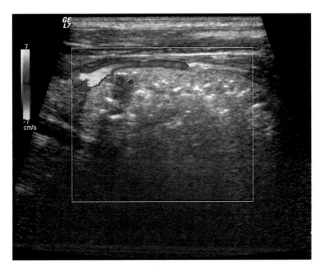

图 1-1-559　鉴别病例 5，结节性甲状腺肿伴间质胶原化，CDFI 图像，肿瘤内部仅见极少量血流

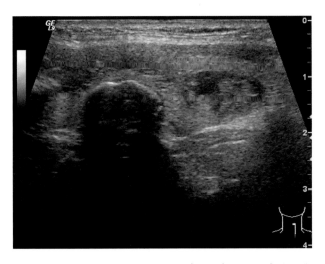

图 1-1-560　鉴别病例 6，女性，45 岁，结节性甲状腺肿。左叶中部结节边缘呈"蛋壳样钙化"

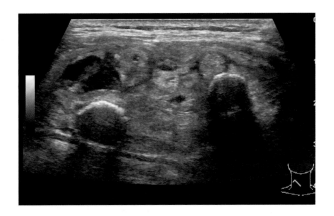

图 1-1-561　鉴别病例 7，女性，70 岁，结节性甲状腺肿，部分结节伴"蛋壳样钙化"

彩色多普勒超声在甲状腺乳头状癌诊断中的作用

关于甲状腺乳头状癌的彩色多普勒超声表现，在文献中已多有论及，在此仅对我们有所体会的几点略作说明。

首先，在甲状腺乳头状癌中存在各种血流分布的状态，从肿瘤内不可探及血流，到肿瘤内部血流丰富，甚至近"火海征"，都可能存在于乳头状癌的声像图中。肿瘤内未探及血流，并不能作为除外甲状腺癌的依据。但对于大多数乳头状癌的病例，仍然是以肿瘤内部血流丰富为主。

我们的另一个体会是，在甲状腺乳头状癌内部常可探及低速、高阻力的动脉血流。虽然在大多数文献中，认为 RI>0.70 是鉴别甲状腺良恶性肿瘤的最好界值，但我们在实际工作中的体会是，在很多良性病例中，RI 值常常超过 0.70，而更具特征性的血流频谱为：收缩期最大血流速度低于 0.15m/s、舒张末血流速度为 0 或舒张期为反相血流甚或仅有收缩期血流的频谱，其阻力指数（RI）均为 1.00（如 PTC 病例 1、13、145、133、78 及 PTC 病例 98 等）。此种血流频谱虽然并不仅仅出现在甲状腺乳头状癌内，但在良性病变中很少见，而在可探及血流的乳头状癌中较常见，该形态的血流频谱对于增强我们的诊断信心有很大助益。同理，这种特征性血流频谱的缺失并不能作为除外甲状腺癌的依据。

二、甲状腺乳头状微小癌

甲状腺乳头状微小癌（papillary thyroid microcarcinoma，PTMC）可宽泛地定义为 <1cm 的肿瘤；2004

年 WHO 的定义为偶然发现的 <1cm 的乳头状癌,而不包括有临床表现的体积小的乳头状癌。微小癌的预后极好,即使发生淋巴结和罕见的远处转移,预后亦无影响。

甲状腺乳头状微小癌的超声表现主要为低回声、低回声伴微钙化以及低回声伴声衰减的类型。由于肿瘤体积很小,常常在肿瘤内部探查不到血流信号。在合并甲状腺其他疾病时,微小癌的检出存在一定困难,有时会导致误诊或假阳性的诊断。另外,在我们的病例中发现,甲状腺乳头状微小癌在一段时间内肿瘤的大小、性状不会发生明显改变(例如 PTC 病例 5、41、84 及 PTC 病例 93),因此,无法用观察肿瘤是否增长来协助判断其良恶性。有文献报道,一部分乳头状微小癌可保持亚临床状态,甚至终生不发展成为显性癌。

PTC 病例 80 女性,29 岁,右叶甲状腺乳头状微小癌。

【超声影像】 见图 1-2-1~ 图 1-2-4。

【病理学表现】

大体检查:右叶甲状腺切除标本,为 4.2cm×2.3cm×1.8cm,切面内有一个直径为 0.5cm 的灰白色结节,与周围组织界清,无包膜,实性质地硬脆,余组织红褐色。

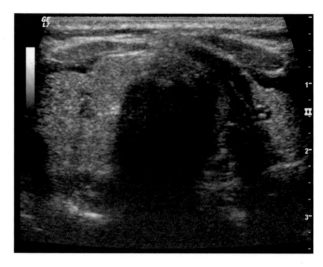

图 1-2-2　右叶微小癌的横切面。肿瘤高大于宽

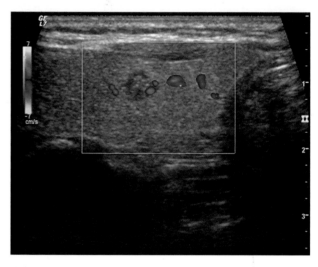

图 1-2-3　右颈部斜切面。CDFI 于肿瘤边缘可见少量血流

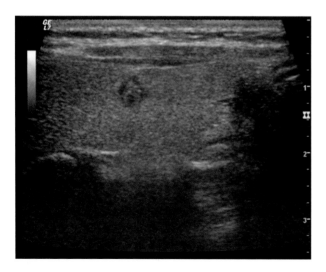

图 1-2-1　右颈部斜切面。显示肿瘤位于右叶甲状腺中部,单发,直径约 0.6cm,呈低回声结节,内部可见数个微钙化;边缘欠规整,边界尚清晰

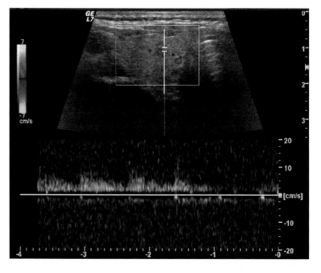

图 1-2-4　微小癌边缘的血流频谱呈非特征性表现

光镜所见:在甲状腺组织中有一小灶滤泡上皮细胞高度增生的小结节,细胞排列密集拥挤,有毛玻璃样的核,并呈腺团状和乳头状,间质有较多的硬化性胶原并可见砂粒性钙化小体,部分肿瘤浸润到邻近组织内(图1-2-5~图1-2-14)。免疫组化染色:CK19+++,HMBE-1+++,Galectin-3++。

病理诊断:甲状腺乳头状微小癌。

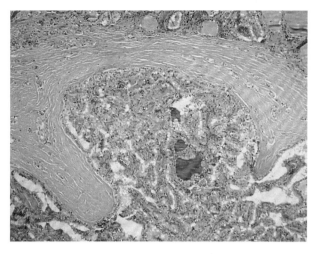

图1-2-7 肿瘤细胞排列呈腺样和乳头状,间质有多量增生并胶原化的纤维。×100,HE 染色

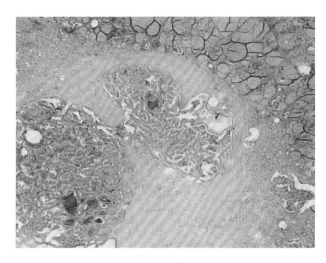

图1-2-5 在硬化性胶原组织中有明显增生的滤泡上皮细胞巢。×40,HE 染色

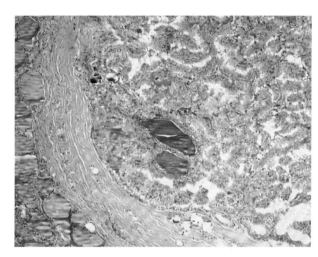

图1-2-8 乳头状增生的肿瘤,并少量砂粒体(左上方)。×100,HE 染色

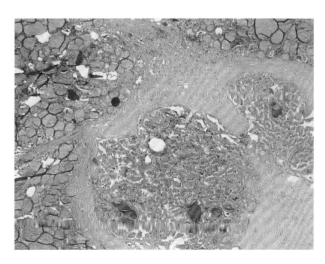

图1-2-6 肿瘤结节周边有小灶纤维及增生的上皮细胞侵入邻近甲状腺内(图上方)。×40,HE 染色

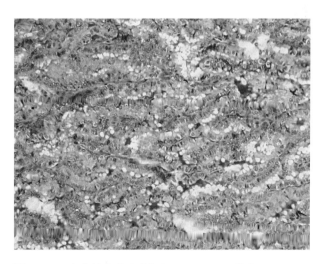

图1-2-9 密集增生的肿瘤组织。×200,HE 染色

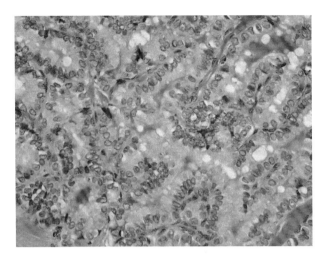

图 1-2-10 肿瘤细胞排列拥挤,核呈毛玻璃样。×400,HE染色

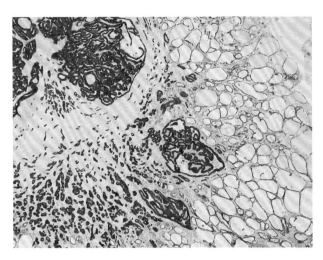

图 1-2-13 细胞角蛋白19染色,肿瘤细胞明显阳性,并有阳性的肿瘤组织侵入正常甲状腺内。×40,免疫组化染色

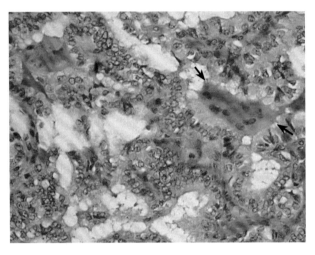

图 1-2-11 肿瘤细胞拥挤呈小簇状,腺泡内有多核组织细胞反应(箭头所示)。×400,HE染色

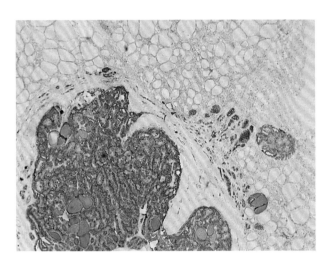

图 1-2-14 另一种标记物(HBME染色)显示小灶肿瘤侵入甲状腺内(左侧为肿瘤主体,右侧为浸润灶)。×40,免疫组织化学染色

PTC 病例 81 女性,47 岁,右叶甲状腺乳头状微小癌合并结节性甲状腺肿。

【超声影像】 见图 1-2-15~ 图 1-2-19。

【术后病理】 冷冻 + 石蜡:(右叶)甲状腺乳头状微小癌,肿瘤直径 5mm。(左叶甲状腺)结节性甲状腺肿。

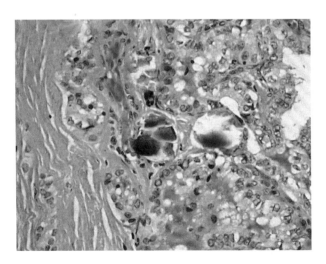

图 1-2-12 层状碎裂的砂粒体。×400,HE染色

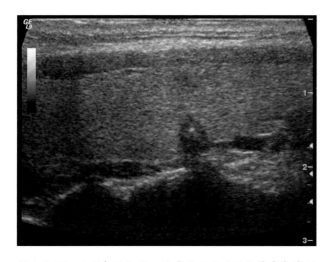

图 1-2-15　右颈部纵切面。肿瘤位于右叶甲状腺中部背侧面，呈低回声伴一个微钙化，0.4cm×0.5cm（高略大于宽），肿瘤边缘可见微小毛刺样改变

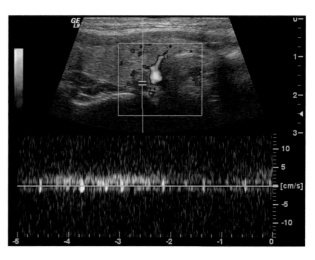

图 1-2-18　右颈部横切面。肿瘤内部血流频谱呈非特征性表现

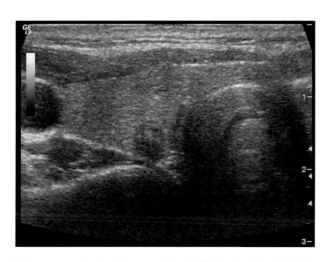

图 1-2-16　右颈部横切面。肿瘤的横切面，仍然表现为高大于宽及边缘微小毛刺

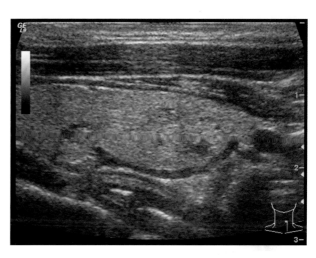

图 1-2-19　左颈部纵切面。左叶甲状腺内可见数个不均质回声结节，为结节性甲状腺肿

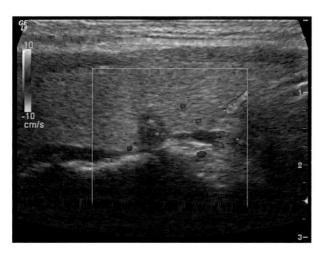

图 1-2-17　右颈部纵切面。CDFI 于肿瘤内可探及少量血流

　　PTC 病例 82　女性，57 岁，右叶甲状腺乳头状微小癌。

【超声影像】　见图 1-2-20～图 1-2-22。

【术后病理】　冷冻＋石蜡：（右叶）甲状腺局部滤泡明显增生，滤泡上皮排列拥挤，核呈毛玻璃样，有核内假包涵体，未见明显乳头状结构，伴间质纤维组织增生、硬化，结合免疫组化（CK19+++，HMBE-1++，Galectin 3++），符合甲状腺乳头状微小癌，最大直径约 0.7cm。余甲状腺呈结节性甲状腺肿。

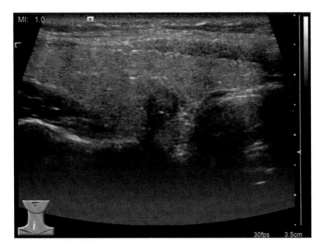

图 1-2-20 肿瘤位于右叶甲状腺中部近背侧面,呈低回声伴微钙化,直径约 0.6cm,边界尚清晰;肿瘤后方可见部分声衰减

PTC 病例 83 女性,49 岁,左叶甲状腺乳头状微小癌伴淋巴细胞性甲状腺炎。

【超声影像】 见图 1-2-23~ 图 1-2-26。

【术后病理】 冷冻 + 石蜡:(左)甲状腺乳头状微小癌(直径 0.6cm),伴淋巴细胞性甲状腺炎。标本边缘未见癌。

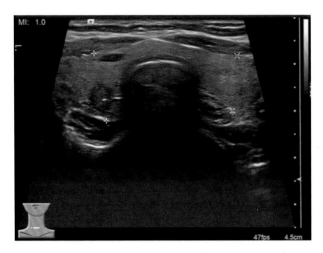

图 1-2-21 显示微小癌的横切图像

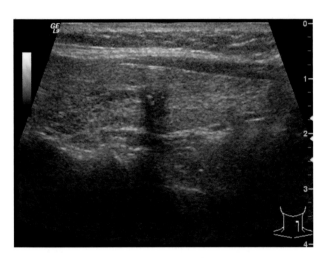

图 1-2-23 左颈部纵切面。左叶甲状腺中部可见肿瘤,呈低回声结节,6mm×5mm,内部有微钙化,肿瘤后方可见声衰减

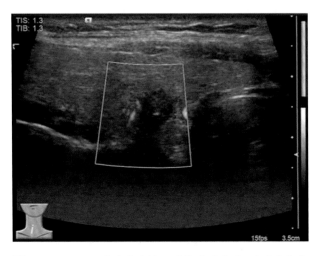

图 1-2-22 CDE 于肿瘤边缘可见较丰富血流,肿瘤内部未见明确血流

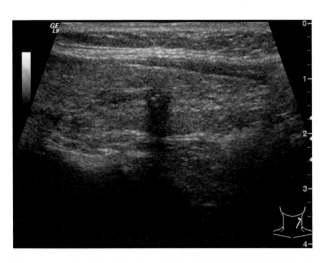

图 1-2-24 左颈部斜切面。于该切面肿瘤声衰减更明显;甲状腺实质呈不均质改变

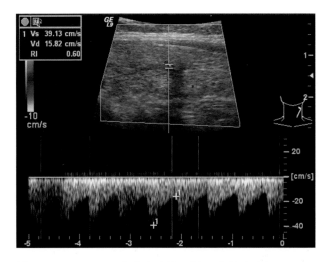

图 1-2-25 Doppler 于肿瘤边缘可探及少量血流,RI:0.60~
0.63

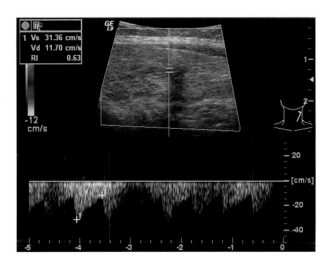

图 1-2-26 Doppler 于肿瘤边缘可探及少量血流,RI:0.60~
0.63

PTC 病例 84 女性,25 岁,右叶甲状腺乳头状
微小癌。

该患者在我院进行了两次超声检查,相隔时间
为 1 年 5 个月,肿瘤的大小、形态及内部血流均无明
显改变。患者于第二次检查当月行手术治疗。

【超声影像】 第一次检查声像图见图 1-2-27~
图 1-2-31。

第二次超声检查见图 1-2-32~ 图 1-2-35。

【术后病理】 冷冻 + 石蜡:(甲状腺右叶)直径
0.5cm 的结节,由增生滤泡组成,并可见乳头状结构,
滤泡上皮可见核沟及核内假包涵体,并见砂粒体。
免疫组化染色:CK19++,Galectin-3++,HBME-1++。
综上,甲状腺乳头状微小癌。

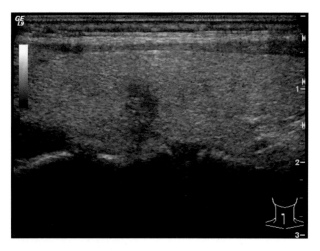

图 1-2-27 右颈部纵切面

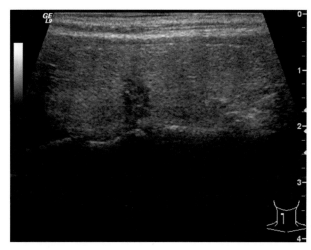

图 1-2-28 右颈部纵切面

图 1-2-27、图 1-2-28 为右颈部不同的纵切面。肿瘤位于右叶
甲状腺中部,呈低回声结节,5.5mm×9.0mm,边界不清,外形
不规整;肿瘤后方可见轻度声衰减。

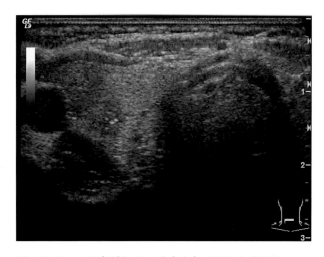

图 1-2-29 右颈部横切面。肿瘤内部可见数个微钙化

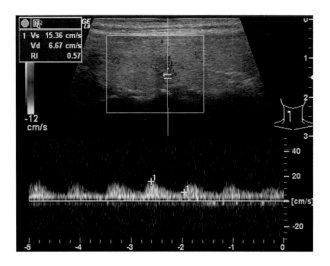

图 1-2-30　肿瘤内部血流图像之一

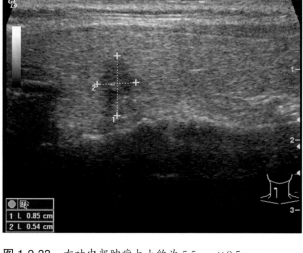

图 1-2-33　右叶中部肿瘤大小约为 5.5mm×8.5mm

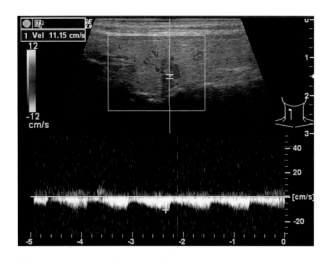

图 1-2-31　肿瘤内部血流图像之二

图 1-2-30、图 1-2-31 Doppler 于肿瘤内可探及较丰富血流，RI：0.57。

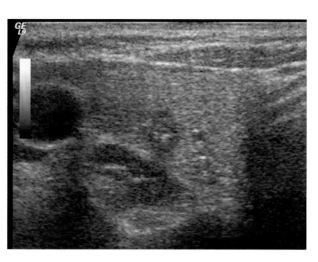

图 1-2-34　右颈部横切面。肿瘤横切面可见数个微钙化，与图 1-2-29 比较无明显改变

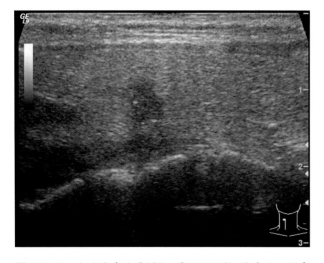

图 1-2-32　右叶肿瘤边界模糊，外形不规整，肿瘤后方稍有声衰减；内部可见微钙化

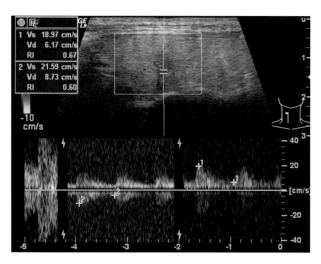

图 1-2-35　显示肿瘤的内部血流，RI：0.60~0.67

PTC 病例 85　女性,56 岁,左叶甲状腺乳头状微小癌。

【超声影像】　见图 1-2-36~ 图 1-2-39。

【术后病理】　冷冻 + 石蜡:(甲状腺左叶及峡部)甲状腺组织内见一灶纤维组织增生硬化区,其内见甲状腺滤泡异型增生,滤泡上皮排列拥挤,核呈毛玻璃样,部分可见核仁及核内假包涵体,伴钙化,可见病理性核分裂象。综上,甲状腺乳头状微小癌,最大径约 0.5cm,甲状腺各切缘及峡部断端净。

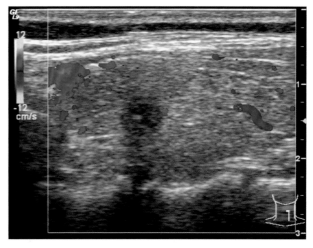

图 1-2-38　CDFI 于肿瘤边缘可探及少量血流

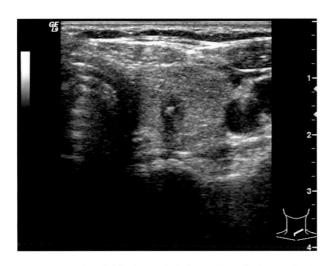

图 1-2-36　左颈部横切面。左叶内可见低回声的微小癌,边界清晰;其内粗大钙化直径约 2mm,后方可见声影

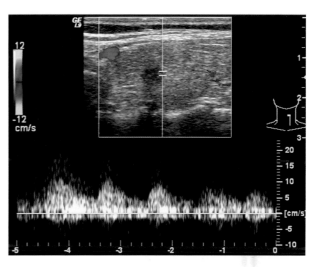

图 1-2-39　肿瘤边缘血流频谱图像,RI:0.62

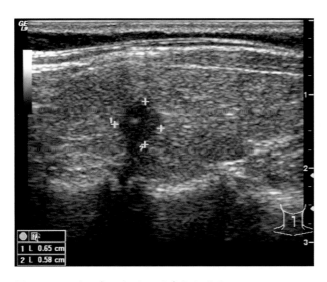

图 1-2-37　左颈部纵切面。肿瘤大小约为 6.5mm×5.8mm

PTC 病例 86　男性,63 岁,左叶甲状腺乳头状微小癌伴颈淋巴结转移。

【超声影像】　见图 1-2-40~ 图 1-2-43。

【术后病理】　冷冻 + 石蜡:(峡部左叶)结节性甲状腺肿,并见甲状腺乳头状微小癌,直径 0.8cm,伴显著钙化。切缘未见肿瘤。(左侧颈部第六组淋巴结)纤维及脂肪组织中见甲状腺乳头状癌浸润。

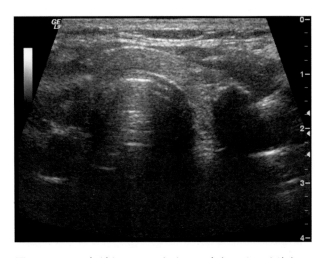

图 1-2-40　颈部横切面。于左叶甲状腺内可见一边缘钙化结节,钙化呈不规则弧形强回声,后伴声影,直径约 1.2cm

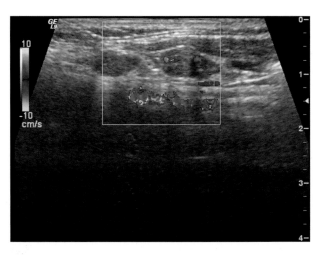

图 1-2-43　左侧颈部纵切面。图中显示两个转移淋巴结,呈低回声,CDFI 于其内可探及少量血流

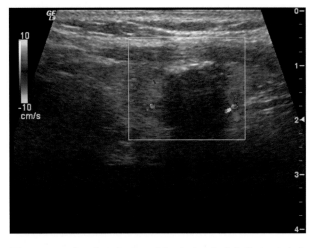

图 1-2-41　左颈部纵切面。该切面强回声呈条带状,后伴声影,CDFI 于其边缘可见少量血流

PTC 病例 87　女性,50 岁,左叶甲状腺乳头状微小癌(亚急性甲状腺炎后)。

该患者因于 17 个月及 11 个月前两次患亚急性甲状腺炎(均累及双叶),在我院做甲状腺的定期复查,在第三次超声复查中发现可疑微小癌,23 天后患者行左叶甲状腺切除术。

【超声影像】　见图 1-2-44~ 图 1-2-46。

【术后病理】　冷冻 + 石蜡:(左)甲状腺乳头状微小癌,肿瘤直径 0.26cm,另见滤泡上皮萎缩并纤维增生区,最大直径 0.4cm。

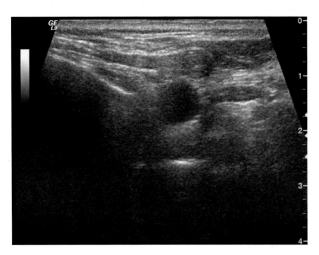

图 1-2-42　左侧颈部横切面。显示左颈总动脉前方转移淋巴结,内部可见微钙化

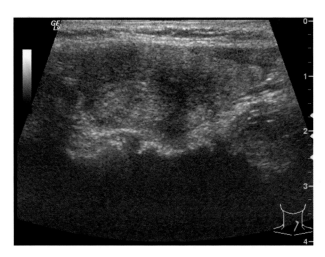

图 1-2-44　左颈部纵切面。第二次亚急性甲状腺炎图像。左叶甲状腺内可见斑片状回声减低区,无明确边界;甲状腺中部背侧面未见明显异常

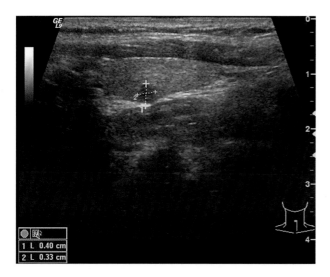

图 1-2-45 左颈部纵切面。第三次复查图像。左叶甲状腺体积恢复正常,实质回声稍欠均质,左叶中部发现低回声结节,约 3.3mm×4.0mm,其内未见钙化及血流

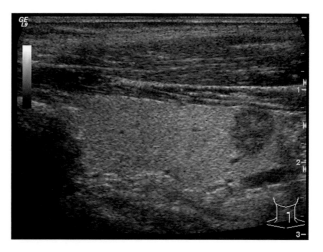

图 1-2-47 左颈部纵切面

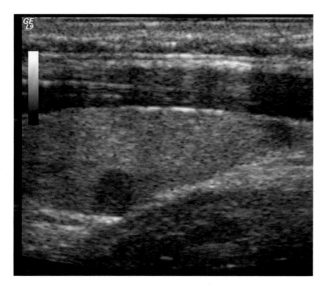

图 1-2-46 图 1-2-45 的放大图像。肿瘤在声像图中高略大于宽,边界尚清晰,紧邻甲状腺被膜

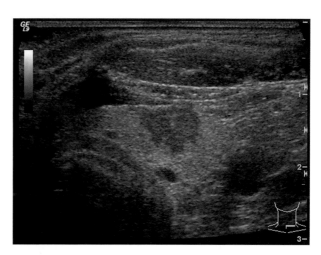

图 1-2-48 左下颈部横切面

图 1-2-47、图 1-2-48 显示肿瘤位于左叶甲状腺下极,紧邻甲状腺被膜,呈低回声结节,大小约为 0.8cm×0.7cm,边界尚清晰,外形不规整,边缘可见明显毛刺样改变。

PTC 病例 88 男性,52 岁,左叶甲状腺乳头状微小癌。

【超声影像】 见图 1-2-47~ 图 1-2-50。

【术后病理】 冷冻 + 石蜡:甲状腺乳头状微小癌,肿瘤直径 0.7cm。

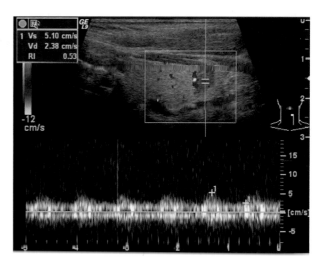

图 1-2-49 Doppler 于肿瘤内可探及较丰富血流,RI:0.52~0.60

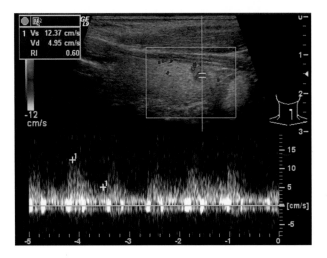

图 1-2-50　Doppler 于肿瘤内可探及较丰富血流,RI:0.52~0.60

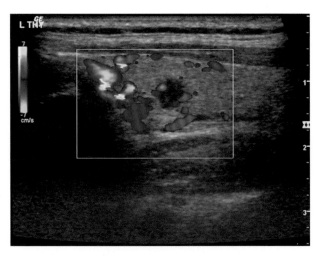

图 1-2-52　CDFI 于微小癌边缘可见血流

PTC 病例 89　女性,47 岁,左叶甲状腺乳头状微小癌合并结节性甲状腺肿及淋巴细胞性甲状腺炎。

该患者超声检查发现左叶甲状腺内可见数个低回声结节,伴细小及粗大钙化,提示左叶甲状腺多发恶性结节可能性大。术后病理证实仅中部低回声结节为甲状腺乳头状微小癌,即无钙化结节为乳头状微小癌,伴钙化结节为结节性甲状腺肿。

【超声影像】见图 1-2-51~ 图 1-2-54。

【病理学表现】

大体检查:(左)甲状腺一叶标本,表面被膜较清楚,切面有灰白色结节 3 枚,直径分别为 0.8cm、0.7cm 和 0.5cm,界限清楚,前二者似有包膜,小者质地稍硬。结间甲状腺组织红褐色,质软。(右)甲状腺标本为 4.8cm×4cm×1.5cm,包膜完整,切面红褐

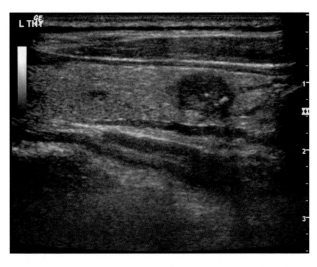

图 1-2-53　左叶下极结节,0.9cm×0.6cm,呈低回声结节,内可见细小及较粗大钙化,结节边界尚清晰

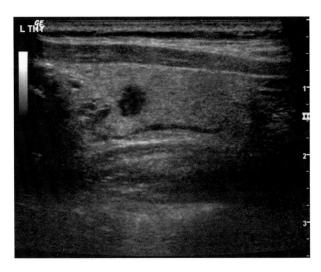

图 1-2-51　乳头状微小癌位于左叶甲状腺中部,呈低回声结节,高大于宽,约 5mm×6mm,边缘可见毛刺样改变,边界清晰

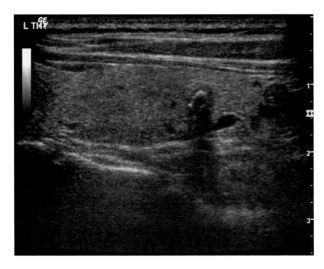

图 1-2-54　左叶另一低回声结节,最大径约 7mm,内部可见环形钙化,病理报告为纤维增生结节伴退变、钙化及玻璃样变

色,未见结节性病灶(图1-2-55)。

光镜所见:左侧标本中的两个较大结节有完整较厚的纤维组织包膜,部分伴有玻璃样变性,在纤维变区有大片呈条带状的钙化区,其内滤泡上皮扁平状,并滤泡扩张,充满粉染的类胶质物;小者(直径0.5cm)亦有不均匀的厚层纤维包膜,膜内为密集增生的甲状腺滤泡,排列较拥挤,腺泡体积较小,细胞体大为圆形,核居中,部分胞核呈毛玻璃样,核膜不规则,局部有类乳头样结构,未见砂粒性钙化(图1-2-56~图1-2-60)。周围甲状腺组织及右侧甲状腺滤泡形态正常,有灶状淋巴细胞浸润伴有淋巴滤泡形成(图1-2-61、图1-2-62)。

病理诊断:甲状腺乳头状微小癌(左叶小结节者),合并结节性甲状腺肿伴钙化及淋巴细胞性甲状腺炎。

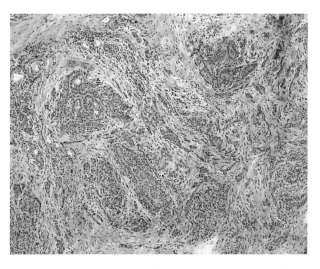

图1-2-57 图1-2-56局部。结内上皮呈腺样和条索状排列,间质纤维增生。×100,HE染色

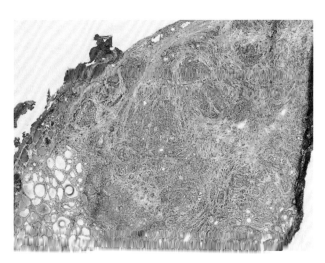

图1-2-55 在甲状腺的一个剖面可见一小的灰白色结节,界限不清(临床以挂线做标记)

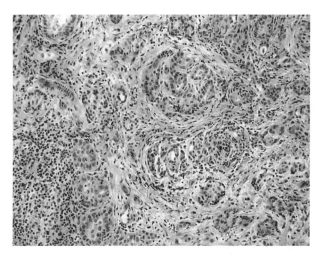

图1-2-58 腺上皮细胞排列呈多种结构,有腺泡样、条索状和小巢状。×200,HE染色

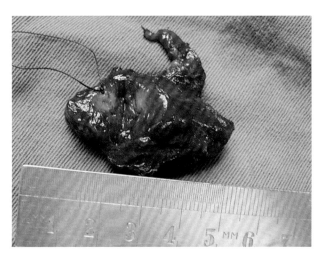

图1-2-56 左侧甲状腺小结节冷冻切片,局部有厚层纤维包膜,但不完整。结内有增生的腺上皮团,分布不规则,伴淋巴细胞浸润。×40,HE染色

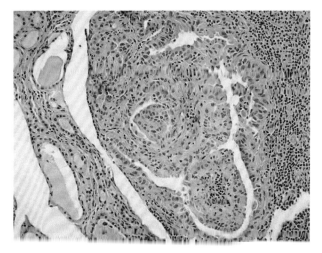

图1-2-59 左侧小结节的冷冻后切片,局部有乳头状结构形成。×200,HE染色

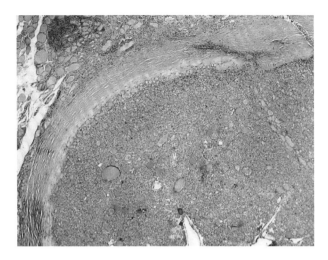

图 1-2-60 左侧较大结节切片,有厚层完整的纤维包膜,内为均匀密集的小型甲状腺滤泡。×40,HE 染色

PTC 病例 90 男性,28 岁,左叶甲状腺乳头状微小癌伴腺体弥漫性钙化。

该患者肿瘤位于左叶甲状腺,直径仅 0.6cm,但其甲状腺左叶下部、峡部及右叶内可见广泛分布的微钙化(手术仅切除了左叶甲状腺)。

【超声影像】 见图 1-2-63~ 图 1-2-68。

【病理学表现】

大体检查:(左) 甲状腺一叶标本,为 5cm×2.5cm×1cm,切开见有一个灰白色结节,直径 0.4cm,实性、质稍韧,与周围界限清;余甲状腺灰红色,质软,无硬性结节。

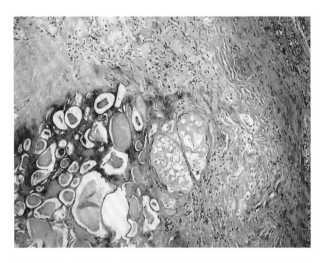

图 1-2-61 左侧另一大结节,为纤维化的结节,结内为退化变性的甲状腺滤泡

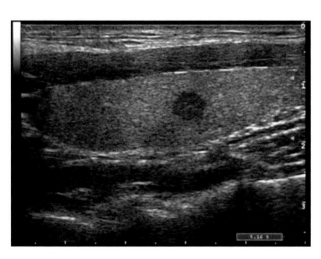

图 1-2-63 左颈部纵切面。左叶甲状腺微小癌,直径约0.6cm,呈低回声结节,外形欠规整,边界清晰,边缘可见少量毛刺样突起

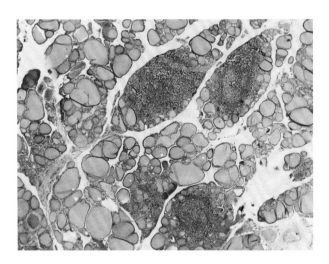

图 1-2-62 右侧甲状腺有淋巴细胞和生发中心形成。×40,HE 染色

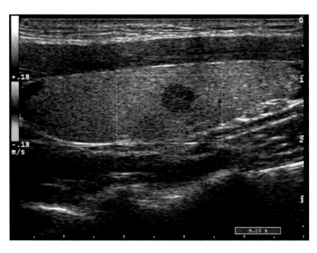

图 1-2-64 左颈部纵切面。CDFI 于肿瘤内可探及少量血流。左叶甲状腺下半实质内可见数个微钙化

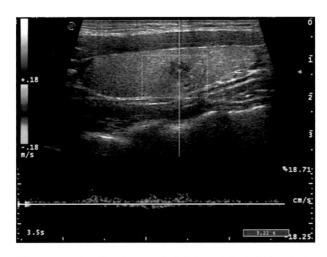

图 1-2-65　左颈部纵切面。肿瘤内部血流频谱呈低阻力型

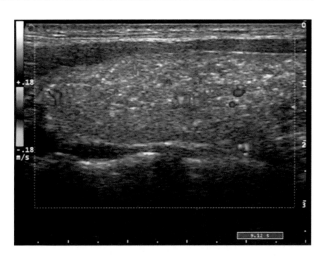

图 1-2-68　右颈部纵切面。右叶甲状腺内血流轻度增加

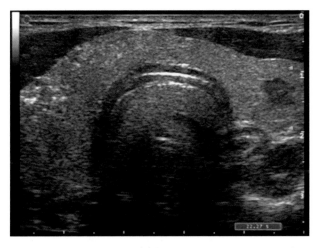

图 1-2-66　颈部横切面。左叶微小癌于横切面上外形不规整。甲状腺峡部及右叶内可见多发微钙化

光镜所见:在甲状腺组织中有结节状增生的甲状腺上皮细胞巢,有乳头状和条索状结构,核大浓染,部分呈空泡样,并侵犯邻近组织(图 1-2-69)。在其余的甲状腺组织间隙中,有散在分布的砂粒样钙化小体,周围绕以反应性的单核和多核组织细胞(图 1-2-70~ 图 1-2-75)。

病理诊断:左叶甲状腺乳头状微小癌,伴甲状腺内散在砂粒性钙化。

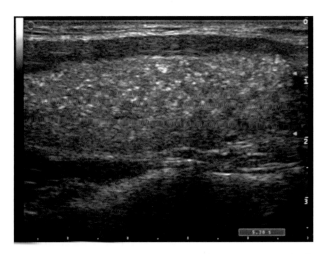

图 1-2-67　右颈部纵切面。右叶甲状腺实质回声不均质,腺体内可见弥漫性散在微钙化

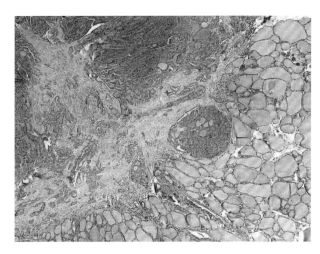

图 1-2-69　甲状腺内有增生的滤泡上皮细胞巢,并侵犯正常的甲状腺组织。×40,HE 染色

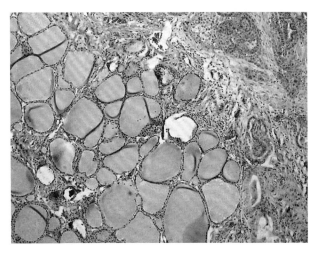

图 1-2-70　肿瘤旁甲状腺内有砂粒体(图中左下)。×100,HE 染色

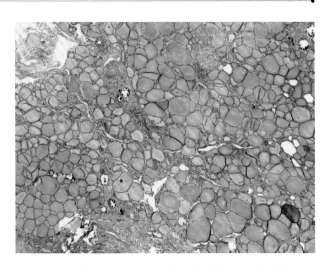

图 1-2-73　在周围正常甲状腺组织中,有弥漫散在的钙化小体。×40,HE 染色

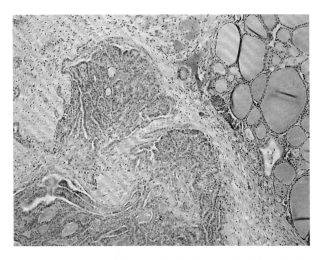

图 1-2-71　甲状腺肿瘤呈乳头状排列,并间质明显纤维组织反应。肿瘤中未见钙化小体。×100,HE 染色

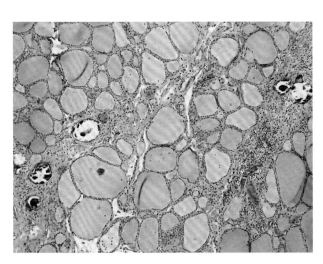

图 1-2-74　在甲状腺滤泡间有多个砂粒性钙化(因钙化体质地较硬,在切片时崩落,而显示为空壳样)。×200,HE 染色

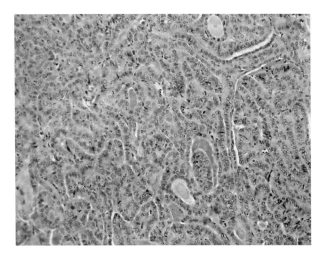

图 1-2-72　肿瘤性上皮细胞排列密集,核深染。×200,HE 染色

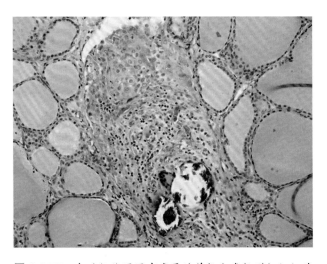

图 1-2-75　在砂粒体周围有多量的单核和多核型组织细胞反应,无乳头状癌存在。×400,HE 染色

PTC 病例 91 女,45 岁,左叶甲状腺乳头状癌伴结节性甲状腺肿及腺瘤形成。

【超声影像】 见图 1-2-76~ 图 1-2-79。

【术后病理】 冷冻 + 石蜡:(左叶)甲状腺乳头状癌,直径 0.7cm,浸润甲状腺被膜。余甲状腺呈结节性甲状腺肿伴腺瘤形成。

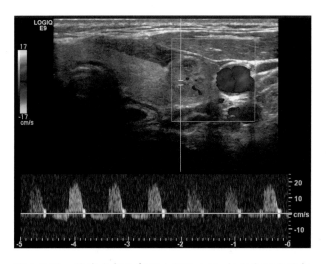

图 1-2-78 肿瘤内部为高阻力动脉血流,舒张期可见反相血流

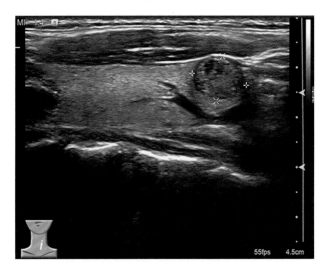

图 1-2-76 左颈部斜切面。肿瘤位于左叶甲状腺下极,呈中等偏低回声,边缘可见低回声晕,边界清晰,外形规整,肿瘤大小约为 1.2cm×0.9cm;肿瘤内可疑微钙化

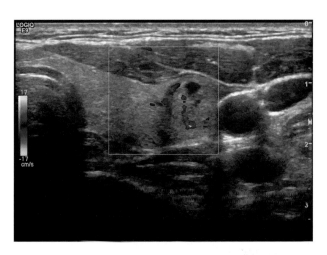

图 1-2-77 左颈部横切面。CDFI 于肿瘤内部及边缘可见较丰富血流

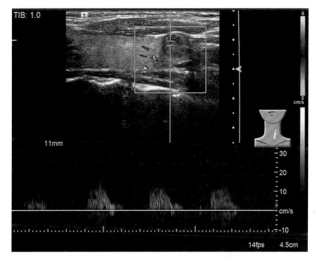

图 1-2-79 肿瘤内部为高阻力动脉血流,仅可见收缩期及舒张早期血流

三、甲状腺乳头状癌,滤泡亚型

甲状腺乳头状癌在病理上有许多亚型,有时某个肿瘤可显现多种亚型的表现,各型的预后并无明显差异。滤泡亚型是指全部或几乎完全由滤泡组成的乳头状癌。我们在此展示了 10 例滤泡型乳头状癌,其声像图表现多与前述乳头状癌相近,但两例患者的图像具有一定的特殊性(PTC 病例 95、97)。

PTC 病例 92 女性,32 岁,右叶甲状腺乳头状癌,滤泡型。

【超声影像】 癌灶呈不均质低回声(图 1-3-1~图 1-3-4)。

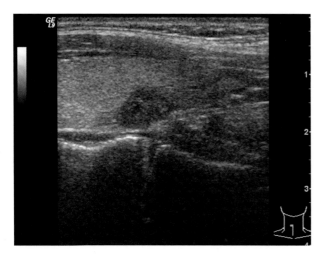

图 1-3-1　右颈部纵切面

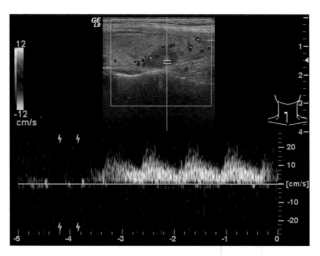

图 1-3-4　右颈部纵切面。多普勒频谱显示肿瘤内为低阻力动脉血流,RI:0.44~0.54

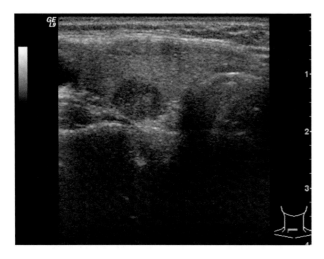

图 1-3-2　右颈部横切面

图 1-3-1、图 1-3-2 显示肿瘤位于右叶甲状腺中部近背侧面,呈低回声结节,大小约为 1.2cm×1.0cm,边界尚清晰,外形欠规整,结节后方回声无明显改变。

【病理学表现】

大体所见:部分甲状腺切除标本,大小为 5.2cm×3.0cm×1.5cm,表面一侧有薄层被膜,组织呈暗红色;切面在甲状腺一侧紧邻被膜下有一个灰白色结节,大小 1.1cm×0.9cm×0.5cm,质硬脆,边缘不整齐,无包膜(图 1-3-5)。

光镜所见:在甲状腺组织内有甲状腺滤泡上皮细胞的明显增生,呈高立方形,胞核类圆形,空泡样或为毛玻璃样,核膜增厚,部分有核内大核仁;细胞排列呈条带样和小滤泡状,密集成团,未见乳头和砂粒样钙化(图 1-3-6~ 图 1-3-11)。间质有玻璃样变性的纤维组织将病变区分割包绕。

病理诊断:甲状腺乳头状癌,滤泡型。另有淋巴结 2 枚,未见癌转移。

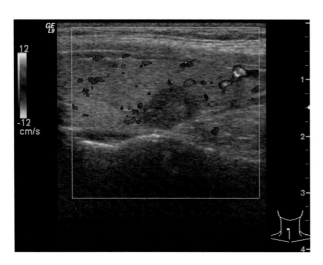

图 1-3-3　右颈部纵切面。CDFI 于肿瘤内可见少量血流

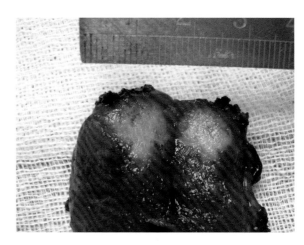

图 1-3-5　大体标本,甲状腺被膜下有一个边界不整齐的灰白色结节。实性,切面粗糙

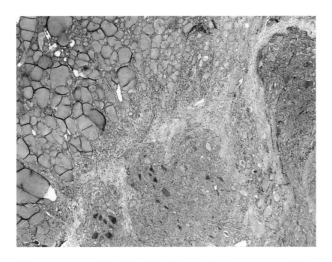

图 1-3-6 甲状腺中有癌结节浸润,无包膜。×40,HE 染色

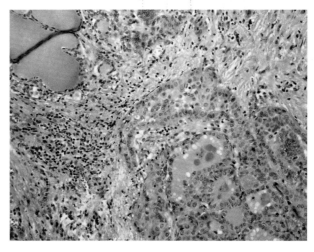

图 1-3-9 肿瘤有腺样结构,核染色深,圆形。×200,HE 染色

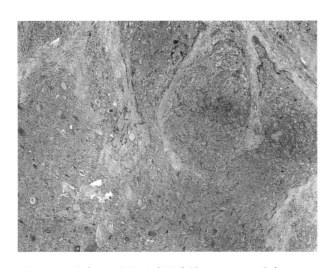

图 1-3-7 肿瘤呈融合性的多结节样。×40,HE 染色

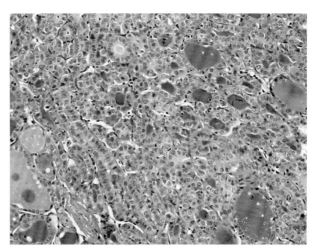

图 1-3-10 部分肿瘤呈条索状排列。×200,HE 染色

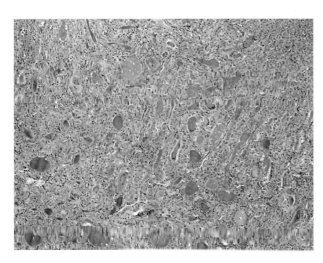

图 1-3-8 肿瘤内为甲状腺滤泡状形态,并有红染的类胶质物。×100,HE 染色

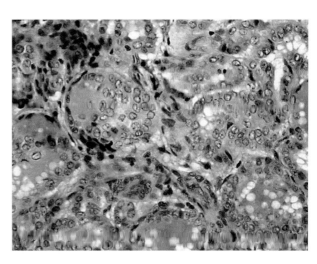

图 1-3-11 肿瘤性腺泡的细胞核空泡状,核膜较厚。×400,HE 染色

PTC 病例 93 女性,33 岁,右叶甲状腺乳头状癌,滤泡亚型。

【超声影像】 癌灶呈低回声伴微钙化,4 年间肿瘤无明显改变(图 1-3-12~ 图 1-3-16)。

【术后病理】 冷冻 + 石蜡:甲状腺腺叶切除标本:(右) 甲状腺乳头状癌滤泡亚型。肿瘤大小为 0.7cm×0.6cm×0.6cm,累及被膜及烧灼缘,峡部断端净;余甲状腺组织无著变。免疫组化染色:CK19+++,HBME-1++,Galectin-3++,RET-。

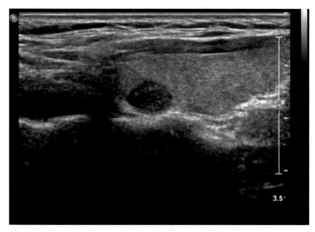

图 1-3-14 右颈部纵切面。4 年后复查图像之一,肿瘤 8.9mm×6.8mm,外形稍欠规整,前缘略有毛刺感,边界清晰;内部可疑微钙化

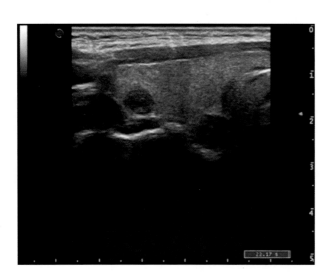

图 1-3-12 右颈部斜切面。首次超声检查图像。肿瘤呈低回声,椭圆形,直径约 7.5mm,外形规整,边界清晰,似有包膜

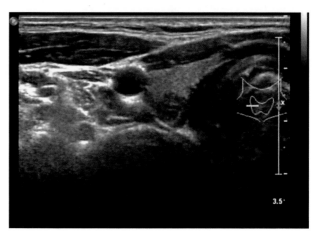

图 1-3-15 4 年后复查图像之二,肿瘤的横切面

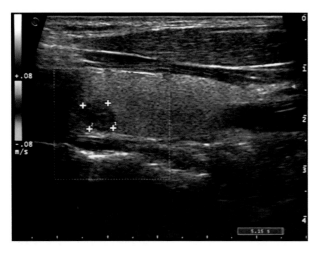

图 1-3-13 右颈部纵切面。3 个月后复查图像,肿瘤大小无改变,7.5mm×6.3mm,边缘稍有毛刺感(下缘处);CDFI 于肿瘤内未见明确血流

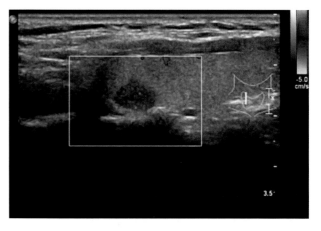

图 1-3-16 4 年后复查图像之三,肿瘤内可见微钙化,CDFI 于肿瘤内未见血流

PTC病例94　女,47岁,左叶甲状腺乳头状癌,滤泡型,右叶甲状腺滤泡性腺瘤伴变性。

【超声影像】　癌灶呈单纯低回声(图1-3-17~图1-3-20)。

【术后病理】　冷冻+石蜡:(左叶甲状腺)甲状腺组织内可见结节,结节中央可见一灰白小结节,镜下为硬化纤维组织中见甲状腺滤泡上皮增生,滤泡上皮细胞排列拥挤,呈毛玻璃样,可见核沟,局灶见不典型乳头状结构,结合免疫组化结果(IHC:CK19+++,HBME-1+++,Galectin-3++)考虑为甲状腺乳头状癌滤泡型(肿瘤直径0.9cm)。(右甲状腺)甲状腺滤泡性腺瘤,伴变性。

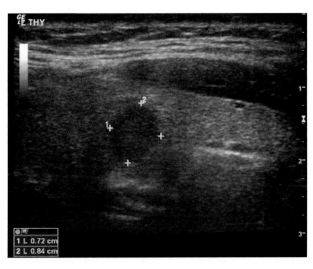

图1-3-17　左颈部纵切面

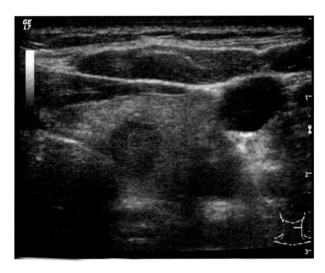

图1-3-18　左颈部横切面

图1-3-17、1-3-18显示甲状腺滤泡型乳头状癌位于左叶中部,呈均质的低回声结节,约7.2mm×8.4mm,外形欠规整,边界清晰,内部未见钙化。

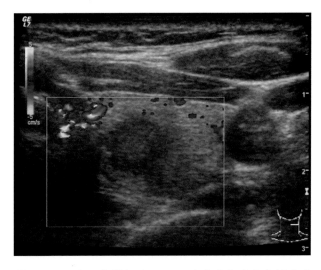

图1-3-19　左颈部横切面。CDFI于乳头状癌内未探及明确血流

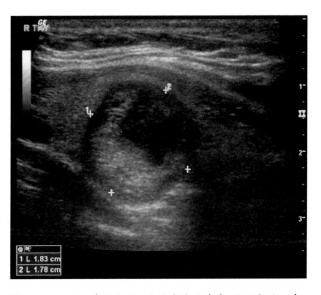

图1-3-20　右颈部纵切面。右叶滤泡性腺瘤,呈混合性回声,大小约为1.8cm×1.8cm,边缘可见低回声晕,边界清晰

PTC病例95　女,47岁,右叶甲状腺乳头状癌,滤泡亚型伴周围浸润、颈淋巴结转移。

【超声影像】　癌灶呈不均质偏低回声伴钙化(图1-3-21~图1-3-26)。

超声检查2个月后患者在我院行甲状腺癌姑息切除术。术中见甲状腺右叶肿瘤大小约3cm×2cm,质硬,与胸骨甲状肌粘连,包裹右喉返神经入喉处,并与气管右侧壁及甲状软骨下端粘连。

【病理学表现】

大体检查:右侧甲状腺切除标本,大小为4.6cm×2.8cm×2cm,切面有两个灰白色结节,分别为1.6cm×1.3cm×1.2cm和直径0.6cm,实性,质中等,

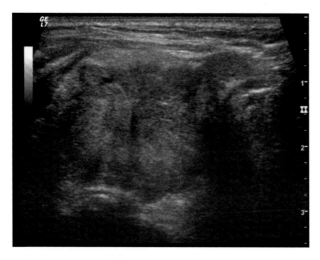

图 1-3-21　右颈部横切面。右叶甲状腺肿大,内可见肿瘤,呈不均质偏低回声,约 3.0cm×2.5cm,外形不规整,边界欠清晰,肿瘤内可见小钙化。甲状腺被膜局部破坏,肿瘤侵及气管及周围软组织

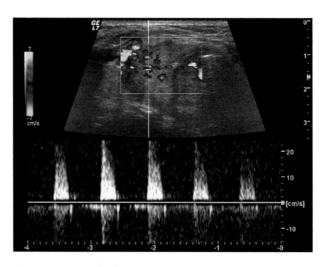

图 1-3-24　右颈部横切面

图 1-3-23、图 1-3-24 显示肿瘤内部血流丰富,频谱均为高阻力型动脉血流。

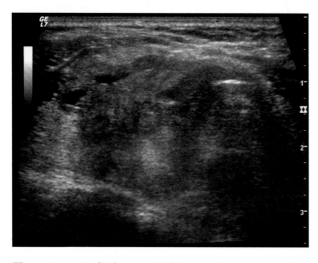

图 1-3-22　右颈部横切面。肿瘤的另一横切面,显示肿瘤对颈前肌肉及气管右侧壁的浸润

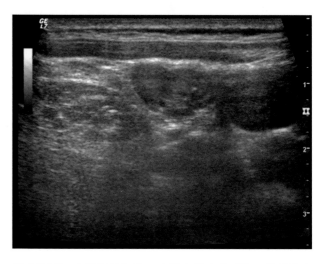

图 1-3-25　右颈部斜切面。右颈内静脉旁可见一转移淋巴结。1.6cm×0.9cm,呈低回声伴微钙化

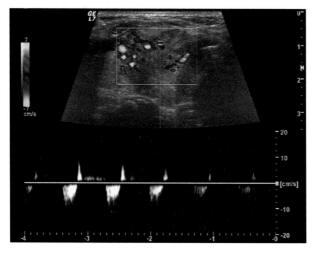

图 1-3-23　右颈部横切面

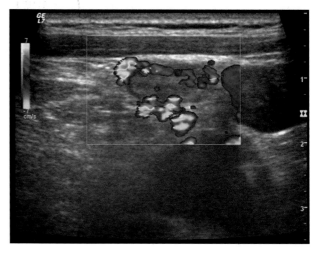

图 1-3-26　转移淋巴结内部血流丰富

大者剖面较粗糙,均无包膜,但与周围组织界限清楚。另送有淋巴结和气管右侧的纤维组织,呈灰白色,质地韧。

光镜所见:右叶手术标本中有大量肿瘤性上皮细胞,呈滤泡性排列,腺腔大小及形状不均一,部分腺腔内有类胶质物,仅有小灶的乳头状结构,细胞核广泛的空泡样变,间质有条索状的纤维组织并有胶原化和少量钙化灶(图 1-3-27~ 图 1-3-37)。肿瘤侵犯甲状腺外的脂肪和骨骼肌。

病理诊断:右叶甲状腺乳头状癌,滤泡型,并侵犯骨骼肌和脂肪。

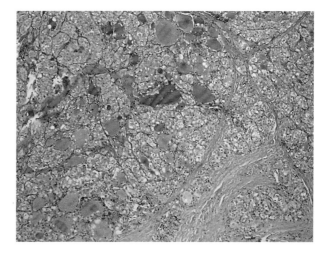

图 1-3-29　肿瘤性滤泡上皮明显增生。×100,HE 染色

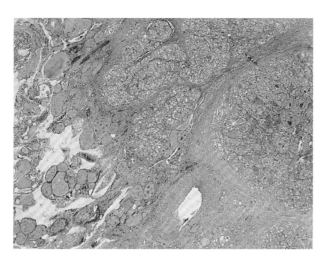

图 1-3-27　有腺泡状增生的肿瘤,侵犯甲状腺。×40,HE 染色

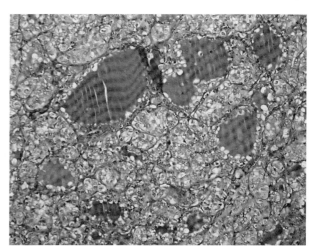

图 1-3-30　腺泡状的肿瘤,细胞核呈毛玻璃样改变。×200,HE 染色

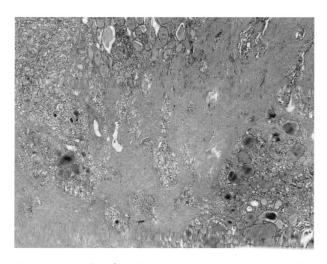

图 1-3-28　肿瘤间有大片的硬性纤维增生。×40,HE 染色

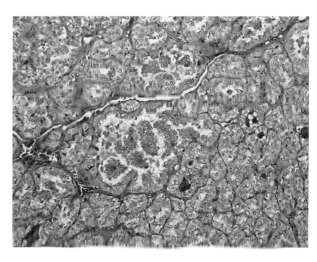

图 1-3-31　肿瘤内局部上皮呈乳头状结构。×200,HE 染色

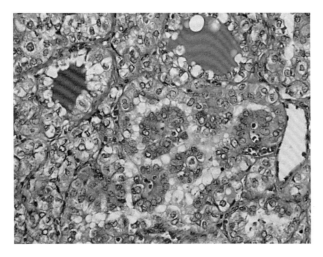

图 1-3-32　腺泡型中出现小灶的乳头状结构。×400,HE
染色

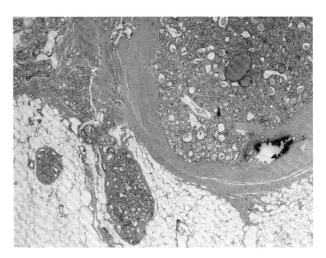

图 1-3-35　肿瘤侵入脂肪组织内,肿瘤间质有钙化。×40,
HE 染色

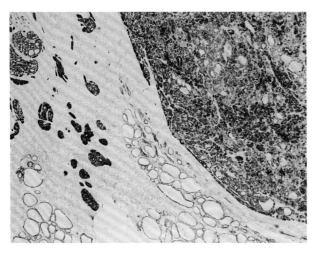

图 1-3-33　细胞角蛋白 19 染色,肿瘤区弥漫强阳性。×40,
免疫组织化学染色

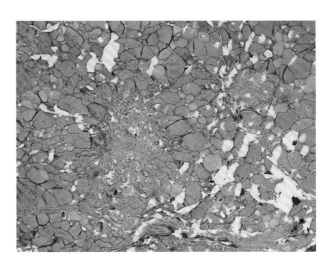

图 1-3-36　周旁甲状腺内有多灶的小癌巢。×40,HE 染色

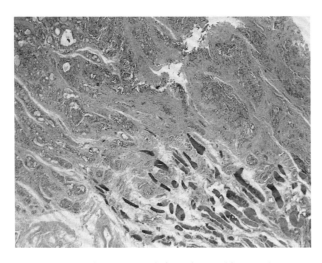

图 1-3-34　肿瘤侵犯甲状腺旁的骨骼肌(条形红染的为肌
肉)。×40,HE 染色

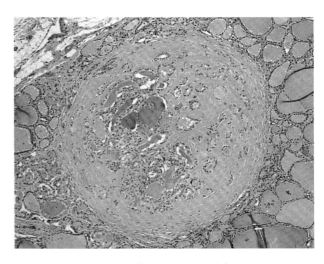

图 1-3-37　另一个小癌巢。×100,HE 染色

PTC 病例 96　女性,32 岁,左叶甲状腺乳头状癌。

【超声影像】　癌灶呈中等回声伴微钙化(图 1-3-38~ 图 1-3-40)。

【术后病理】　冷冻 + 石蜡:(左)甲状腺乳头状腺癌滤泡型,大小为 0.9cm×0.6cm×0.7cm,紧贴烧灼缘。

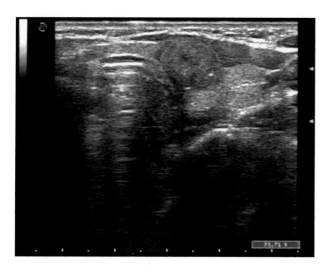

图 1-3-38　左颈部横切面。肿瘤位于左叶甲状腺近峡部,大小约为 1.4cm×1.0cm,为中等偏低回声,边界尚清晰,其内可见一微钙化

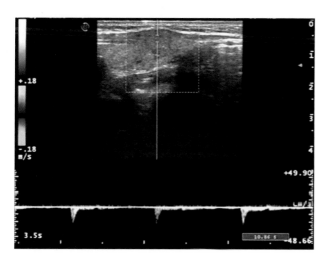

图 1-3-39　左颈部斜切面。肿瘤内部的高阻力动脉血流

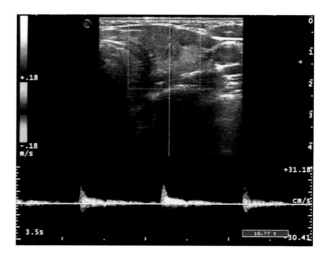

图 1-3-40　左颈部横切面。Doppler 于肿瘤内可探及少量高阻力动脉血流

PTC 病例 97　女性,70 岁,右叶甲状腺乳头状癌,滤泡亚型伴结节性甲状腺肿。

该患者声像图显示为双叶甲状腺内多发结节,右叶结节明显大于左叶,呈中等及中等偏低回声,两次超声检查均提示为结节性甲状腺肿。于第二次超声检查后 1 个月后行手术治疗,术后病理报告为甲状腺乳头状癌滤泡型。术前甲状腺核素静态显像提示为右叶甲状腺偏上极"热结节",功能自主性甲状腺腺瘤不除外。

【超声影像】　癌灶体积大,呈中等及偏低回声。

第一次超声检查图像见图 1-3-41~ 图 1-3-44。

1 年 8 个月后患者复查图像见图 1-3-45~ 图 1-3-47。

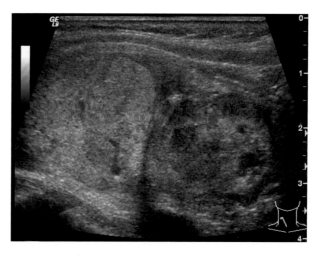

图 1-3-41　右侧颈部斜切面。肿瘤位于右叶甲状腺内,为不均质中等及偏低回声包块,包块边界尚清晰,内部未见钙化。在声像图中肿瘤显示为两个包块,上极较大者约 2.8cm×2.3cm

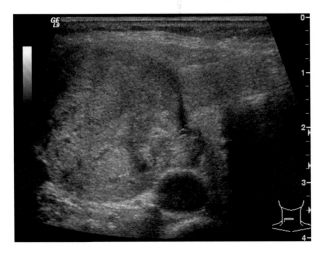

图 1-3-42　右颈部横切面。较大包块的横切面。肿瘤内侧呈不规则形

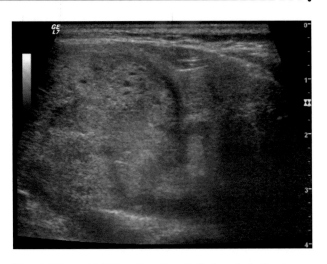

图 1-3-45　右颈部纵切面。较大包块体积增大至 3.4cm×3.0cm，边缘可见部分低回声晕，边界尚清晰。其下方包块未能显示清晰

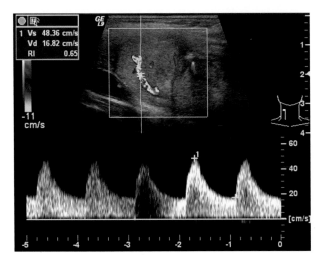

图 1-3-43　右颈部纵切面。较大包块的内部血流，RI:0.65

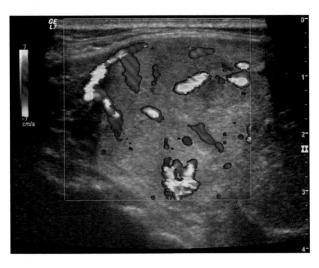

图 1-3-46　右颈部横切面。右叶甲状腺上极包块内部血流明显增加

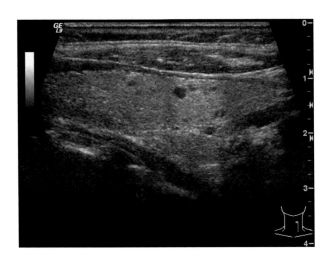

图 1-3-44　左颈部纵切面。左叶甲状腺内可见多发低回声小结节

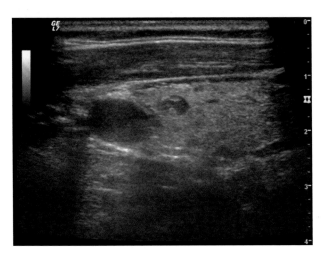

图 1-3-47　左颈部纵切面。左叶甲状腺内结节亦增大，呈多发囊性、囊实性及实性结节

【病理学表现】

大体检查:(右侧甲状腺)椭圆形结节状组织,体积为 6cm×4.5cm×3.3cm,大部分有包膜,局部可见少量甲状腺组织。切面组织内为大量大小不等的灰白色结节,其直径为 0.4~4cm,质地较硬,并有纤维分隔,与周边甲状腺分界尚清。

光镜所见:标本内大部分为甲状腺滤泡呈大小不等的多结节状增生,滤泡形态不一,胞核为毛玻璃样,排列拥挤,可见核沟,核内假包涵体及分裂象,呈实性和乳头状结构,有脉管内癌栓,局部有被膜侵犯(图 1-3-48~ 图 1-3-52)。

病理诊断:(右侧)甲状腺乳头状癌,滤泡型(肿瘤总体积为 6cm×4.5cm×3.3cm,表现为包膜内型)。

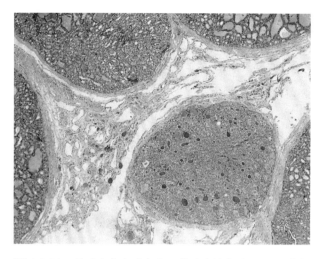

图 1-3-50　肿瘤内部也呈大小不等的多结节性,间以纤维组织分隔。×40,HE 染色

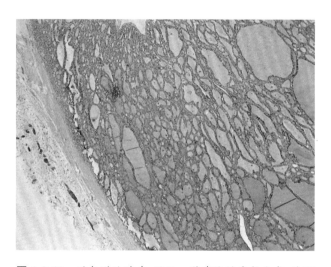

图 1-3-48　近包膜处肿瘤,显示一种膨胀性生长方式,为甲状腺滤泡样形态。×40,HE 染色

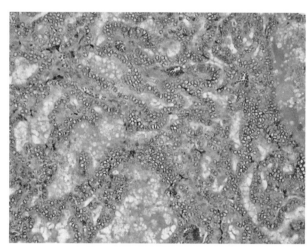

图 1-3-51　结节内肿瘤呈腺样和条索状,细胞明显的核空泡样。×200,HE 染色

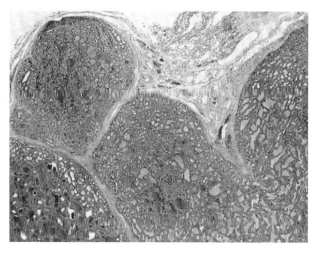

图 1-3-49　部分区域肿瘤呈多结节状,相互挤压,并外突。×40,HE 染色

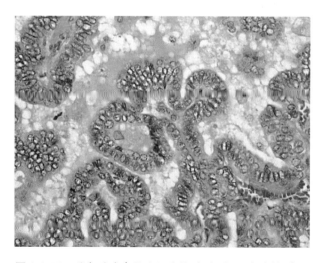

图 1-3-52　局部肿瘤有乳头状结构,核大圆形,空泡样,表现为 PTC 的典型形态。×400,HE 染色

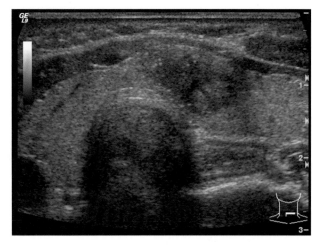

图 1-3-55　颈部横切面。于该切面肿瘤呈低回声伴散在微钙化

PTC 病例 98　女性,40 岁,左叶甲状腺乳头状癌,滤泡型。

【超声影像】　癌灶呈中等及低回声伴微钙化(图 1-3-53~ 图 1-3-58)。

【术后病理】　冷冻 + 石蜡:(左甲状腺)甲状腺被膜下见一直径 1.5cm 肿物,由滤泡组成,滤泡上皮核空泡状,可见核沟,结合免疫组化:CK19+++,Galectin-3++,HMBE-1++,符合甲状腺乳头状癌(滤泡型),浸润被膜外纤维脂肪组织。

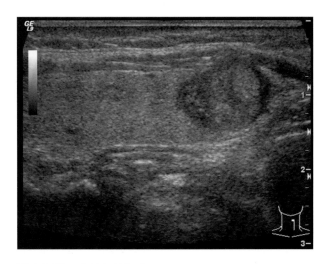

图 1-3-53　左颈部纵切面

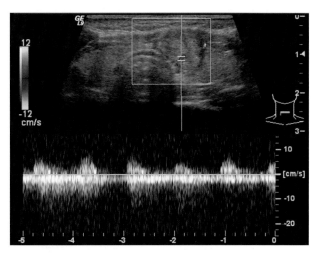

图 1-3-56　颈部横切面

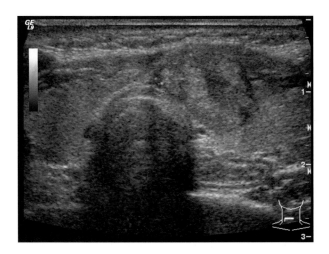

图 1-3-54　下颈部横切面

图 1-3-53、图 1-3-54 显示肿瘤位于甲状腺左叶至峡部,为不均质中等回声结节,1.5cm×1.1cm,边缘可见不规则低回声晕,边界清晰,内部可见少量微钙化。

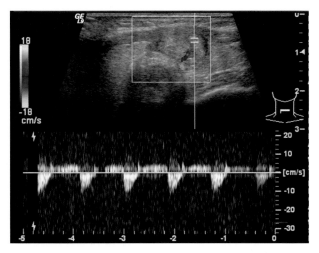

图 1-3-57　颈部横切面

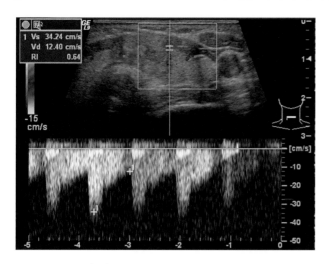

图 1-3-58　颈部横切面

图 1-3-56~ 图 1-3-58 显示肿瘤内部及边缘的血流,RI:0.64~1.00。

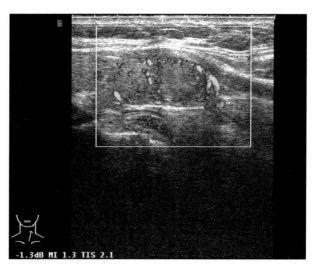

图 1-3-60　左颈部斜切面。CDE 显示肿瘤边缘血流丰富,肿瘤内部可见少量血流

　　PTC 病例 99　女性,62 岁,左叶甲状腺乳头状癌,滤泡亚型伴结节性甲状腺肿。

　　【超声影像】　癌灶呈偏低回声伴微钙化(图 1-3-59~ 图 1-3-63)。

　　【术后病理】　冷冻 + 石蜡:(左叶甲状腺)肉眼见一直径 1.5cm 灰白色结节。镜下:滤泡上皮细胞增生,核增大,排列拥挤,可见核沟,结节中央间质胶原化,其内可见活跃增生的滤泡呈乳头状。综上:滤泡型甲状腺乳头状癌。(右叶甲状腺)结节性甲状腺肿。

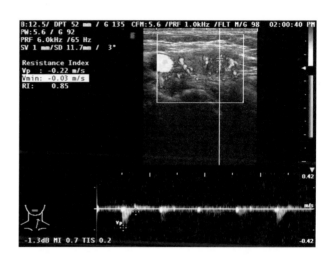

图 1-3-61　左颈部斜切面。于肿瘤内部可见高阻力动脉血流

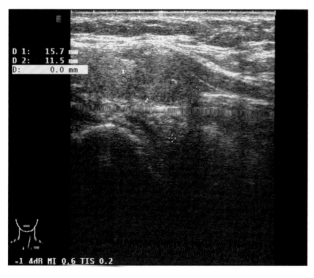

图 1-3-59　左颈部斜切面。肿瘤位于左叶甲状腺近下极,1.6cm×1.2cm,呈低回声,内可见一小钙化灶,肿瘤外形尚规整,边界欠清晰,向甲状腺前方隆起

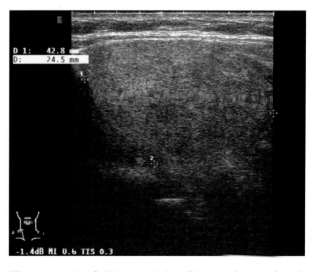

图 1-3-62　右颈部斜切面。右叶结节性甲状腺肿,图中结节为中等回声,4.3cm×2.5cm,边界尚清晰

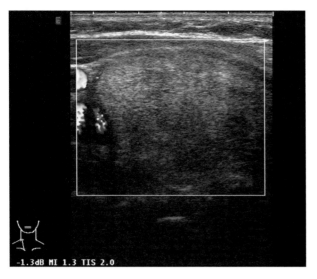

图 1-3-63　右颈部斜切面。CDFI 于右叶结节内未见明显血流

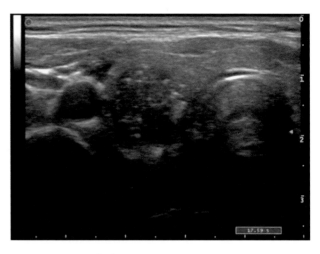

图 1-3-65　右颈部横切面

图 1-3-64、图 1-3-65 显示肿瘤位于右叶甲状腺中部,约 2.1cm×1.4cm×1.6cm 的不均质低回声结节,外形不规整,边界欠清,内可见多发微钙化。左叶甲状腺未见明确占位病变。

PTC 病例 100　女性,32 岁,右叶甲状腺乳头状癌,滤泡亚型伴颈淋巴结转移。

【超声影像】　癌灶呈不均质低回声伴多发微钙化(图 1-3-64~ 图 1-3-69)。

【术后病理】　冷冻 + 石蜡:(右叶甲状腺)滤泡性乳头状癌(肿瘤直径约 2cm)。(右颈动脉旁淋巴结)送检淋巴结一枚,可见癌转移。

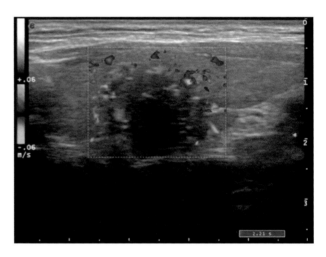

图 1-3-66　右颈部斜切面。CDFI 于肿瘤边缘可见较丰富血流

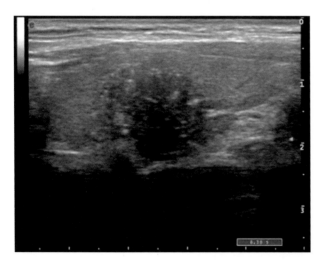

图 1-3-64　右颈部斜切面

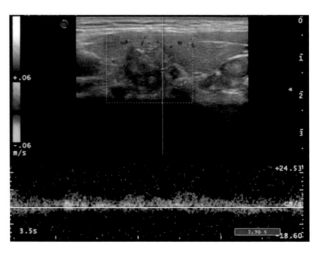

图 1-3-67　右颈部斜切面。显示肿瘤内部血流频谱,RI:0.61~0.63

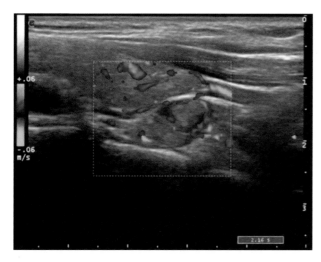

图 1-3-68　右颈部斜切面。右叶甲状腺下方转移淋巴结,呈中等回声

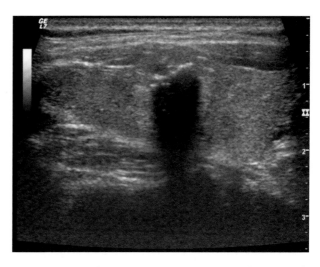

图 1-3-70　右颈部纵切面。乳头状癌位于右叶中部,呈中等回声,约 1.5cm×1.2cm,边界欠清晰,肿瘤中部可见粗大不规整钙化

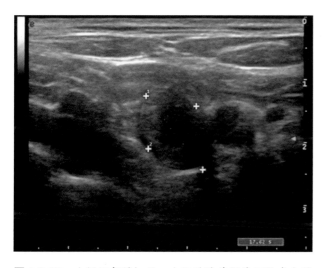

图 1-3-69　右侧颈部斜切面。右颈动脉外侧缘可见多个转移淋巴结,较大者大小约为 1.5cm×1.0cm,形态结构失常

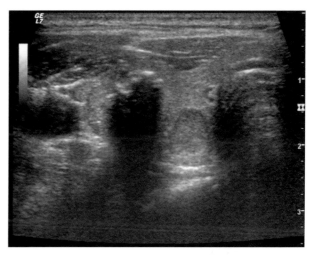

图 1-3-71　右颈部横切面。于横切面上肿瘤的实性部分与甲状腺实质回声相若,界限不清。肿瘤与气管间的偏低回声结节为腺瘤样增生

PTC 病例 101　女性,52 岁,右叶甲状腺乳头状癌、滤泡亚型伴腺瘤样增生。

【超声影像】　癌灶呈中等回声伴粗大钙化(图 1-3-70~ 图 1-3-73)。

【术后病理】　冷冻 + 石蜡:(右甲状腺)甲状腺组织内部分滤泡上皮增生,局灶少许细胞可见毛玻璃样核及核内假包涵体,个别细胞可见核沟,周围伴显著胶原化及片状钙化,肿瘤直径 1cm,并局部腺瘤样增生。免疫组化染色:CK19++,HBME-1++,Galectin-3+。综上,考虑为甲状腺乳头状癌滤泡亚型。

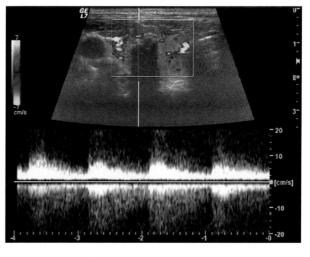

图 1-3-72　右颈部横切面

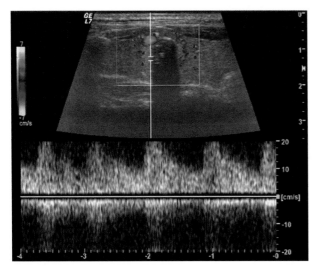

图 1-3-73　右颈部纵切面

图 1-3-72、图 1-3-73 为肿瘤内部的血流图像，RI：0.60~0.69。

四、多灶性甲状腺乳头状癌

国内文献报道，多灶性乳头状癌占甲状腺乳头状癌的比例小于 30%，国外文献报道则在 18%~87%，差异较大。在我们的病例中，有些病例超声即可发现多个癌灶，而有些病例由于癌灶微小，未能在声像图中显示。多灶性乳头状癌各病灶的声像图表现可以相同，亦可各有不同。

PTC 病例 102　女性，37 岁，双叶甲状腺乳头状癌。

【超声影像】　超声显示三个癌灶，表现各不同（图 1-4-1~ 图 1-4-7）。

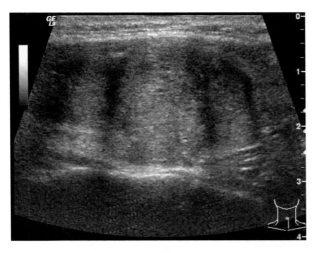

图 1-4-1　左颈部纵切面。最大癌灶位于左叶甲状腺内，约 3.9cm×2.3cm×2.5cm，呈中等偏低回声，边缘可见部分低回声晕，边界欠清晰

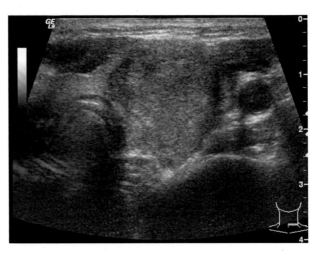

图 1-4-2　左颈部横切面。左叶癌灶的短轴切面

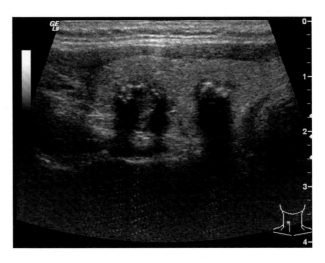

图 1-4-3　右颈部纵切面。右叶甲状腺内双癌灶，均呈低回声伴钙化——微钙化及粗大钙化，大小分别为 1.2cm×1.0cm 及直径 0.8cm

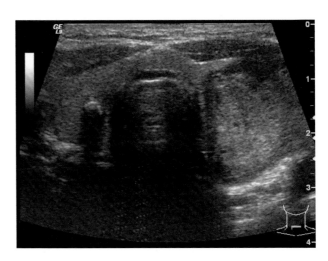

图 1-4-4　颈部横切面。显示双叶甲状腺乳头状癌

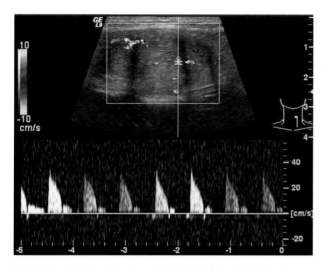

图 1-4-5 左颈部纵切面。左叶癌灶的高阻力动脉血流

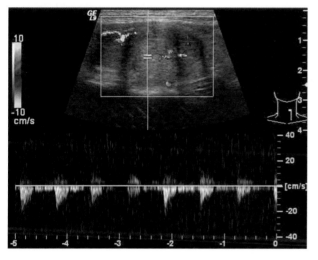

图 1-4-6 左颈部纵切面。左叶癌灶的另一血流频谱,RI: 0.72

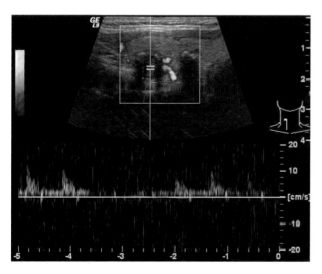

图 1-4-7 右颈部纵切面。右叶上方癌灶的内部血流,RI: 0.74

【术后病理】 冷冻+石蜡:(双叶)甲状腺乳头状癌,左叶肿瘤大小为 3cm×2.1cm×1.9cm,累及被膜免疫组化染色:CK19+++,HBME-1++,Galectin-3++;右叶 3 灶,大小分别为 1.1cm、0.8cm 及 0.08cm,大者累及烧灼缘。

PTC 病例 103 女性,48 岁,双叶甲状腺多灶性乳头状癌伴颈淋巴结转移。

【超声影像】 4 个癌灶:3 个单纯低回声及 1 个低回声伴微钙化(图 1-4-8~ 图 1-4-12)。

【病理学表现】

大体检查:左叶甲状腺标本,为 3cm×1.8cm×0.6cm,切面有一个直径 0.9cm 的灰白色结节,不规则,边缘毛刺状,实性,触摸有砂粒感(图 1-4-13、图

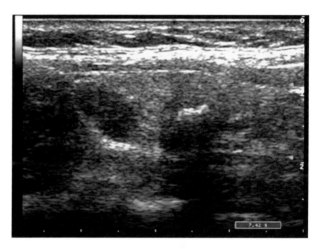

图 1-4-8 左颈部纵切面。于该切面左叶内可见两个癌灶,近上极者呈单纯低回声,中部者为低回声伴簇状聚集的微钙化

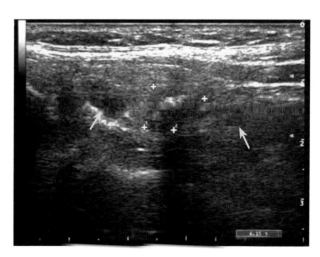

图 1-4-9 左颈部纵切面。同时显示三个癌灶,中部者大小约 1.1cm×0.8cm,伴簇状微钙化;箭头指示左叶内另外两个低回声癌灶

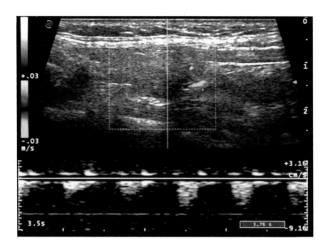

图1-4-10 左颈部纵切面。Doppler于左叶中部癌灶内可探及高阻力动脉血流,RI:0.86~1.00

1-4-14)。其周边有三个小的灰白色结节,性状同大者。右叶甲状腺标本,3cm×1.5cm×0.5cm,切开见一灰白色结节,直径约0.7cm,质硬,界不清,无包膜(图1-4-15)。其周边有数个小的灰白色灶。

光镜所见:在左侧甲状腺内(上述大者)有纤维瘢痕样硬化区,其内有小灶或(和)大巢状的甲状腺滤泡和乳头状的增生,穿插和浸润性生长,并有散在砂粒性钙化。右侧甲状腺病变同左侧,两叶大癌灶周边都有多处较小的肿瘤性浸润结节(图1-4-16~图1-4-21)。甲状腺被膜旁淋巴结内有肿瘤转移。

病理诊断:双侧甲状腺乳头状癌并多个癌灶浸润,淋巴结癌转移1/1个。

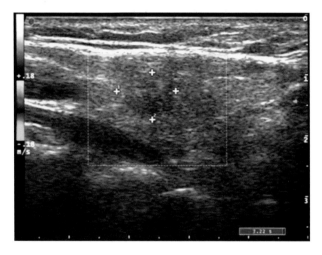

图1-4-11 右颈部纵切面。右叶甲状腺近上极乳头状癌,呈低回声,大小约1.0cm×0.8cm,边界不清晰,未见钙化,Doppler于其内可探及极少量血流

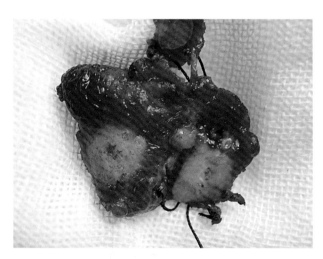

图1-4-13 大体标本之一,在左侧甲状腺内有一个不规则形结节,边界不齐无包膜,毛刺样,实性,灰白间淡黄色。在大结节旁可见一个小的类圆形结节

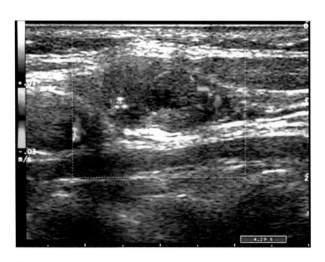

图1-4-12 左侧颈部斜切面。图中显示两个左侧颈部转移淋巴结。彩色取样框内淋巴结1.9cm×1.0cm,中心可见囊性区,并可见数个微钙化;CDFI显示淋巴结内血流丰富

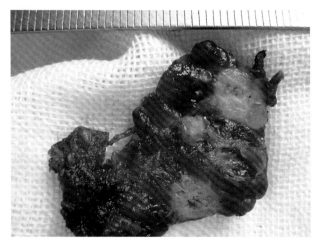

图1-4-14 大体标本之二,(左侧)瘤结节不规则,毛刺样,质地硬脆。在大结节的剖面间还有一个灰白色小结节,性状近似于大结节

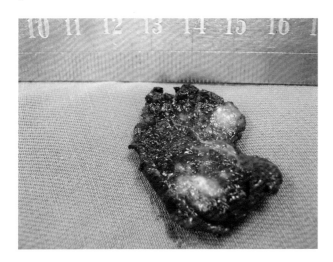

图 1-4-15　大体标本之三,右侧甲状腺内灰白色肿瘤,周边有小的浸润灶

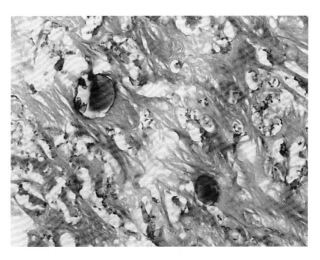

图 1-4-18　图 1-4-17 放大后的砂粒体和硬性胶原。其间的肿瘤性腺泡呈小巢状。×200,HE 染色

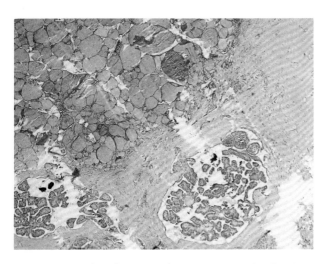

图 1-4-16　肿瘤结节不规则,有灶性乳头状肿瘤,并大片纤维化。×40,HE 染色

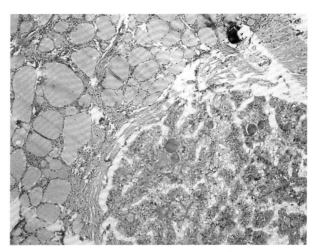

图 1-4-19　乳头状肿瘤在甲状腺内增生浸润。×100,HE 染色

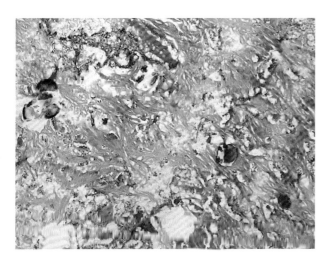

图 1-4-17　大片硬化性胶原使组织变得硬脆,致切片呈条带样的厚薄不均(色泽有深浅变化),有砂粒性小体。×100,HE 染色

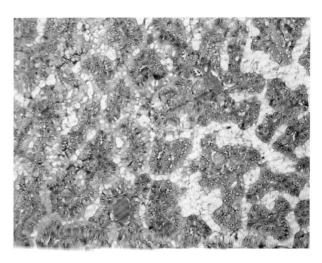

图 1-4-20　图 1-4-19 放大后可见乳头状肿瘤细胞核呈空泡样变。×200,HE 染色

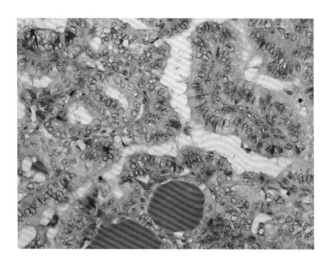

图1-4-21　空泡样的肿瘤细胞核。×400,HE 染色

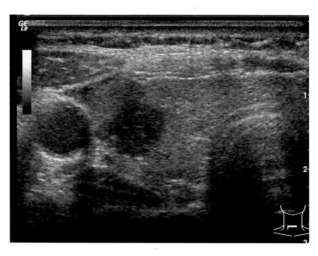

图1-4-23　右颈部横切面。显示右叶中部最大癌结节的横切面

PTC 病例104　女性,47 岁,双叶甲状腺滤泡型乳头状癌。

【超声影像】　三灶、不同表现(图1-4-22～图1-4-24)。

该患者最大的癌结节呈单纯低回声,同侧的另一个癌结节表现为低回声伴多发微钙化,第三个癌结节则表现为低回声伴声衰减;Doppler 于癌灶内可探及少量血流,RI:0.55～0.61。

【术后病理】　冷冻＋石蜡:(左)甲状腺乳头状癌,滤泡型(直径0.4cm)。(右)甲状腺滤泡型乳头状癌(直径0.9cm)伴有卫星灶(直径0.5cm)。甲状腺有桥本病表现。

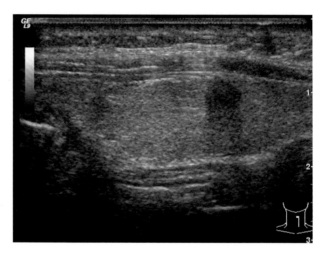

图1-4-24　左颈部纵切面。显示左叶肿瘤,6.5mm×4.3mm,呈低回声伴声衰减

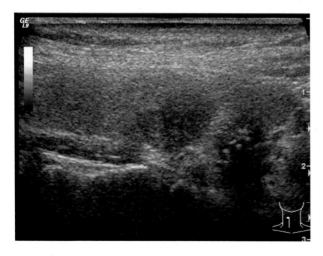

图1-4-22　右颈部纵切面。显示最大癌结节位于右叶中部,呈低回声,大小约为1.3cm×0.8cm,边界欠清晰,边缘可见毛刺样改变;近右叶下极的癌结节为低回声伴多数微钙化

PTC 病例105　女性,38 岁,多灶性甲状腺乳头状癌伴颈淋巴结转移、结节性甲状腺肿。

【超声影像】　三灶:低回声伴微钙化、单纯低回声及囊实性(图1-4-25～图1-4-33)。

淋巴结转移声像图见 PTC 病例129。

【病理学表现】

大体检查:送检甲状腺左右叶和峡部标本,其内有3个灰白色结节,直径分别为1.5cm、0.8cm 和0.4cm,质硬脆,大者紧邻甲状腺包膜。另有淋巴结多枚,直径从2cm 至0.3cm 不等,切面见有灰白色肿瘤,部分有囊性改变。

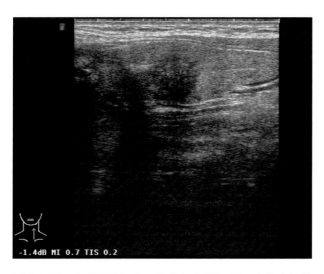

图 1-4-25 左颈部纵切面。显示左叶癌灶,低回声伴少量微钙化,边缘不规整,呈毛刺样改变,部分边界不清晰

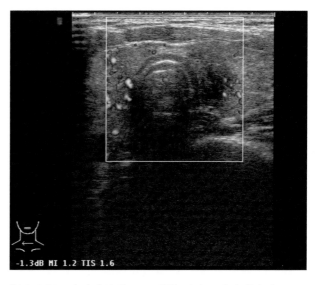

图 1-4-28 左叶癌灶的 CDE 图像,内部可见少量血流

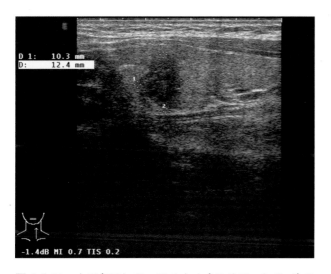

图 1-4-26 左颈部纵切面。显示左叶癌灶的另一切面,外形不规整,10.3mm×12.4mm,在该切面中肿瘤明显高大于宽

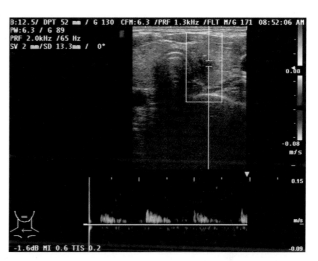

图 1-4-29 颈部横切面

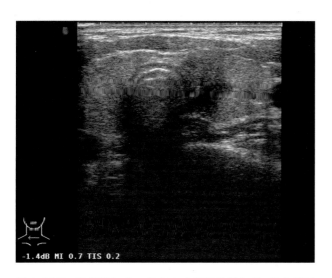

图 1-4-27 颈部横切面。显示左叶癌灶的横切面,其内侧紧邻气管,外形不规整,在图像中肿瘤高大于宽

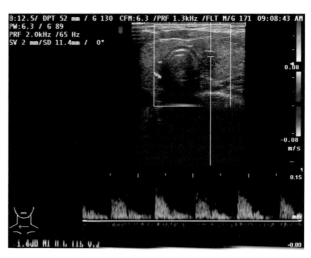

图 1-4-30 颈部横切面

图 1-4-29、图 1-4-30 均为颈部横切面。于左叶肿瘤内部可见高阻力动脉血流,RI:1.00。

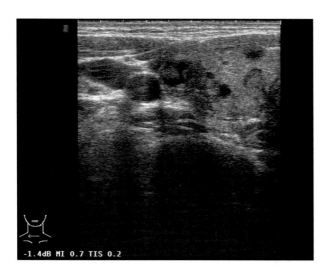

图 1-4-31　右颈部横切面。显示右叶甲状腺内两个癌灶：右颈总动脉旁的囊实性结节及甲状腺前缘被膜下低回声结节，直径分别为 1.0cm 及 0.4cm。在实时图像中，囊实性结节内可见散在微钙化。其他为结节性甲状腺肿

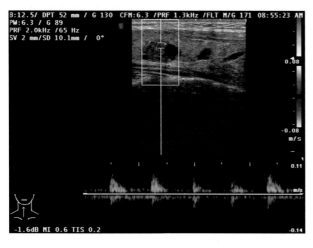

图 1-4-32　右颈部纵切面

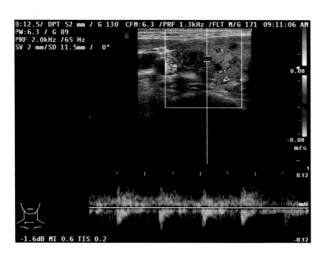

图 1-4-33　右颈部横切面

图 1-4-32、图 1-4-33 Doppler 于右叶囊实性乳头状癌的实性区内可探及丰富高阻力动脉血流。

光镜所见：甲状腺组织内有多个肿瘤病灶。显示为滤泡状及乳头状结构，细胞圆形并为广泛的胞核空泡化和毛玻璃样改变，病灶中心区有大量的变性硬化的胶原纤维及灶性钙化和腺泡内的砂粒样钙化（图 1-4-34~ 图 1-4-37）。甲状腺内有灶性淋巴细胞浸润并淋巴滤泡形成（图 1-4-38）。多个淋巴结内有乳头状肿瘤浸润并有囊性变和砂粒体形成（图 1-4-39、图 1-4-40）。（右颈淋巴结）胸锁乳突肌旁：5/6 个，右甲状腺后方：2/2 个，喉返神经旁 1/1 个，锁骨上：1/1 个，颌下：0/3 个可见癌转移。

病理诊断：甲状腺多灶性乳头状癌，伴颈淋巴结转移，并有囊性变及钙化，周边甲状腺有淋巴细胞性甲状腺炎。

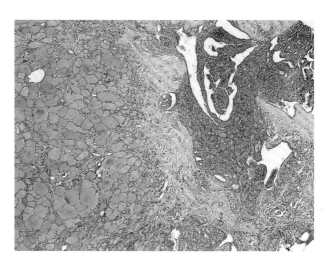

图 1-4-34　甲状腺肿瘤穿插性生长。×40,HE 染色

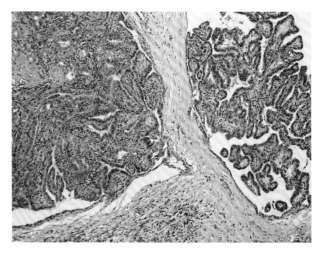

图 1-4-35　多结节状的肿瘤。×100,HE 染色

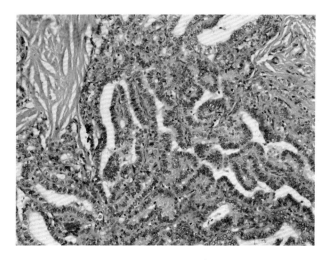

图 1-4-36 乳头状肿瘤,核浓染,间质有硬化的胶原。×200,HE 染色

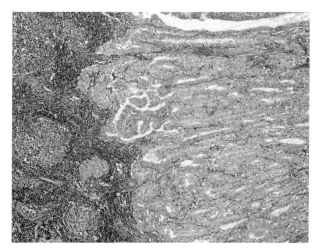

图 1-4-39 淋巴结内有乳头状癌浸润。×200,HE 染色

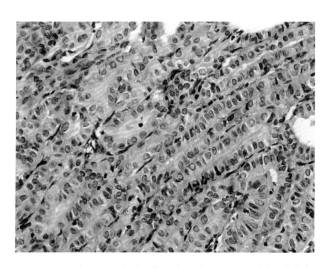

图 1-4-37 肿瘤细胞核大,有核内假包涵体及核沟(图中部)。×400,HE 染色

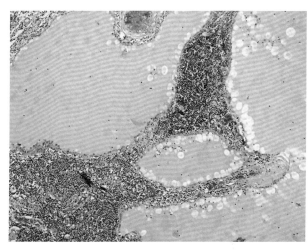

图 1-4-40 淋巴结内癌组织呈囊状扩张。×100,HE 染色

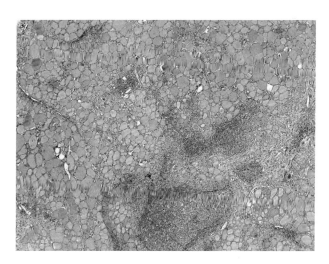

图 1-4-38 甲状腺组织中有淋巴细胞浸润,并滤泡形成。×40,HE 染色

PTC 病例 106 女性,50 岁,双叶甲状腺乳头状癌(三灶)。

【超声影像】

该患者双叶甲状腺同时罹患乳头状癌,但在声像图上的表现稍有不同,右叶双灶均呈低回声伴微钙化,较大癌结节为多发微钙化;而左叶癌结节呈中等偏低回声,结节内未见明确钙化(图 1-4-41~图 1-4-47)。

【术后病理】 冷冻 + 石蜡:甲状腺全切标本:双叶甲状腺乳头状癌,左侧直径 1.1cm,右侧为两处,直径分别为 1.7cm 及 0.8cm,右侧肿瘤累及被膜。

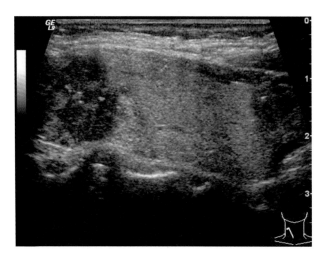

图 1-4-41　右颈部斜切面。显示右叶甲状腺上、下极分别可见一低回声癌结节,上极者 1.5cm×1.7cm,回声不均伴多发微钙化;下极者 0.8cm×0.8cm,可见一个微钙化

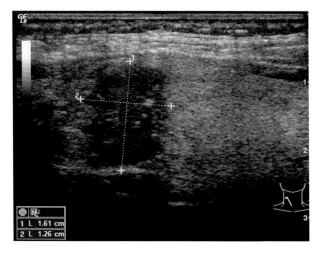

图 1-4-42　右颈部斜切面。显示右叶上极肿瘤于该切面为 1.3cm×1.6cm,高大于宽,外形明显不规整,边缘可见数个伪足样突起

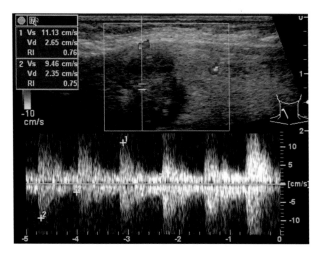

图 1-4-43　右颈部斜切面

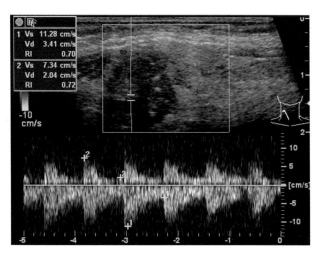

图 1-4-44　右颈部斜切面

图 1-4-43、图 1-4-44 显示右叶上极乳头状癌的内部血流,RI:0.70~0.76。

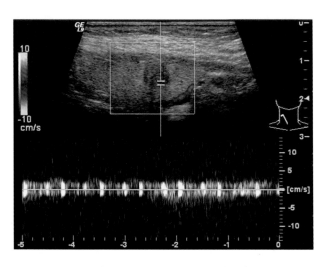

图 1-4-45　右颈部斜切面。右叶下极肿瘤内部为少量低阻力动脉血流

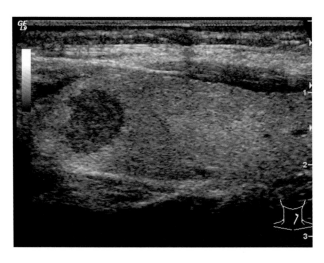

图 1-4-46　左颈部斜切面。显示左叶上极肿瘤呈中等偏低回声结节,0.9cm×1.1cm,外形不规整,边缘可见伪足样突起

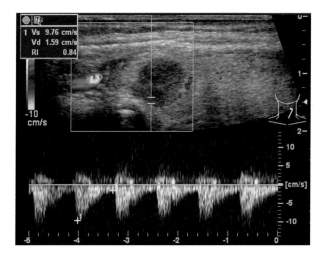

图 1-4-47　左颈部斜切面。左叶肿瘤内部可见少量高阻力动脉血流,RI:0.84

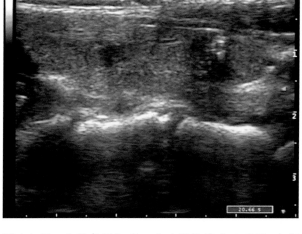

图 1-4-49　左颈部纵切面。左叶甲状腺内双癌灶,中部者为低回声,直径约 0.4cm;近下极者呈低回声伴微钙化,0.9cm×0.7cm

PTC 病例 107　女性,32 岁,多灶性甲状腺乳头状癌伴颈淋巴结转移。

该患者超声检查发现 3 个病灶,2 个癌灶为单纯低回声,1 个为低回声伴微钙化(图 1-4-48~ 图 1-4-50)。术后病理检查则为 5 个癌灶,肿瘤直径为 0.2~0.9cm。

【超声影像】　见图 1-4-48~ 图 1-4-50。

该患者淋巴结转移的声像图见 PTC 病例 127。

【病理学表现】

大体所见:右叶和峡部甲状腺组织,总体积为 3.5cm×2.5cm×1.5cm,表面部分有被膜,切面右叶有三个,峡部有一灰白色小结节,直径分别为 0.3cm、0.2cm、0.2cm 和 0.6cm,实性质硬,边界不规

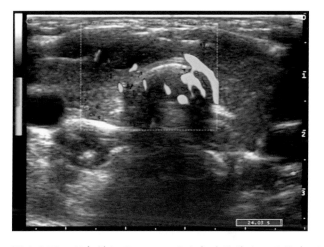

图 1-4-50　颈部横切面。CDFI 于峡部癌结节内可见较丰富血流

则(图 1-4-51,为其中一个癌灶)。左叶标本,大小为 2.8cm×2.2cm×1.2cm,内有一个直径为 0.6cm 灰白色结节,与周围界清,无包膜,质硬。

光镜检查:在甲状腺组织中上述所有结节均表现为甲状腺上皮细胞的乳头状增生,细胞大圆形,核有空泡样变,伴有间质的纤维增生和胶原性硬化,其中右侧结节间有砂粒性钙化,左侧为片状钙化灶(图 1-4-52~ 图 1-4-57)。于全甲状腺组织内有淋巴细胞浸润,并淋巴滤泡形成(图 1-4-58)。右甲状腺旁淋巴结内有乳头状肿瘤。

病理诊断:甲状腺多发性乳头状癌,淋巴结癌转移 2/2 枚;并淋巴细胞性甲状腺炎。

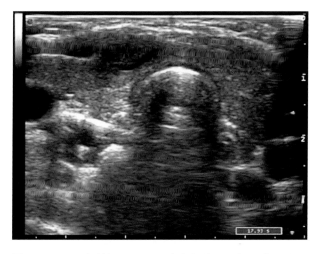

图 1-4-48　颈部横切面。甲状腺峡部偏右侧低回声乳头状癌灶,1.3cm×0.8cm,边界欠清晰

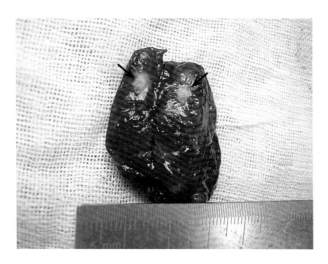

图 1-4-51　大体标本：左叶甲状腺组织，切开后在被膜下 0.3cm 可见一个灰白色结节，实性，与甲状腺有分界，但界线不清，质感较硬

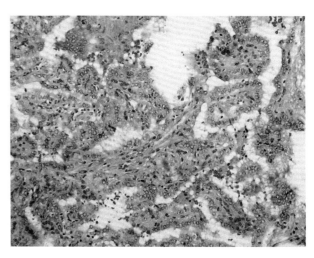

图 1-4-54　肿瘤有乳头状结构，核呈空泡状。×200，HE 染色

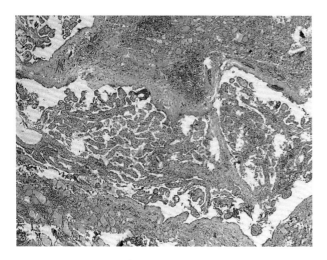

图 1-4-52　甲状腺内有边界不规则形的乳头状肿瘤浸润。×40，HE 染色

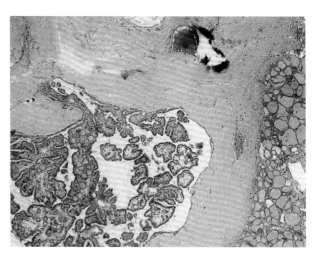

图 1-4-55　肿瘤间质大片胶原性硬化，并有小片钙化。×40，HE 染色

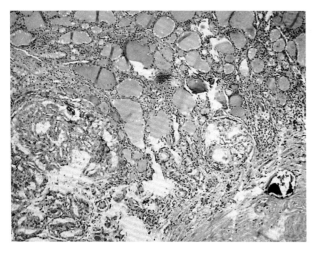

图 1-4-53　肿瘤内有砂粒体形成。×100，HE 染色

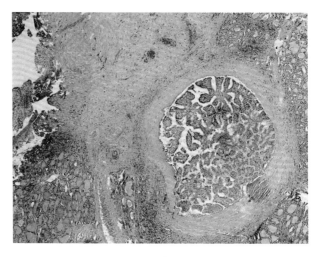

图 1-4-56　甲状腺内有多个乳头状癌灶。×40，HE 染色

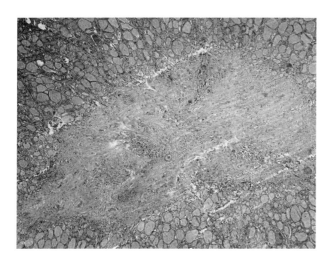

图 1-4-57 多个小癌灶。×40,HE 染色

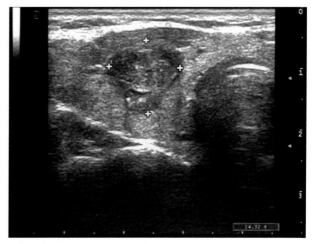

图 1-4-59 右颈部横切面。右叶甲状腺中部可见一中等偏低回声结节,直径约为 1.2cm,边界尚清晰,形态欠规则,内部可见少量微钙化,肿瘤前缘部分被膜不连续

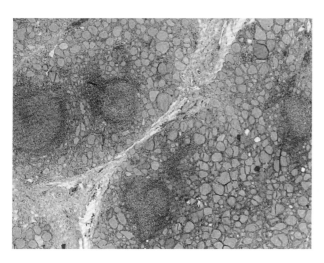

图 1-4-58 正常甲状腺内有淋巴细胞聚集并生发中心形成。×40,HE 染色

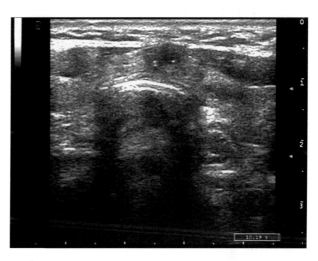

图 1-4-60 下颈部横切面。位于甲状腺峡部的癌灶直径约0.7cm,呈低回声结节,边界不清晰,其内可见数个微钙化

PTC 病例 108 女性,56 岁,甲状腺多灶性乳头状癌。

【超声影像】 三灶:2 个低回声伴微钙化及 1个单纯低回声(图 1-4-59~ 图 1-4-61)。

【术后病理】 冷冻 + 石蜡:(双侧)甲状腺:多灶性甲状腺乳头状癌,最大直径 1.2cm,肿瘤侵透被膜达周围软组织。

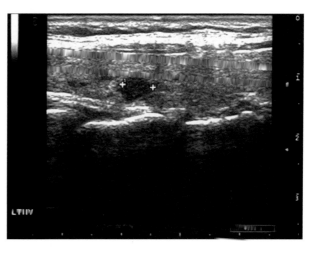

图 1-4-61 左颈部纵切面。甲状腺左叶另见一癌灶,低回声,直径约 0.5cm,边界尚清晰,外形不规则

PTC 病例 109　女性,45 岁,双叶多灶性甲状腺乳头状癌合并结节性甲状腺肿。

【超声影像】　四灶:低回声伴微钙化及单纯低回声(图 1-4-62~ 图 1-4-65)。

【术后病理】　冷冻 + 石蜡:(左甲状腺)甲状腺乳头状癌两灶,直径分别为 0.5cm 和 0.4cm,伴结节性甲状腺肿。(右甲状腺)甲状腺乳头状癌两灶,直径分别为 0.8cm 和 0.4cm,周围甲状腺组织呈结节性甲状腺肿改变。

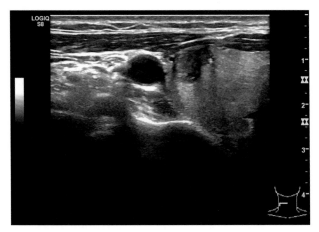

图 1-4-64　右颈部横切面。显示右叶甲状腺近上极的乳头状癌结节内可见两个微钙化

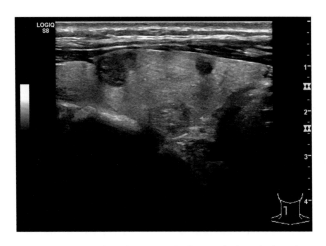

图 1-4-62　右颈部纵切面。于右叶甲状腺前方被膜下的两个低回声结节为乳头状癌;紧邻甲状腺后方被膜的结节为结节性甲状腺肿

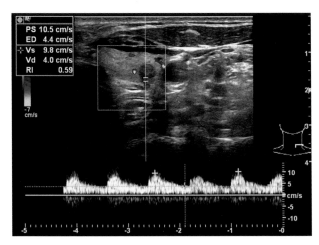

图 1-4-65　左颈部横切面。左叶乳头状癌内部的血流。各癌灶内均可探及血流,RI:0.58~0.67

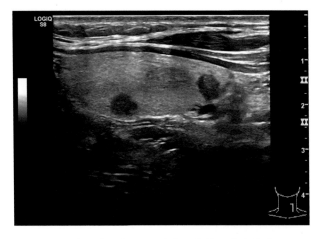

图 1-4-63　左颈部纵切面。图中两个低回声结节为乳头状癌,两者之间的偏低回声结节为结节性甲状腺肿

PTC 病例 110　女性,46 岁,右叶多灶性甲状腺乳头状癌。

【超声影像】　一叶三灶、相同的影像表现(图 1-4-66~ 图 1-4-70)。

该患者于手术时,术者用缝线标记了右叶的三个肿瘤结节,术中冷冻及术后病理回报,3 处缝线标记处均为甲状腺乳头状癌。

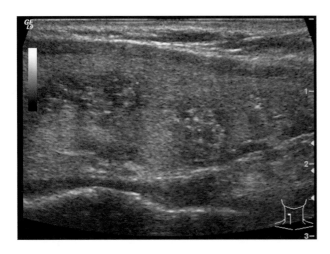

图 1-4-66　右颈部纵切面。基波图像,显示右叶甲状腺内 3 个乳头状癌灶,均为低回声结节伴多发微钙化,肿瘤边界不清晰,外形不规整

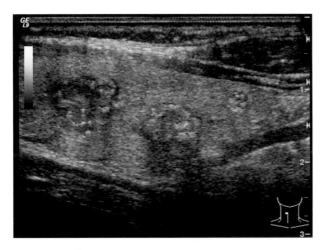

图 1-4-67　右颈部纵切面,组织谐波图像。右叶肿瘤的部分微钙化后方可见短小的"彗星尾征"

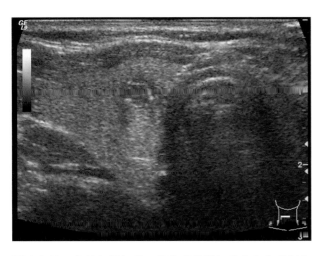

图 1-4-68　右颈部横切面。于肿瘤的横切面上部分微钙化呈环状分布

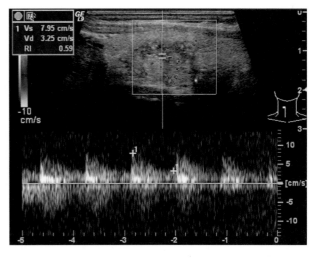

图 1-4-69　右颈部纵切面

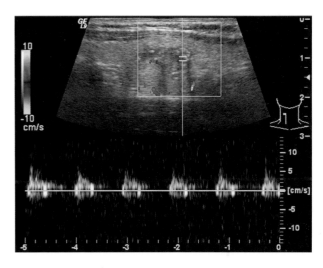

图 1-4-70　右颈部纵切面

图 1-4-69、图 1-4-70 显示右叶最大癌灶的内部血流图像,其血流较丰富,RI:0.57~1.00。

PTC 病例 111　女性,46 岁,甲状腺多发乳头状癌。

【超声影像】　共六个癌灶:低回声、部分伴钙化(图 1-4-71~图 1-4-74)。

【术后病理】　冷冻 + 石蜡:左叶及峡部甲状腺切除标本:甲状腺乳头状癌,共 4 处(左叶 0.9cm×0.8cm×0.5cm 及直径 0.5cm,峡部直径约 0.3cm 及 0.5cm),伴纤维组织增生、硬化,左叶肿瘤有钙化及砂粒体,部分距甲状腺切缘甚近(0.1cm),峡部断端处甲状腺有多灶滤泡上皮细胞增生,周边甲状腺内有淋巴峡部浸润。(右叶)甲状腺乳头状癌,共两处,大小分别为 1.9cm×21.4cm×1.4cm 及直径 0.6cm,有小灶钙化及砂粒体。余甲状腺呈淋巴细胞性炎伴

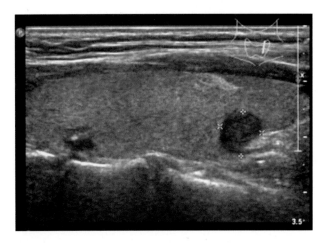

图 1-4-71　左颈部纵切面。左叶双灶:近上极者直径 0.5cm,近下极者 0.7cm×0.8cm

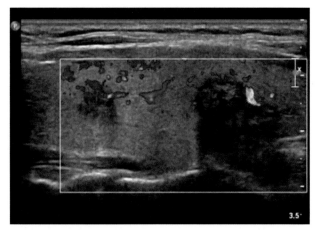

图 1-4-74　右颈部纵切面。右叶癌灶内可见少量血流。下方癌结节明显突出于甲状腺外

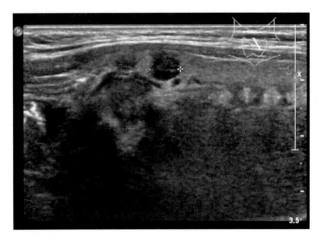

图 1-4-72　颈部正中斜切面。甲状腺峡部双灶:直径 0.4cm 及 0.6cm

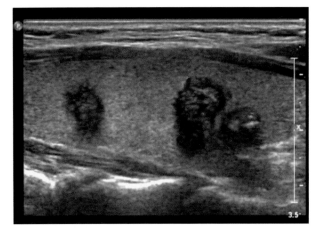

图 1-4-73　右颈部纵切面。右叶甲状腺内双灶:上方者 0.7cm×1.0cm,下方者 2.5cm×1.5cm,下方者伴有钙化

局灶腺瘤样增生。(气管前)淋巴结 2 枚,均呈反应性增生,未见癌转移。

五、特殊类型的甲状腺乳头状癌——弥漫硬化型甲状腺乳头状癌

弥漫硬化型甲状腺乳头状癌(diffuse sclerosing variant of papillary thyroid carcinoma,DSV)在声像学及病理表现中均有其特殊性。它是甲状腺乳头状癌中少见的类型,约占全部甲状腺乳头状癌的 0.3%~13%,较常见于青少年。因其具有比一般乳头状癌更强的侵袭性,约 70%~90% 的患者就诊时已发生颈部淋巴结转移,远隔部位转移的发生亦较多见,为预后较差的甲状腺乳头状癌。

因弥漫硬化型甲状腺乳头状癌表现的特殊性,常被误诊为亚急性甲状腺炎或慢性甲状腺炎。其主要的形态特征表现为:肿瘤可累及一叶甚至整个甲状腺,肿瘤内可见大量砂粒体。患者常可伴发桥本甲状腺炎。我们的 3 个病例均为少年儿童患者,前 2 例伴桥本病;3 例均同时有颈淋巴结转移。

PTC 病例 112　男性,14 岁,左叶甲状腺乳头状癌合并桥本甲状腺炎。

【超声影像】　见图 1-5-1~ 图 1-5-4。

【病理学表现】

1. 针吸细胞学检查

(1) 桥本病(淋巴细胞型)。

(2) 左侧可见大量砂粒体样结构,并可见核内假包涵体,细胞增生明显,排列紊乱。

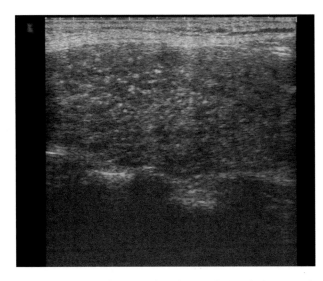

图 1-5-1　左颈部纵切面。在桥本甲状腺炎的背景上可见弥漫性分布的微钙化

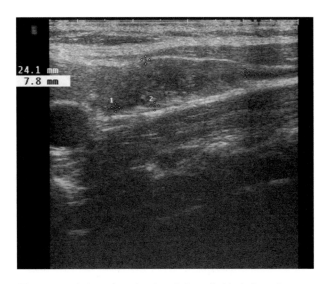

图 1-5-3　左侧颈部纵切面。左侧颈部转移淋巴结之一，2.4cm×0.8cm，呈不均质低回声，淋巴结内可疑微钙化

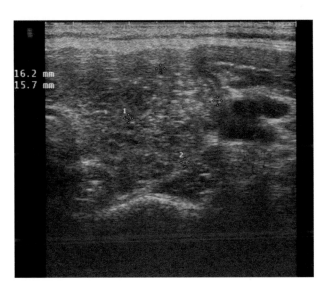

图 1-5-2　左颈部横切面

图 1-5-1、1-5-2 显示左叶甲状腺中上方外 2/3 部分腺体内可见弥漫性分布的微钙化强回声，累及范围约 2.2cm×2.1cm，边界不清，隐约有占位感，Doppler 显示甲状腺内血流无明显变化。

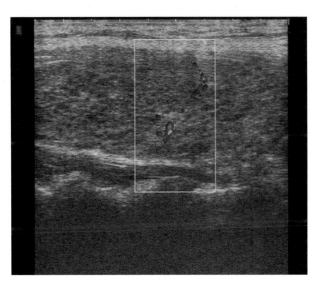

图 1-5-4　右颈部纵切面。右叶甲状腺呈桥本病表现：实质回声减低伴弥漫性微结节样改变

2. 术后病理　大体检查：左右叶甲状腺标本，大小为左侧 7cm×5cm×2cm，右侧 5cm×3cm×2cm，切面实性、质地中等。左叶甲状腺内有弥漫分布的微小灰白色结节，直径 0.2~0.5cm，并有砂粒感，未见明确的硬性大结节。

光镜所见：双侧甲状腺组织内有大量淋巴滤泡形成，生发中心扩大，挤压和占据了大部分甲状腺组织，并有细胞的嗜酸性变性（图 1-5-5）。在左侧甲状腺内有多处微小灶的甲状腺滤泡上皮细胞增生，核大，空亮浅染，呈实体性结节，弥漫浸润整个甲状腺左叶，伴广泛鳞状化生，并有多量砂粒样微钙化灶，部分钙化灶亦存在于正常的甲状腺滤泡间（图 1-5-6~图 1-5-10）。

病理诊断：双侧桥本甲状腺炎伴左侧多结节微灶性甲状腺乳头状癌，并大量微钙化。淋巴结癌转移 9/9 个。

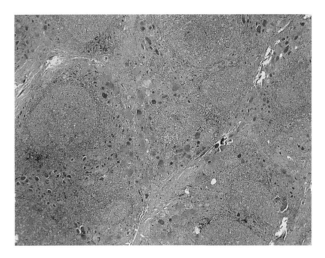

图 1-5-5 甲状腺组织内大片淋巴组织增生,淋巴滤泡形成。×40,HE 染色

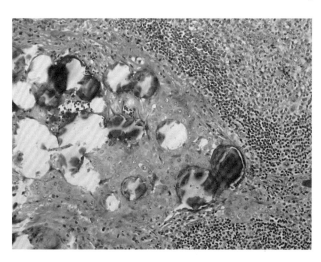

图 1-5-8 上皮性肿瘤巢中大量层状砂粒样钙化。×200,HE 染色

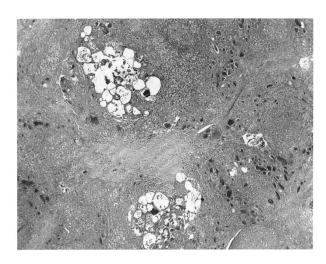

图 1-5-6 在甲状腺组织内有多灶性的上皮性肿瘤,伴大量钙化灶。×100,HE 染色

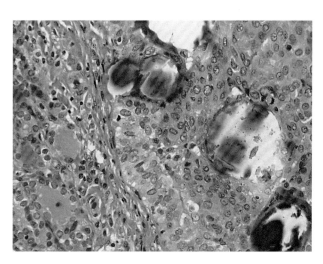

图 1-5-9 上皮性肿瘤呈梁状排列,核质淡染。×400,HE 染色

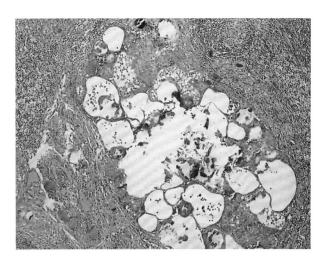

图 1-5-7 钙化体质地硬脆,在制片中崩落,而留下了微囊样的空腔。×100,HE 染色

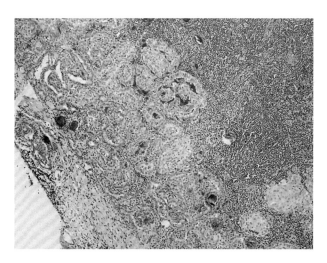

图 1-5-10 淋巴结内有乳头状癌转移,并有砂粒体。×100,HE 染色

PTC 病例 113　女性,13 岁,左叶甲状腺乳头状癌伴颈淋巴结转移。

【超声影像】　见图 1-5-11~ 图 1-5-22。

【病理学表现】

大体检查:双侧甲状腺标本,左为 4cm×4.2cm×1.2cm,右为 5.5cm×2.1cm×2.5cm,表面部分有被膜,切面双侧均呈灰褐间灰白色,左侧甲状腺质地稍硬,有一个较为局限的结节,为 1.8cm×1.5cm×1cm,灰白色,质硬,界限不清。另有颈侧淋巴结多枚,直径 0.3~1.2cm,切面褐色。

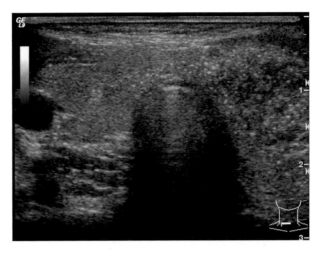

图 1-5-13　下颈部横切面。左叶肿瘤内可见弥漫性微钙化,边界不清晰;甲状腺峡部甚至右叶实质内均可见微钙化

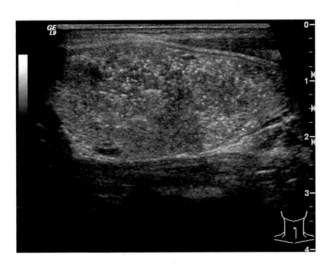

图 1-5-11　左颈部纵切面。肿瘤位于左叶甲状腺,为不均质中等及低回声,大小约为 4.6cm×3.5cm×2.1cm,占据左叶甲状腺绝大部分,边界不清晰,内部可见弥漫性散在微钙化强回声

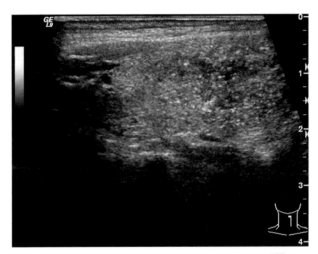

图 1-5-14　左颈部纵切面。显示左叶甲状腺上极可见少量正常甲状腺组织,乳头状癌上缘边界模糊不清

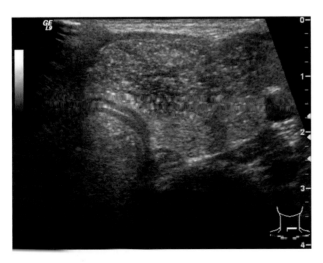

图 1-5-12　左颈部横切面。甲状腺乳头状癌自左叶延伸至峡部,边界不清晰

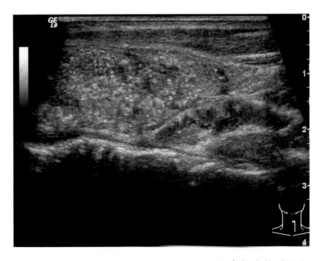

图 1-5-15　左颈部纵切面。显示左叶甲状腺乳头状癌的下缘,几乎达左叶下极,边界不清。于左叶下方背侧面可见转移淋巴结,其内亦可见多发微钙化

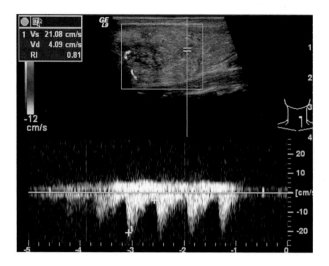

图 1-5-16　左颈部纵切面

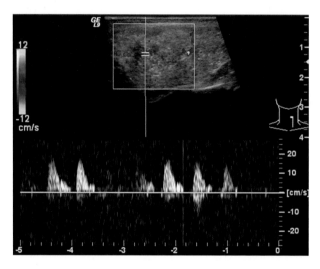

图 1-5-17　左颈部纵切面

图 1-5-16、图 1-5-17 左叶甲状腺肿瘤内可见较丰富血流,RI:
0.81~1.00。

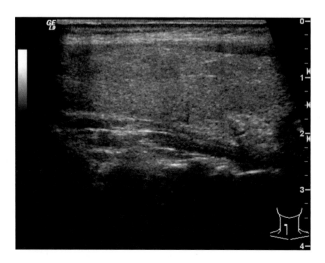

图 1-5-18　右颈部纵切面。右叶甲状腺实质略显回声不均
质,未见典型桥本病表现

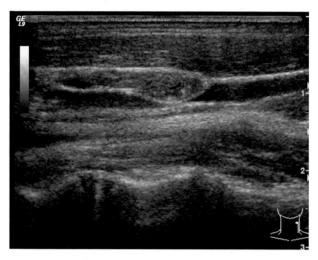

图 1-5-19　左侧颈部纵切面。左颈内静脉旁转移淋巴结,约
1.7cm×0.5cm,呈低回声,内部可见少量微钙化

图 1-5-20~ 图 1-5-22 为 2 年半后患者左颈淋巴
结转移图像,再次行手术治疗

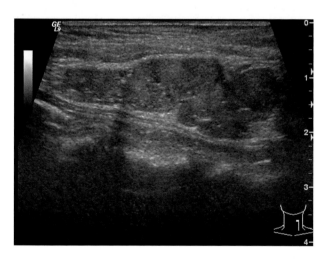

图 1-5-20　左下颈部转移淋巴结,呈中等偏低回声,边界不清,
部分呈融合状,淋巴结内可见少量微钙化,并可见数个小囊性区

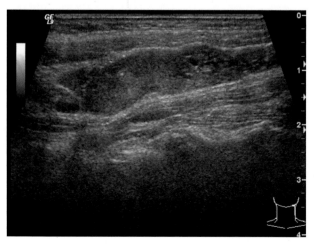

图 1-5-21　左侧颈部纵切面。左上颈部转移淋巴结

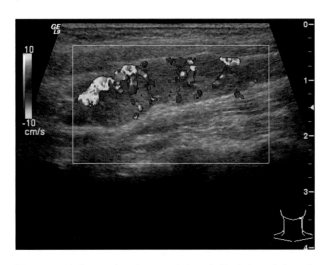

图 1-5-22　左侧颈部纵切面。左上颈部转移淋巴结内血流丰富

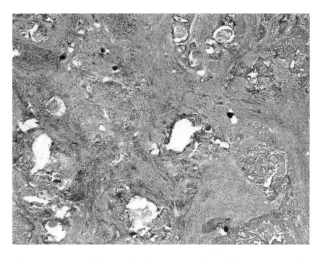

图 1-5-24　纤维增生和散在砂粒体及大片的钙化(硬性的钙化灶在切片时被崩碎,留下空白处,俗称崩片)。×40,HE 染色

光镜所见:左侧甲状腺结节由高度增生的滤泡上皮组成,细胞密集,排列拥挤,有毛玻璃样核,伴有多灶的鳞状细胞化生,间质内有钙化和硬化性的胶原纤维(图 1-5-23~ 图 1-5-26)。周围甲状腺内亦有肿瘤弥漫性浸润,并伴有间质大量淋巴细胞浸润和聚集,淋巴滤泡形成(图 1-5-27~ 图 1-5-33)。左侧甲状腺滤泡上皮扁平状,无增生,间质有大量淋巴细胞浸润和聚集。淋巴结内有乳头状肿瘤转移(图 1-5-34、图 1-5-35)。

病理诊断:左侧甲状腺乳头状癌并钙化、鳞化及甲状腺内弥漫性浸润,颈淋巴结转移。双侧桥本甲状腺炎。

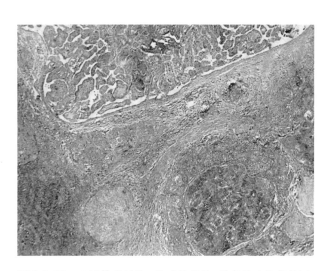

图 1-5-25　石蜡普通制片。肿瘤结节状,并有乳头状结构(上方)。×40,HE 染色

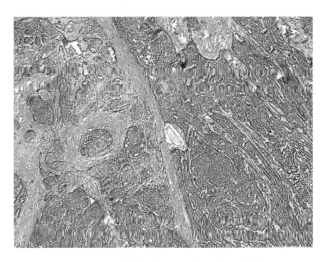

图 1-5-23　左侧甲状腺冷冻切片。灰白色结节内为增生的滤泡上皮,团巢状及片状,间质有纤维反应。×40,HE 染色

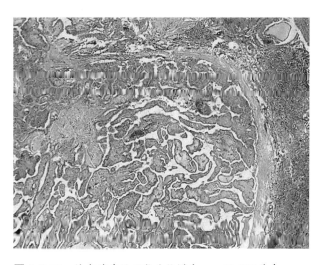

图 1-5-26　结内肿瘤显示乳头状增生。×40,HE 染色

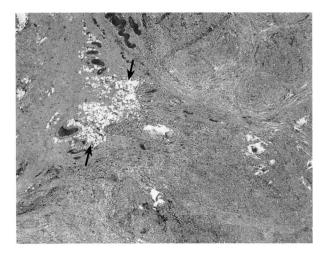

图 1-5-27 结外肿瘤浸润到甲状腺组织边,已累及邻近的脂肪组织(箭头所指为脂肪)。×40,HE 染色

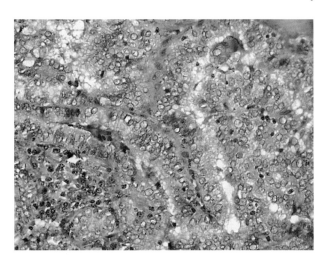

图 1-5-30 肿瘤细胞毛玻璃样核。×400,HE 染色

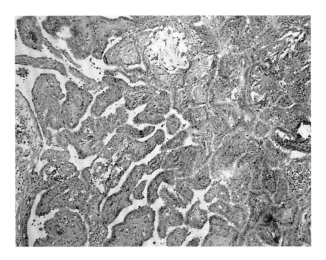

图 1-5-28 肿瘤的乳头状结构。×100,HE 染色

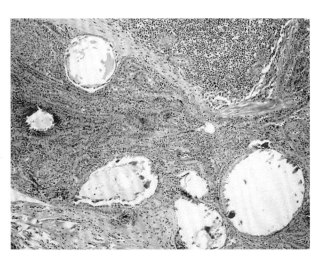

图 1-5-31 肿瘤间有多个钙化,并有崩片现象。×100,HE 染色

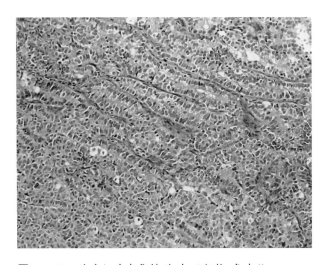

图 1-5-29 肿瘤细胞密集排列,相互拥挤,条索状。×200,HE 染色

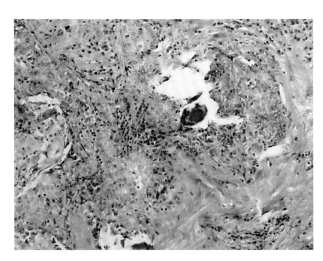

图 1-5-32 亦可见小的砂粒体。×100,HE 染色

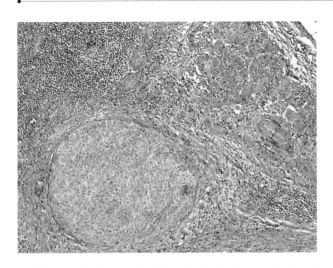

图 1-5-33　肿瘤中有多灶的鳞状细胞化生巢。×100,HE 染色

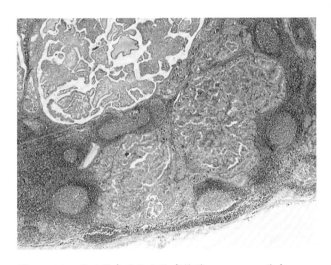

图 1-5-34　淋巴结中的乳头状癌转移。×40,HE 染色

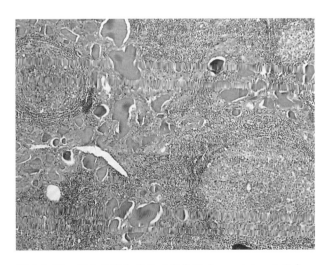

图 1-5-35　甲状腺间大量淋巴滤泡形成。×100,HE 染色

PTC 病例 114　女性,9 岁,右叶甲状腺乳头状癌。

【超声影像】　见图 1-5-36~ 图 1-5-39。

【病理学表现】

1. 甲状腺穿刺病理　穿刺标本为小块条形组织,可见甲状腺上皮细胞乳头状肿瘤性增生,并有硬化性间质反应(图 1-5-40)。符合 TPC。

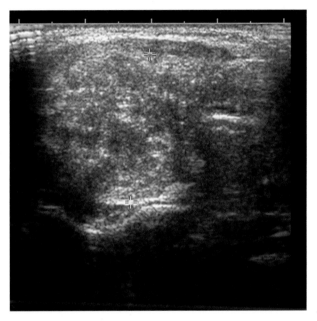

图 1-5-36　右颈部横切面

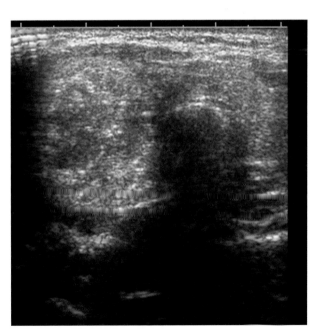

图 1-5-37　右颈部横切面

图 1-5-36、图 1-5-37 显示肿瘤位于右叶甲状腺内,呈不均质中等偏低回声包块,大小约为 3.2cm×2.2cm,边界模糊不清,肿瘤内弥漫分布多数微钙化。

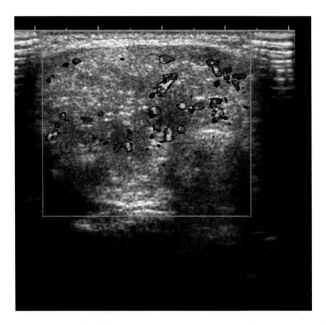

图 1-5-38 右颈部横切面。CDFI 显示肿瘤内血流丰富

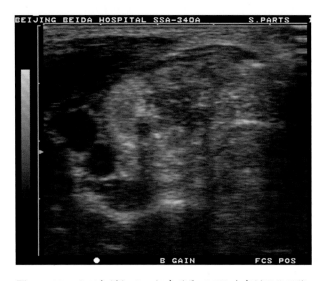

图 1-5-39 右颈部横切面。超声引导下甲状腺穿刺活检图像

2. 术后病理 大体检查:双侧和峡部甲状腺标本,大小为 8cm×6.5cm×4cm,在右叶内有较大灰白色肿瘤性病灶,体积为 5cm×3cm×2cm,质硬,有砂粒感。

光镜所见:在甲状腺组织内有大片的滤泡上皮呈腺泡和乳头状增生及浸润,具有乳头状癌核的特征性改变(图 1-5-41、图 1-5-42)。并有小灶状的鳞状细胞团(图 1-5-43)。在肿瘤细胞内和纤维间质中均有大量散在的钙化灶和砂粒样钙化小体(图 1-5-44)。肿瘤无包膜。周边甲状腺组织中有散在淋巴细胞,有淋巴滤泡形成。邻近淋巴结内有肿瘤转移,伴丰富的砂粒体形成(图 1-5-45)。

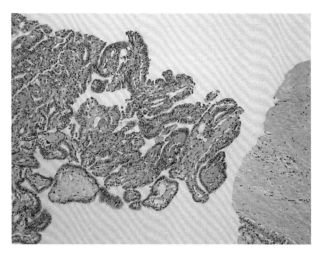

图 1-5-40 甲状腺穿刺条形标本,有明显的乳头状结构,右侧有纤维硬化性组织。符合 PTC 特征。×100,HE 染色

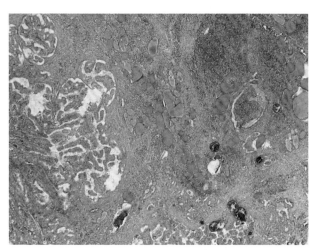

图 1-5-41 乳头状癌交叉性侵犯到邻近的甲状腺组织内,并有淋巴细胞反应。×40,HE 染色

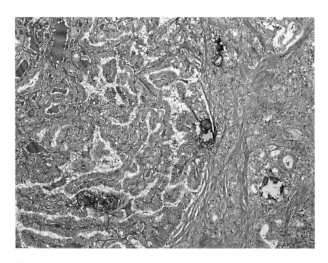

图 1-5-42 癌组织的乳头状形态和砂粒性钙化。×100,HE 染色

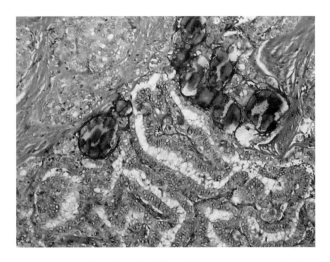

图 1-5-43　肿瘤细胞核为透亮的空泡状。×200,HE 染色

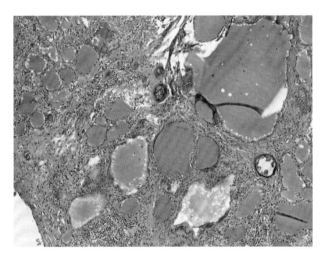

图 1-5-44　在正常甲状腺组织中也有散在砂粒性钙化小体。×100,HE 染色

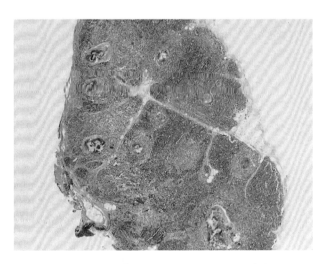

图 1-5-45　淋巴结内有大量钙化体。×40,HE 染色

病理诊断:甲状腺乳头状癌,伴有丰富的钙化及灶性鳞化,并颈淋巴结转移。

弥漫硬化型甲状腺乳头状癌的声像图表现以弥漫性改变为特征,占位效应不明显,甲状腺内的弥漫性微钙化是癌细胞经淋巴管浸润甲状腺实质的表现,肿瘤甚至可以累及整叶甲状腺,使声像图的辨识困难。当声像图中出现甲状腺内弥漫性微钙化时,特别要警惕本病。所有可疑患者均应行甲状腺穿刺活检,以得到确诊。此外,本病较早发生淋巴结转移,亦可资鉴别。

六、甲状腺乳头状癌的复发

甲状腺乳头状癌的预后与患者的年龄、肿瘤的大小及分期密切相关。年龄低于 40 岁者死亡率低;肿瘤小于 1~1.5cm 的患者预后好,而大于 4cm 者预后差;有周围浸润或远处转移者预后差。因此,早期诊断及治疗对甲状腺乳头状癌的治愈有重要意义。

甲状腺乳头状癌的复发是影响预后的重要因素之一,在原发病灶手术切除后,残余甲状腺、颈部软组织、颈淋巴结均可发生局部复发。据报道复发可发生在初诊后 2~30 年间。

肿瘤复发的高危因素为:原发肿瘤侵及或突破甲状腺包膜、向包膜外蔓延以及伴随的颈淋巴结转移,其他影响因素为患者的发病年龄,肿瘤大小、是否为多癌灶,肿瘤的病理分型和手术是否完整切除肿瘤等。在我们的病例中,乳头状癌复发的年限在 2 年至 27 年间,部分患者经历两次复发。复发病例的声像图表现与原发病灶多相近,但亦有不同者。

PTC 病例 115　男性,22 岁,右叶甲状腺乳头状癌,术后 11 年左叶甲状腺复发。

该患者首次检查日期为 1999 年 5 月(图 1-6-1),肿瘤为单发,呈等回声结节伴粗大钙化,在我院行右叶甲状腺切除术,术后病理报告为甲状腺乳头状癌。术后数次复查甲状腺未见异常;于 2011 年 4 月底再次复查,发现左叶甲状腺内实性占位病变,肿瘤在声像图上呈低回声(图 1-6-2~图 1-6-4)。患者于 2 周后行左叶甲状腺切除术,术后病理报告:(左叶)甲状腺乳头状癌,肿瘤大小约 1.1cm×1cm×1cm。

【超声影像】

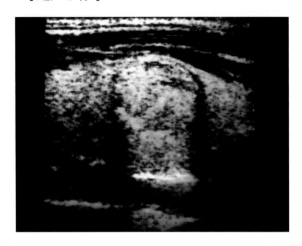

图1-6-1　右颈部纵切面。右叶甲状腺原发乳头状癌图像。肿瘤位于右叶中部,单发实性结节,1.7cm×1.5cm,呈等回声,结节后上方边缘可见粗大钙化,Doppler于结节内可见少量血流(该图像为普通热敏打印纸照片的翻拍图,原图设置的打印条件欠佳,但因其为唯一的影像记录,故采用)

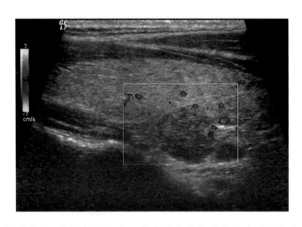

图1-6-2　左颈部纵切面。复发的乳头状癌位于左叶甲状腺中下部、背侧面,呈低回声结节,约1.3cm×1.4cm,边界尚清晰,向腺体外突出,肿瘤内未见钙化

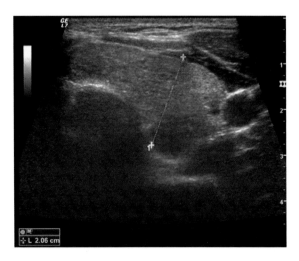

图1-6-3　左颈部横切面。肿瘤于横切面显示为边界不清晰的低回声结节

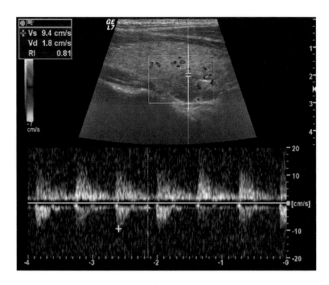

图1-6-4　左颈部纵切面。Doppler于乳头状癌内可探及少量血流,RI:0.79~1.00

PTC病例116　女性,52岁,右叶甲状腺乳头状癌术后21年左叶及气管旁复发。

患者21年前因甲状腺乳头状癌于外院行右叶甲状腺切除术,近日因出现呛咳,来我院就诊。超声检查发现,于右下颈部气管右前方、左前方及甲状腺左叶上极可见低回声结节伴钙化,Doppler于结节内均可探及低速、高阻力动脉血流(图1-6-5~图1-6-14)。

【超声影像】

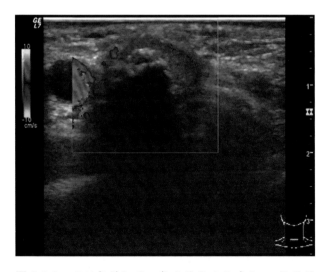

图1-6-5　下颈部横切面。复发的乳头状癌之一,位于原右叶甲状腺下极部位、气管右前方,肿瘤呈低回声结节,约1.7cm×1.0cm,内可见粗大钙化,肿瘤近边缘处可见少量血流

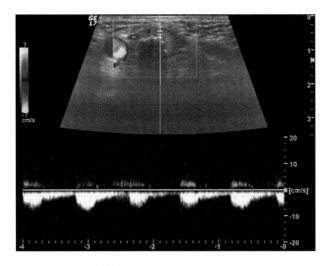

图 1-6-6 下颈部横切面

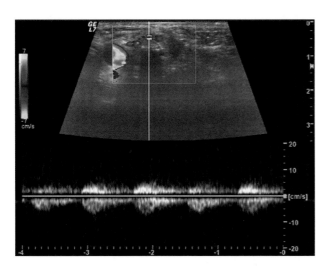

图 1-6-7 下颈部横切面

图 1-6-6、图 1-6-7 显示复发肿瘤之一的内部血流图像,RI:0.75~0.82。

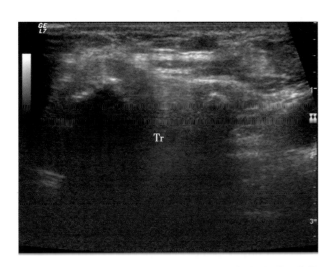

图 1-6-8 下颈部横切面。图甲 Tr 为气管,气管右前方为复发肿瘤之一,而气管的左前方为复发肿瘤之二,亦表现为低回声伴粗大钙化

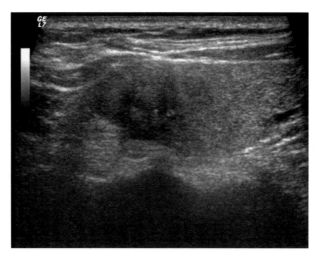

图 1-6-9 左颈部纵切面。甲状腺复发的乳头状癌之三,位于左叶上极,1.2cm×1.0cm,低回声病灶内可见一个微钙化,肿瘤边界不清晰

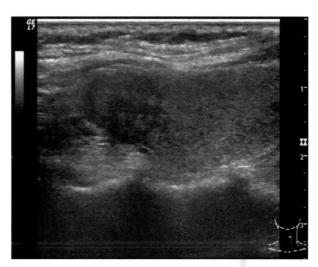

图 1-6-10 左颈部纵切面。左叶复发的乳头状癌图像,肿瘤边缘可见毛刺样改变

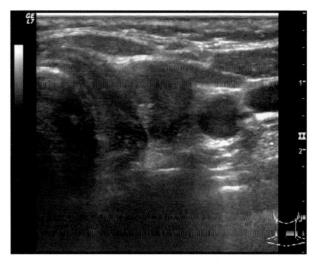

图 1-6-11 左颈部横切面。左叶复发肿瘤的横切面

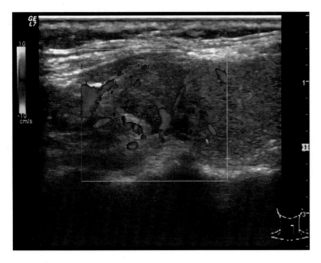

图 1-6-12　左颈部纵切面。CDFI 显示左叶复发肿瘤的内部血流丰富,可见分支状血流

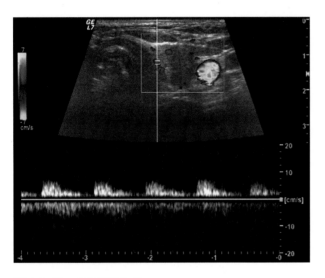

图 1-6-13　左颈部横切面

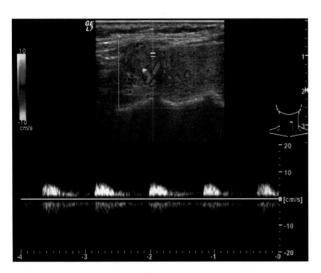

图 1-6-14　左颈部纵切面

图 1-6-13、图 1-6-14 显示左叶复发肿瘤的内部血流频谱,RI:0.81~1.00。

PTC 病例 117　女性,53 岁,左叶甲状腺乳头状癌术后 27 年右叶甲状腺复发,4 年后再手术。

患者于 34 年前发现颈部肿物,无明显自觉症状,3 年后在外院行左叶甲状腺切除术,术后病理诊断为甲状腺乳头状癌,随后来我院行甲状腺癌根治术。其后,每年进行随诊复查。于 2007 年(术后 27 年)复查超声时发现右叶残余甲状腺内实性低回声结节,0.5cm×0.7cm,内部可疑微钙化,结节内未见血流(图 1-6-15、图 1-6-16)。此后多次复查,结节大小形态均无明显改变,但结节内部微钙化逐渐清晰、增多(图 1-6-17、图 1-6-18)。颈部淋巴结历次检查均无转移征象。后因患者自觉颈部不适,间断吞咽困难,再行手术治疗(距第一次手术时间 31 年)(图 1-6-19~ 图 1-6-21)。术后病理证实为乳头状癌复发。

该患者观察右叶复发肿瘤共 4 年,其形态学表现均无明显改变。

【超声影像】

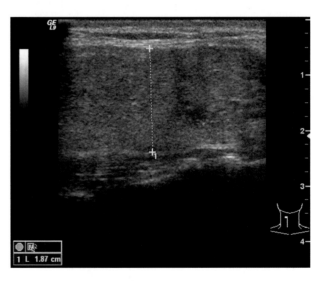

图 1-6-15　右颈部纵切面

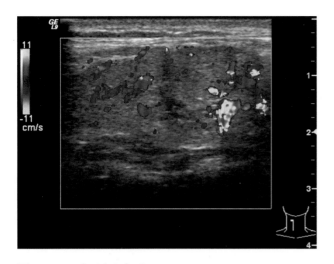

图 1-6-16 右颈部纵切面

图 1-6-15、图 1-6-16 2007 年第一次发现右叶复发灶,0.5cm×0.7cm,呈低回声,边界欠清晰,其内可疑微钙化。Doppler 于其内未探及血流。

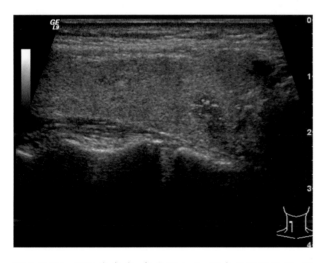

图 1-6-17 2009 年复查,复发灶大小、形态无明显改变,微钙化变清晰

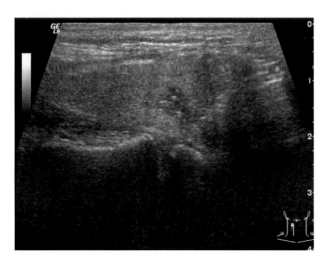

图 1-6-18 2010 年复查,肿瘤形态无改变,微钙化呈散在分布

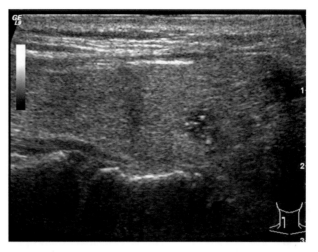

图 1-6-19 2011 年术前检查

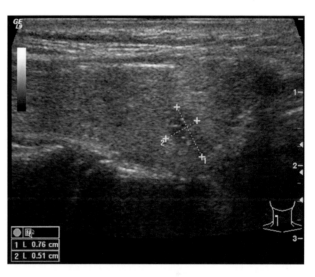

图 1-6-20 2011 年术前检查

图 1-6-19、图 1-6-20 显示 2011 年的术前检查,声像图表现与 2010 年比较无著变。

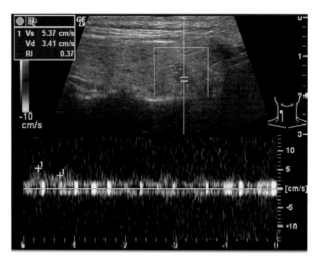

图 1-6-21 术前检查,Doppler 于复发肿瘤内可探及少量血流,RI:0.37~0.52

【术后病理】 冷冻 + 石蜡:(右叶残余甲状腺)甲状腺乳头状癌,肿瘤最大直径 0.7cm,伴钙化。周围甲状腺组织中淋巴组织增生,淋巴滤泡形成。

PTC 病例 118 女性,39 岁,双叶甲状腺乳头状癌伴颈淋巴结转移,2 年后残余左叶复发伴颈淋巴结转移。

该患者的原发肿瘤超声表现为右叶甲状腺不均质低回声团块伴混合性钙化及左叶低回声结节,同时发现右颈部转移淋巴结;术后病理报告为双叶多灶性乳头状癌。2 年后复查,发现左叶残余甲状腺肿瘤复发,超声显示为低回声癌灶,并有颈淋巴结转移。

【超声影像】

原发病变声像图见图 1-6-22~ 图 1-6-25。

复发病变声像图见图 1-6-26~ 图 1-6-30。

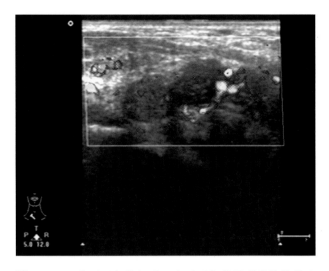

图 1-6-24 右下颈部斜切面。右下颈部类圆形的转移淋巴结,1.1cm×0.8cm,呈低回声,内部可见少量血流

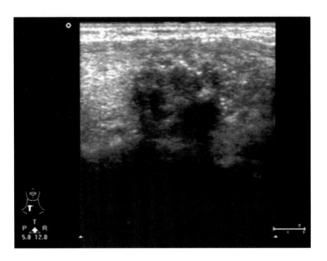

图 1-6-22 右颈部纵切面。右叶甲状腺原发乳头状癌,2.7cm×1.9cm,呈不均质低回声,边界欠清,其内可见多发微钙化,病灶后方可见部分声衰减

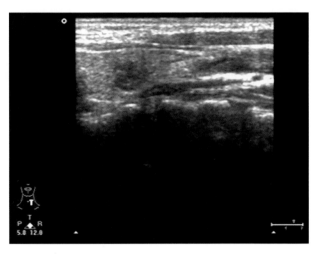

图 1-6-25 左颈部纵切面。左叶甲状腺近下极可见一低回声癌灶,0.7cm×0.6cm,边界欠清,其内可探及少量血流

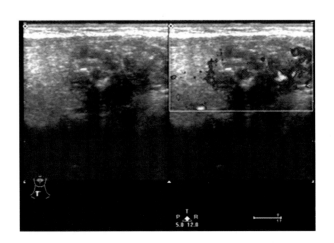

图 1-6-23 右颈部纵切面。原发肿瘤内部可探及较丰富血流,于该切面肿瘤内还可见较粗大钙化

【第一次术后病理】 冷冻 + 石蜡:(甲状腺右叶)甲状腺乳头状癌,共见结节 5 个,最大者2.9cm×2.3cm×2.2cm,最小者直径 0.8cm。(部分左甲状腺)甲状腺组织中见多灶甲状腺乳头状癌,直径 0.5~5mm。(左Ⅳ区)淋巴结 4 枚,可见小癌灶转移,直径约 1.5mm。

【第二次术后病理】 冷冻 + 石蜡:(左甲状腺和Ⅳ组淋巴结)甲状腺组织内见多灶癌浸润,可见乳头结构,伴钙化及砂粒体形成,符合甲状腺乳头状癌复发,甲状腺周围淋巴结 4/4 可见癌转移。

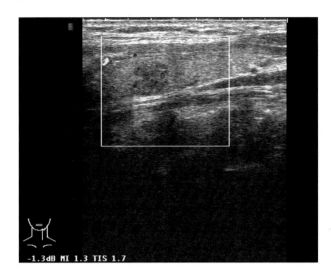

图 1-6-26　左颈部纵切面。左叶甲状腺复发的乳头状癌,呈低回声结节,1.1cm×0.8cm,边界尚清晰,外形欠规整,内部可见较丰富血流

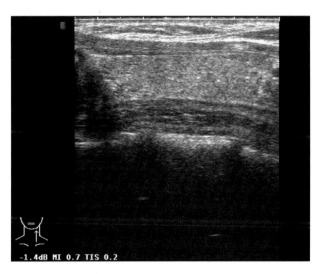

图 1-6-27　左叶甲状腺实质回声不均质,可见数个散在微钙化

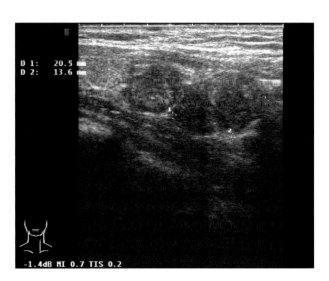

图 1-6-28　左颈部纵切面

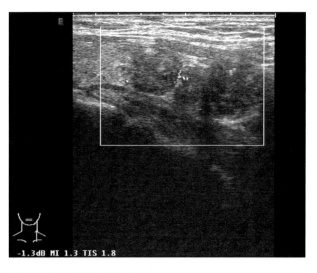

图 1-6-29　左颈部纵切面

图 1-6-28、图 1-6-29 左叶甲状腺下方转移淋巴结,2 枚,均呈低回声,淋巴结长/宽比例失调,较大者 2.1cm×1.4cm,内可见微钙化及少量血流。

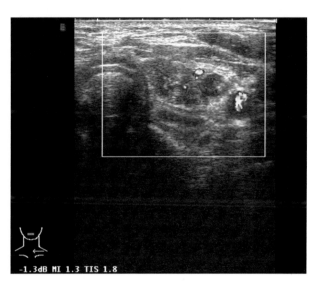

图 1-6-30　左下颈部横切面。左下颈部另一转移淋巴结,内可见微钙化及较丰富血流

PTC 病例 119　男性,63 岁,左叶甲状腺乳头状癌术后 15 年第二次复发,伴颈淋巴结转移。

患者 15 年前因左侧甲状腺肿物于当地医院行甲状腺左叶次全切除术,术后病理报告:(左颈前)结节性甲状腺肿伴乳头状生长,部分区域上皮呈非典型增生。8 年前患者偶然发现左侧颈部肿物,约核桃大小,无明显自觉症状,来我院就诊。经 CT 检查发现左颈鞘后侧 1.3cm×2.8cm 软组织肿块,增强扫描肿块中心部分明显强化。于我院耳鼻喉科行"颈部肿物切除术＋颈中、深淋巴结摘除术",术后病理示:(左颈部肿物)甲状腺乳头状癌,(左颈中深淋巴结)淋巴结转移性甲状腺乳头状癌(5/9)。术后患者定期复查甲状腺超声,于4个月前超声发现残余左叶甲状腺区实性结节,1.4cm×1.2cm,内部呈不均质偏低回声,双侧颈淋巴结未见明显肿大。此后数次复查超声,结节未见明显增大。后经超声引导下甲状腺穿刺活检,证实为甲状腺乳头状癌复发,再行手术及放射性碘治疗。

【超声影像】

图1-6-31~图1-6-35为术前4个月复查图像。

图1-6-36、图1-6-37为术前1个月复查图像。

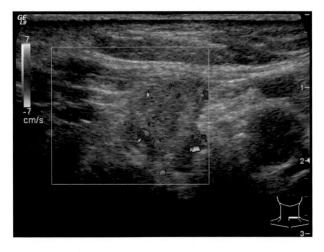

图 1-6-33　左颈部横切面。CDFI显示肿瘤内血流较丰富

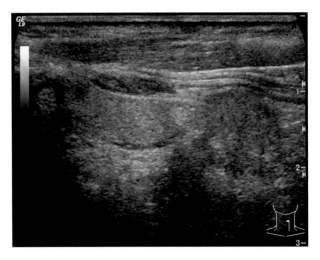

图 1-6-31　左颈部纵切面

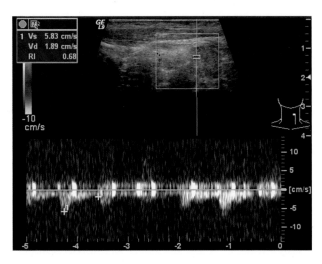

图 1-6-34　左颈部纵切面

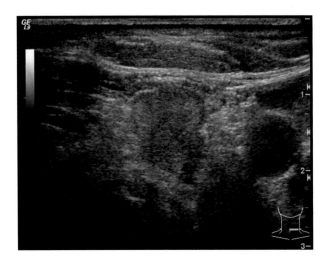

图 1-6-32　左颈部横切面

图1-6-31、图1-6-32显示于左叶甲状腺区可见复发的肿瘤,约1.4cm×1.1cm×1.2cm,呈偏低回声,外形不规整,肿瘤内未见钙化。

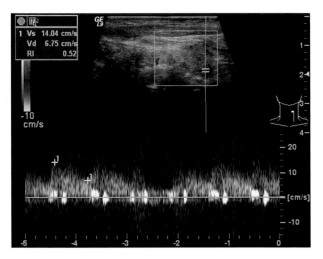

图 1-6-35　左颈部纵切面

图1-6-34、图1-6-35显示肿瘤内部血流频谱,RI:0.52~0.68。

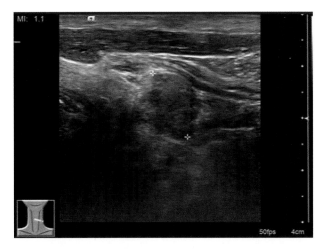

图 1-6-36 左颈部横切面。左侧甲状腺床低回声占位，1.4cm×1.0cm×1.2cm，边界尚清晰

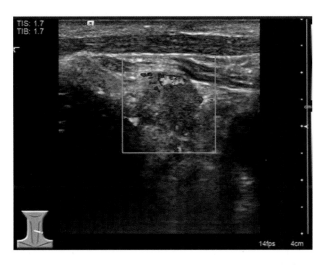

图 1-6-37 左颈部横切面。CDFI 显示肿瘤内血流较丰富

【病理结果】

1. 穿刺病理 (左颈部肿物)穿刺组织中可见异型滤泡上皮伴乳头状结构形成,结合临床考虑为乳头状癌复发,另见部分骨骼肌。

2. 术后病理 (右甲状腺及峡部)送检甲状腺组织,多处取材均未见肿瘤性病变。(淋巴结)(左Ⅳ区)5/10,(左Ⅶ区)1/2见甲状腺乳头状癌转移;(左Ⅲ区)送检为横纹肌及纤维血管脂肪组织,均未见癌转移。另于(左Ⅵ区)组织内查见癌结节一枚。

PTC 病例 120 男性,63 岁,右叶甲状腺乳头状癌,术后 6 年峡部残端复发,术后 8 年右侧气管旁再复发。

患者于 8 年前在外院行"右甲状腺癌根治术"术后病理示(右)甲状腺乳头状癌。术后规律服药,并行颈部局部放疗 1 个月余。后患者定期复查颈部超声,2 年前复查时发现甲状腺峡部占位病变、右颈

淋巴结肿大,行"左叶甲状腺残叶切除 + 右颈改良清扫术",术后病理:(颈前)纤维组织中见甲状腺乳头状癌浸润(大体测量肿瘤结节直径约 0.7cm),周围局部可见淋巴细胞浸润,余甲状腺组织中未见肿瘤。半年前患者出现声音嘶哑。因声嘶逐渐加重而再次就诊,超声检查发现右侧气管旁低回声占位,2.2cm×1.1cm;纤维喉镜示右声带麻痹。随即再行"右气管旁肿物切除术"。术中见右侧气管旁直径 1cm 肿物,质硬,与周围组织分界不清,侵犯右侧喉返神经。术后病理:(右气管旁)纤维组织中见甲状腺乳头状癌浸润,结合临床,考虑为肿瘤复发。

【超声影像】

图 1-6-38~图 1-6-40 为乳头状癌第一次复发图像。

图 1-6-41~图 1-6-43 为第二次复发图像。

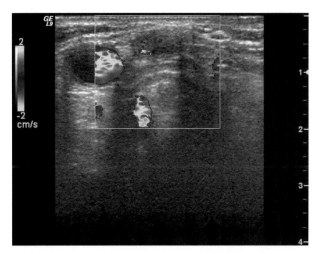

图 1-6-38 颈部横切面。于甲状腺峡部残端可见一 1.1cm×0.7cm 低回声结节,边界尚清晰,结节内未见钙化。CDFI 于其内可见少量血流

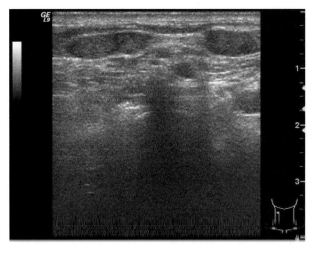

图 1-6-39 右侧颈部纵切面。右颈血管旁可见数个肿大淋巴结,最大者 1.2cm×0.6cm

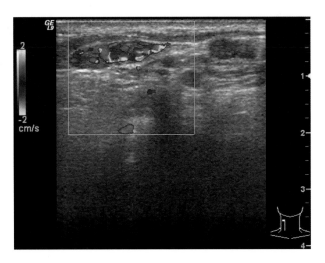

图 1-6-40 右侧颈部纵切面。CDFI 于最大淋巴结内可见丰富血流

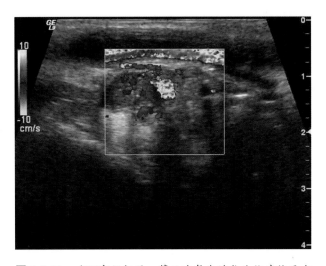

图 1-6-41 右颈部纵切面。第二次复发的乳头状癌位于右侧颈部气管旁,呈低回声结节,2.2cm×1.1cm,边界欠清晰,结节内可见数个微钙化,CDFI 显示结节内血流丰富

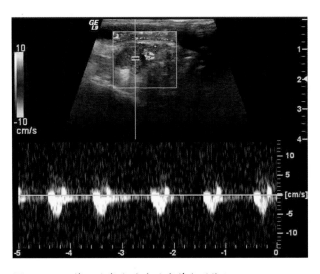

图 1-6-42 第二次复发肿瘤的多普勒图像之一

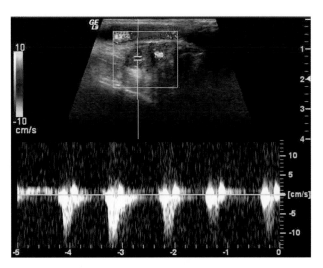

图 1-6-43 第二次复发肿瘤的多普勒图像之二

图 1-6-42、图 1-6-43 显示复发肿瘤内部的血流频谱,均呈高阻力动脉血流,RI:1.00。

PTC 病例 121 男性,72 岁,右叶甲状腺乳头状癌术后第二次复发。

患者 8 年前因发现颈部肿物 11 年、自觉增大 2 个月入院,入院前外院超声检查可疑恶性病变,在我院行右甲状腺峡部切除、左叶大部切除、右侧颈淋巴结局部清扫术,术后病理结果:右叶甲状腺乳头状癌、(右颈部)淋巴结 4/5 可见癌转移。2 年前因气管旁及颈淋巴结多发转移再行手术治疗。本次例行超声复查中再次发现肿瘤复发(图 1-6-44~图 1-6-53)。

【超声影像】

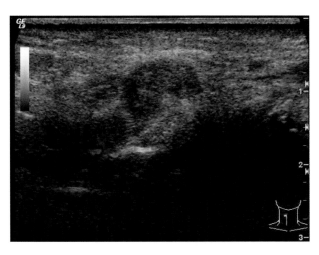

图 1-6-44 右颈部纵切面。于右上颈部甲状腺床上缘处可见一复发灶,约 1.7cm×1.1cm×1.0cm,呈低回声,外形不规整,边界尚清晰

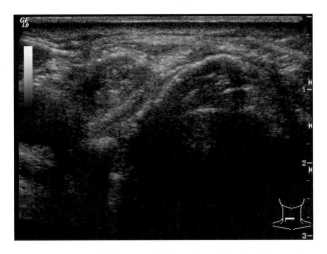

图 1-6-45　右颈部横切面。复发灶内可见数个微钙化

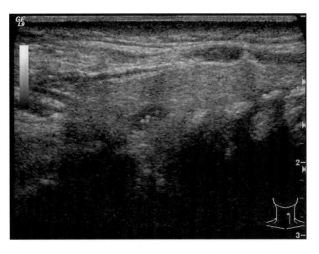

图 1-6-48　左颈部纵切面。左叶残余甲状腺内复发灶，6.3mm×3.5mm，呈低回声伴微钙化，边界尚清晰

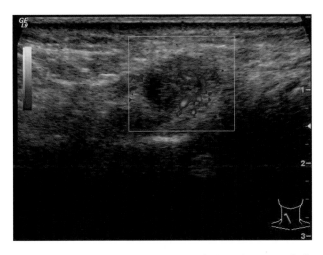

图 1-6-46　右颈部斜切面。CDE 于复发灶内可见较丰富血流

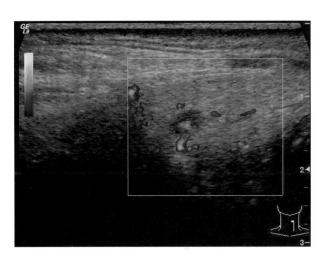

图 1-6-49　CDE 于左叶复发灶内未见明确血流

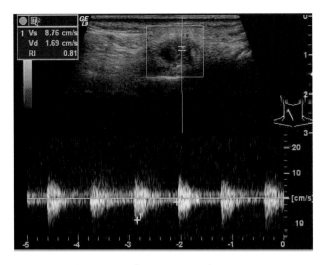

图 1-6-47　复发灶内呈高阻力血流频谱，RI：0.81

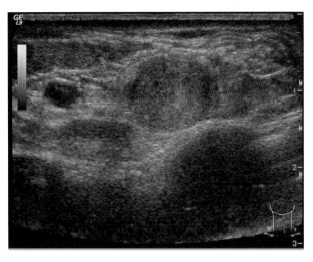

图 1-6-50　左下颈部转移淋巴结，1.5cm×1.1cm，呈中等偏低回声

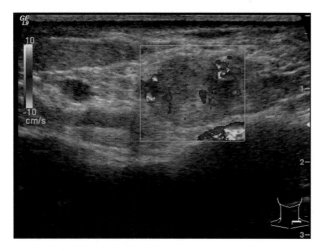

图 1-6-51　CDFI 显示转移淋巴结内血流丰富

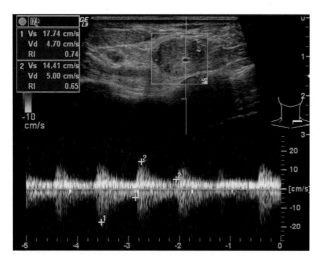

图 1-6-52　转移淋巴结内部血流频谱,RI:0.65~0.74

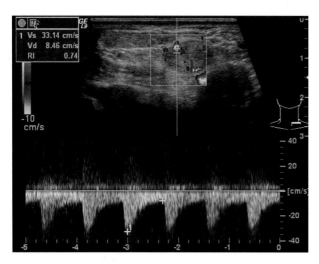

图 1-6-53　转移淋巴结血流频谱,RI:0.74

【术后病理】　冷冻 + 石蜡:(右颈部)纤维脂肪组织中见甲状腺乳头状癌浸润,并肿瘤结节形成(瘤结节大小 1.3cm × 1.2cm × 1cm)。(左侧甲状腺)送检甲状腺组织大小 4cm × 2.5cm × 1.5cm,镜下于局部纤维组织中见小灶甲状腺滤泡上皮增生,考虑为甲状腺乳头状癌(病灶大小 0.9cm × 0.7cm),建议行免疫组化染色进一步明确。(左下颈部)淋巴结可见癌转移。另送右颈淋巴结 1 枚,呈窦组织细胞反应性增生,未见癌转移。

七、甲状腺乳头状癌的淋巴结转移

甲状腺乳头状癌最常见的转移发生于颈淋巴结,约 38%~70% 的患者就诊时已伴有区域淋巴结的转移。最常见同侧或颈中部淋巴结的转移,亦可发生双侧颈部甚至锁骨上区淋巴结转移。有时原发肿瘤很小,就已经出现淋巴结转移,以致个别患者以转移的颈淋巴结肿大为首发症状而就诊。

声像图中淋巴结转移的征象包括:淋巴结肿大、淋巴结长 / 宽比值小于 2∶1、淋巴结髓质的中等回声消失而呈低回声或中等回声、淋巴结内出现囊性区、淋巴结内钙化以及内部血流丰富等,有文献报道颈部淋巴结内部出现囊变坏死、钙化是 PTC 转移的高度特异性改变。

PTC 病例 122　女性,25 岁,右叶甲状腺乳头状癌伴颈部淋巴结转移。

【超声影像】　见图 1-7-1、图 1-7-2。

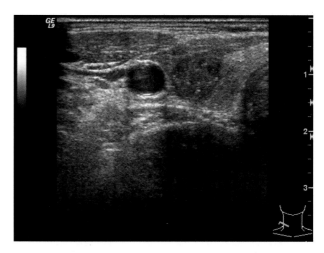

图 1-7-1　右颈部横切面。右叶甲状腺乳头状癌呈低回声结节伴数个微钙化,边界尚清晰

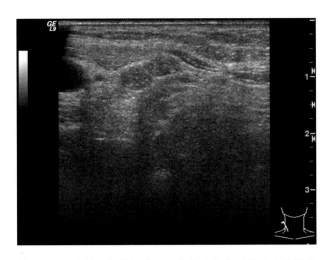

图 1-7-2　右侧颈部斜切面。于气管右前方可见两个类圆形淋巴结,髓质结构消失,内部可见微钙化

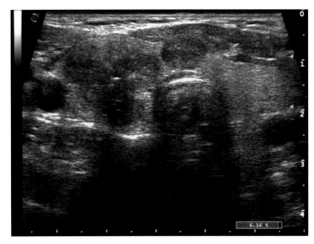

图 1-7-4　右颈部横切面。右叶肿瘤外形欠规整,峡部甲状腺内还可见一低回声结节,1.2cm×0.9cm,边界清晰,其内可见少量微钙化,边缘可见毛刺状改变;向前方隆起

【术后病理】　冷冻＋石蜡:(右)甲状腺乳头状癌(病变大小 1cm×0.9cm)。(气管旁)淋巴结 2 枚,其中一枚为融合的淋巴结,内可见乳头状癌转移,另一枚未见转移。

　　PTC 病例 123　女性,43 岁,甲状腺右叶及峡部乳头状癌伴气管前方淋巴结转移。

　　【超声影像】　见图 1-7-3~ 图 1-7-7。

　　【术后病理】　冷冻＋石蜡:(右)甲状腺乳头状癌 2 处,大小分别为 2.6cm×1.5cm×1cm 及 1.1cm×1.1cm×0.8cm,两者相距约 0.6cm。淋巴结:(气管前下)4/4,(气管前)1/1 可见癌转移。

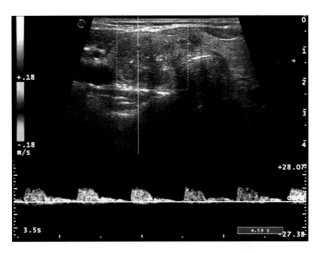

图 1-7-5　右颈部横切面。CDFI 显示右叶肿瘤内血流较丰富,频谱多普勒可见高阻力动脉血流

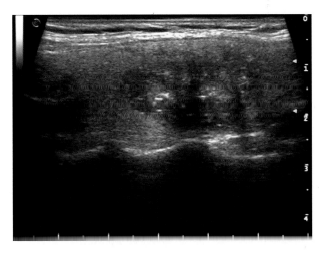

图 1-7-3　右颈部纵切面。右叶甲状腺乳头状癌 3.0cm×2.0cm,为低回声团块,边界不清晰,其内可见多数大小不等的钙化

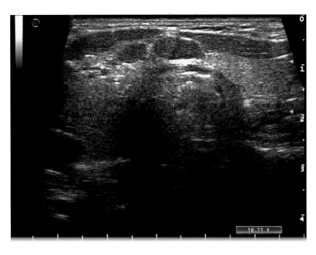

图 1-7-6　右颈部横切面。气管前方可见两个转移淋巴结,内部均呈低回声

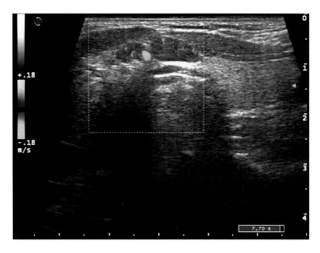

图1-7-7　下颈部横切面。CDFI显示气管前转移淋巴结内血流丰富

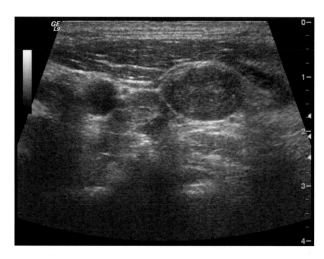

图1-7-9　左侧颈部横切面。转移淋巴结横切面

PTC病例124　男性,29岁,甲状腺乳头状癌术后半年,颈淋巴结转移。

该患者于半年前因左叶及峡部甲状腺乳头状癌、右叶甲状腺乳头状微小癌行甲状腺全切及颈淋巴结清扫术。原发肿瘤超声表现为混合回声结节伴微钙化,并可见丰富血流信号(图1-7-8~图1-7-11)。

【超声影像】

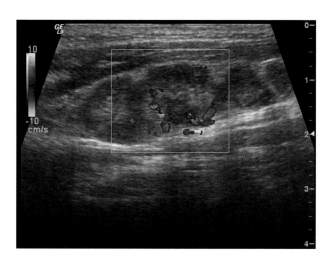

图1-7-10　左侧颈部斜切面。CDFI显示转移淋巴结内血流丰富

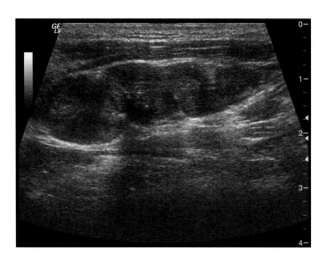

图1-7-8　左侧颈部斜切面。图中显示左侧胸锁乳突肌深方多发转移淋巴结,呈融合状,淋巴结髓质回声消失,内部为不均质低回声,并可见少量散在微钙化

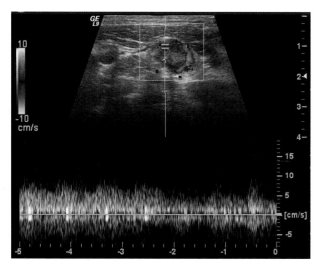

图1-7-11　左侧颈部横切面。频谱多普勒显示转移淋巴结内可见低阻力动脉血流

PTC 病例 125　女性,23 岁,右叶甲状腺乳头状癌,右颈部及锁骨上区淋巴结转移。

【超声影像】　见图 1-7-12~ 图 1-7-17。

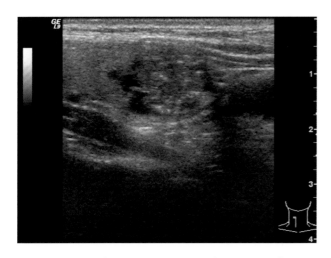

图 1-7-12　右颈部纵切面。右叶甲状腺乳头状癌,囊实性,肿瘤内可见多发微钙化

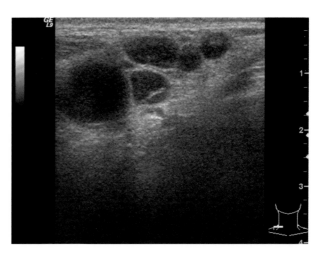

图 1-7-15　右锁骨上区横切面。显示多发转移淋巴结,类圆形,内部均为低回声,最大者 1.7cm×1.3cm

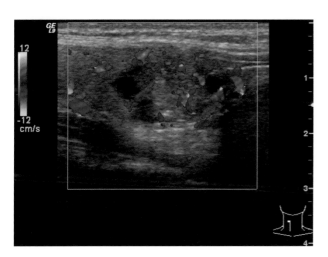

图 1-7-13　CDFI 显示右叶肿瘤内部血流丰富

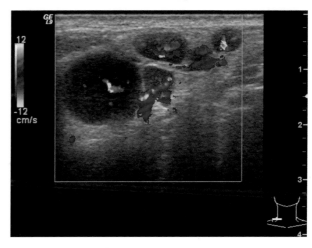

图 1-7-16　CDFI 显示淋巴结内部血流丰富

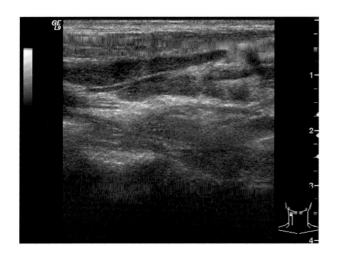

图 1-7-14　右侧颈淋巴结结构失常,呈低回声

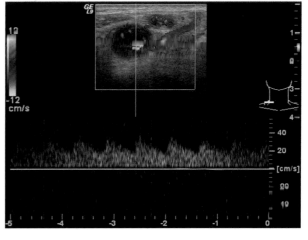

图 1-7-17　右锁骨上区最大淋巴结的内部血流,RI:0.54

PTC 病例 126 男性,43 岁,右侧甲状腺乳头状癌伴颈部及锁骨上淋巴结转移。

【超声影像】 见图 1-7-18~ 图 1-7-23。

【病理学表现】

大体检查:双侧甲状腺标本,大小为左叶:4cm×3cm×1.3cm,右叶:4.1cm×2.6cm×1.3cm,峡部:2.2cm×2cm×0.6cm,表面被膜均完整,其右叶和峡部大部分为灰白色质硬实性病变,未见褐色甲状腺结构。左叶为灰褐色,局部有灰白色小结节,直径0.5cm。在右叶周有淋巴结多枚,切面淡褐色并有灰白色质硬区。

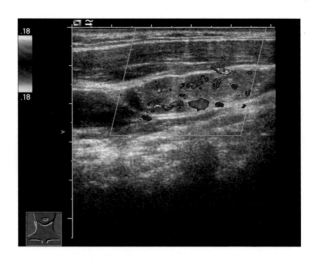

图 1-7-20 右侧颈部斜切面。于右胸锁乳突肌深方可见数个肿大淋巴结,呈低回声,淋巴结内可见少量微钙化,中部一淋巴结上极局部液化

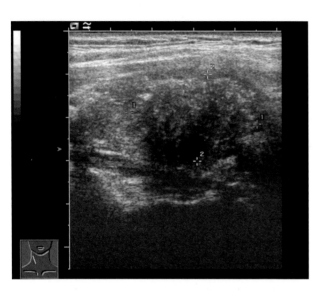

图 1-7-18 右颈部斜切面。肿瘤位于右叶甲状腺内,为不均质回声包块,约 3.2cm×2.2cm,边界不清晰,包块内可见弥漫性微钙化

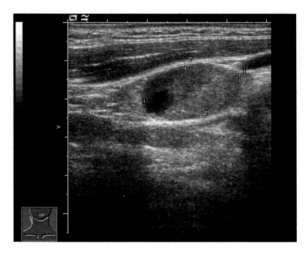

图 1-7-21 右上颈部斜切面。另一肿大淋巴结,正常结构消失,呈不均质低回声,上极局部近无回声

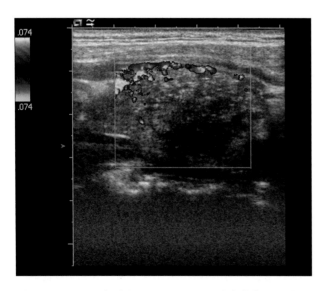

图 1-7-19 右颈部斜切面。CDFI 显示肿瘤内部仅见少量血流

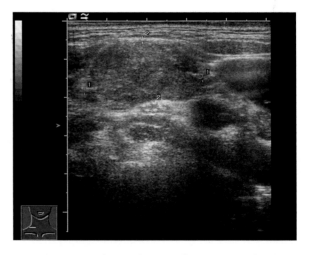

图 1-7-22 右锁骨上区横切面。在右颈内静脉旁可见一结构失常的肿大淋巴结,3.0cm×1.7cm,呈不均质中等偏低回声,并可见少量微钙化

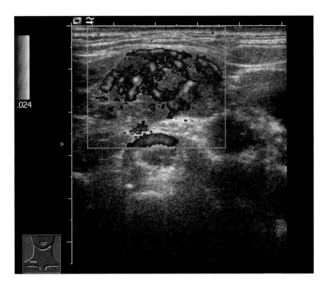

图 1-7-23　右锁骨上区横切面。CDE 显示右锁骨上肿大淋巴结内血流丰富

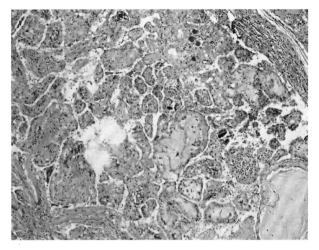

图 1-7-25　肿瘤内有大量的乳头形成。×100,HE 染色

光镜所见:在右侧叶及部分峡部和左叶甲状腺组织中均有结节状高度增生的滤泡上皮细胞,呈腺泡状,乳头样排列(图 1-7-24、图 1-7-25)。细胞核为空泡化、毛玻璃样,间质有纤维化和散在砂粒性钙化(图 1-7-26~ 图 1-7-28)。淋巴结内乳头状肿瘤转移并有砂粒体(图 1-7-29~ 图 1-7-33)。

病理诊断:右侧及部分峡部甲状腺乳头状癌(4.1cm×2.6cm×1.3cm),并累及左侧叶。淋巴结:峡部 3/3,右颈内 3/3,锁骨上 2/2 癌转移。

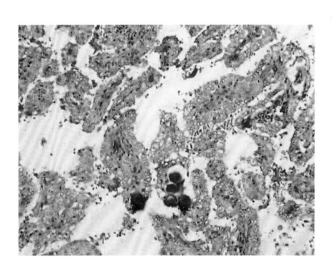

图 1-7-26　乳头状肿瘤细胞核呈空泡样改变。×200,HE 染色

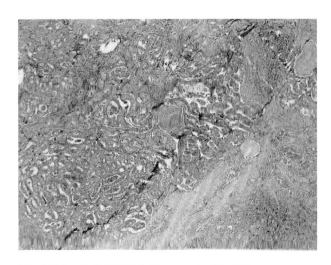

图 1-7-24　肿瘤呈乳头状增生。×40,HE 染色

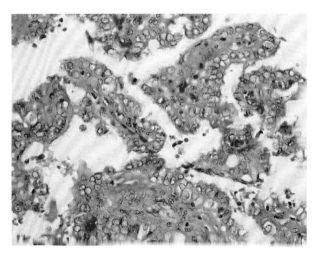

图 1-7-27　乳头状肿瘤的毛玻璃样核。×400,HE 染色

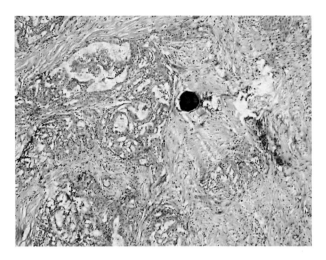

图 1-7-28　肿瘤间质多量纤维组织增生,并有砂粒体形成。×100,HE 染色

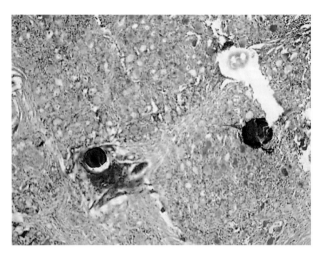

图 1-7-31　肿瘤间砂粒体(砂粒体崩出而高于背景中的组织,为清楚观看对焦在砂粒体上,使背景组织变得模糊)。×100,HE 染色

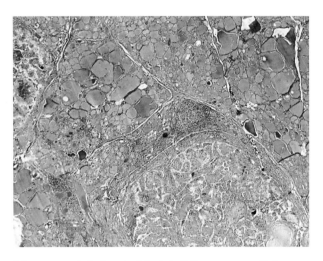

图 1-7-29　有小癌灶在甲状腺内浸润。×40,HE 染色

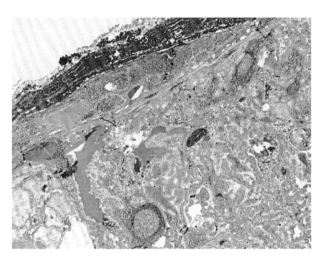

图 1-7-32　淋巴结内乳头状癌转移。×40。HE 染色

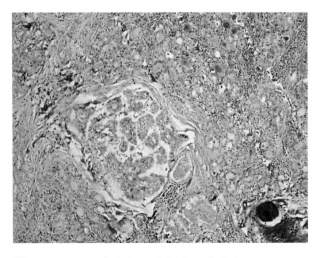

图 1-7-30　甲状腺内小灶的乳头状癌浸润。×100,HE 染色

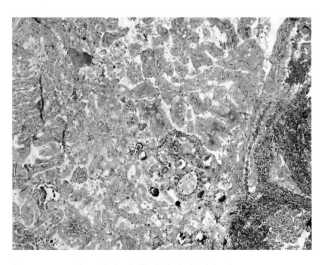

图 1-7-33　淋巴结内的转移肿瘤和砂粒体灶。×100,HE 染色

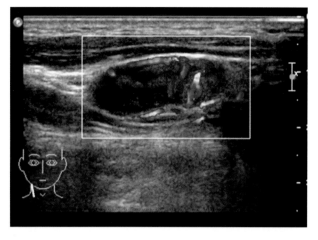

图1-7-36　右侧颈部斜切面。CDFI显示淋巴结内血流丰富，可见分支状血流（与图1-7-34为同一淋巴结）

PTC 病例 127　女性,32 岁,多灶性甲状腺乳头状癌伴颈淋巴结转移(乳头状癌图像见 PTC 病例 107)。

【超声影像】　见图 1-7-34~ 图 1-7-38。

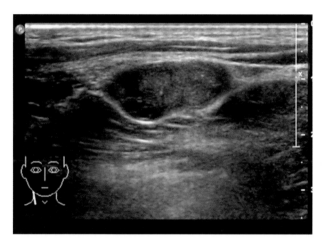

图1-7-34　右侧颈部斜切面。转移淋巴结呈低回声伴微钙化,淋巴结上极可见囊性区

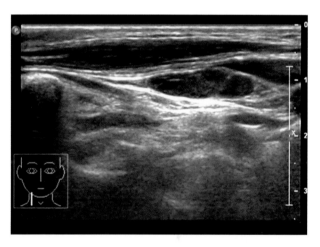

图1-7-37　右侧颈部纵切面。颈淋巴结轻度肿大,呈低回声,并可见小囊性区

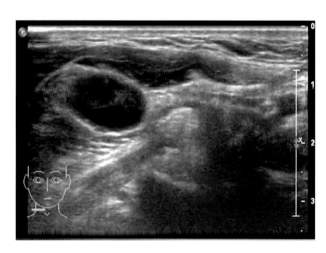

图1-7-35　右颈部横切面。显示转移淋巴结内的囊性区(与图1-7-34为同一淋巴结)

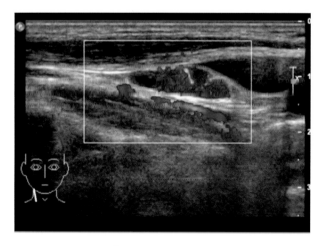

图1-7-38　右侧颈部纵切面。CDFI显示淋巴结内血流丰富(与图1-7-37为同一淋巴结)

PTC 病例 128　女性,51 岁,左叶甲状腺乳头状癌合并腺瘤样增生、颈部及左锁骨上区淋巴结转移。
【超声影像】　见图 1-7-39~ 图 1-7-44。

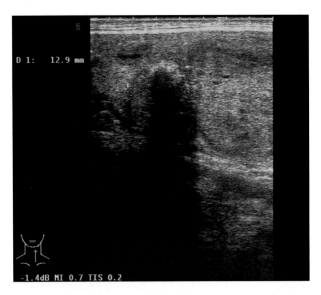

图 1-7-39　左颈部纵切面。癌结节呈中等偏低回声,边界不清,约 1.4cm×1.3cm,内可见大量微钙化。其下方为腺瘤样增生,为中等回声

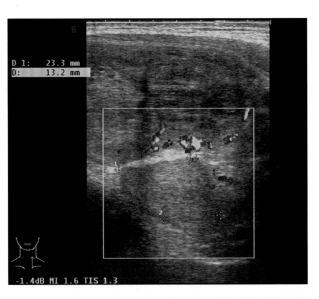

图 1-7-41　左颈部纵切面。于左叶甲状腺腺瘤样增生下极背侧可见转移淋巴结,2.3cm×1.3cm,呈中等回声

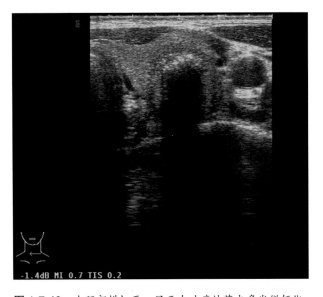

图 1-7-40　左颈部横切面。显示左叶癌结节内多发微钙化,呈簇状聚集

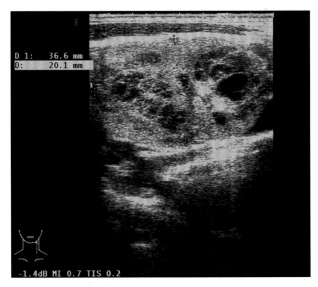

图 1-7-42　左侧颈部转移淋巴结,3.7cm×2.0cm,囊实性,实性区呈中等回声

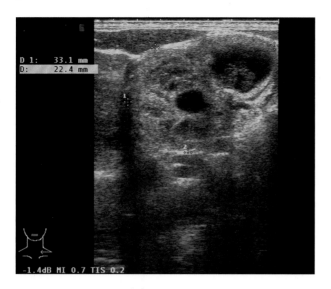

图 1-7-43　左锁骨上区横切面。左锁骨上淋巴结转移，3.3cm×2.2cm，淋巴结正常结构消失，呈不均质中等回声，可见钙化及两处囊性变区

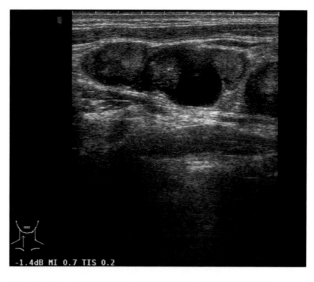

图 1-7-45　右侧颈部多个转移淋巴结，部分呈囊实性

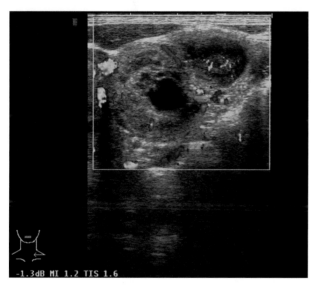

图 1-7-44　左锁骨上区转移淋巴结内血流较丰富

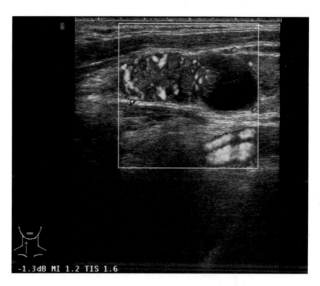

图 1-7-46　右颈部转移淋巴结，实性区内血流丰富

PTC 病例 129　女性，38 岁，多灶性甲状腺乳头状癌伴颈淋巴结转移（乳头状癌图像见 PTC 病例 105）。

【超声影像】　见图 1-7-45~ 图 1-7-54。

转移淋巴结病理图见 PTC 病例 105 图 1-4-39 及图 1-4-40。

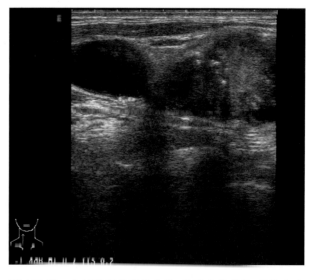

图 1-7-47　右侧颈部转移淋巴结，囊性及囊实性，囊性者边缘可见微钙化，囊实性者内部可见多发钙化

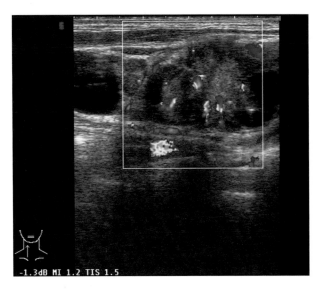

图 1-7-48　CDFI 显示淋巴结实性区内血流丰富

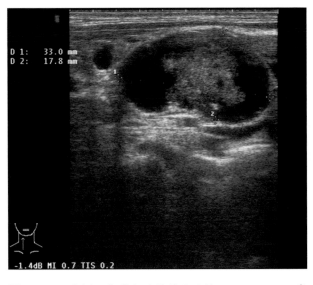

图 1-7-51　右侧颈部最大的转移淋巴结,3.3cm×1.8cm,囊实性,实性部分呈不规则形,可见微钙化

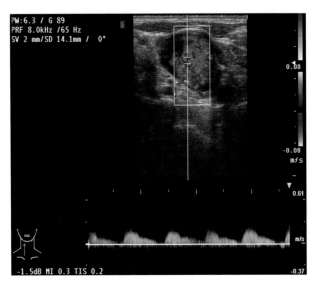

图 1-7-49　淋巴结内高阻力血流之一

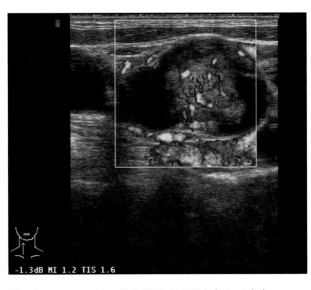

图 1-7-52　CDE 显示最大转移淋巴结内部血流丰富

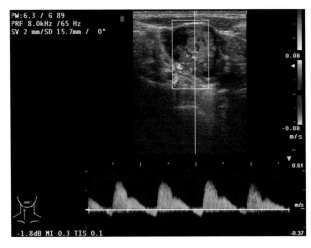

图 1-7-50　淋巴结内高阻力血流之二

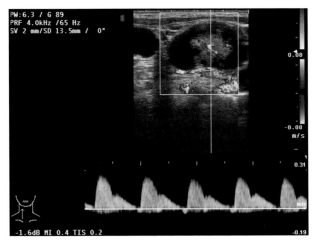

图 1-7-53　最大转移淋巴结内的高阻力动脉血流

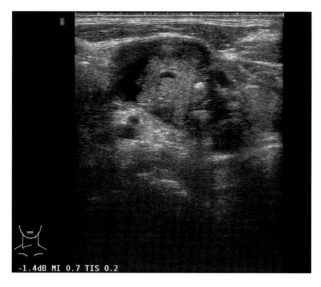

图 1-7-54 右锁骨上区转移淋巴结呈囊实性,并可见粗大钙化

PTC 病例 130 男性,37 岁,峡部及右叶甲状腺乳头状癌伴颈淋巴结转移、结节性甲状腺肿。

【超声影像】 见图 1-7-55~ 图 1-7-62。

【术后病理】 冷冻 + 石蜡:(峡部及右叶甲状腺)甲状腺乳头状癌,直径约 1.3cm 及 0.7cm。(左叶甲状腺)见滤泡性腺瘤 1 枚。余呈结节性甲状腺肿。颈血管旁淋巴结见甲状腺乳头状癌浸润。

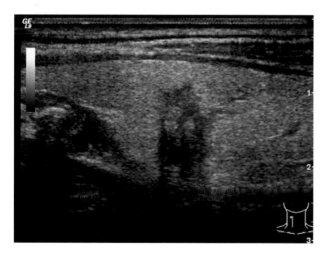

图 1-7-55 右颈部纵切面。右叶癌灶位于甲状腺中部,0.8cm×1.2cm,为不规则低回声结节,边界不清,边缘可见伪足样突起

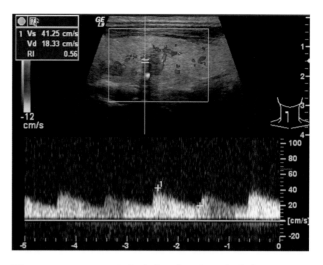

图 1-7-56 Doppler 于右叶癌灶内可探及较丰富血流,RI:0.49~0.56

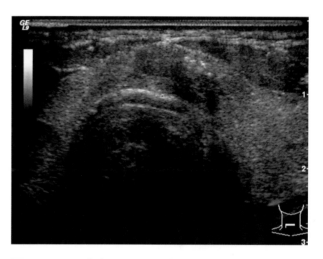

图 1-7-57 颈前横切面。另一癌灶位于甲状腺峡部偏左侧,1.3cm×0.7cm,低回声,内部可见簇状聚集的微钙化,Doppler于其内仅探及少量血流

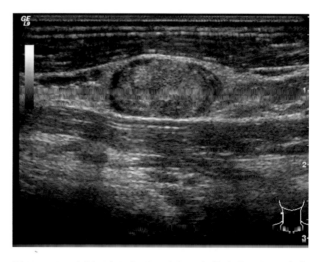

图 1-7-58 右侧颈部纵切面。右侧颈部转移淋巴结,呈中等回声,大小约为 1.7cm×0.9cm,边缘少量囊性区

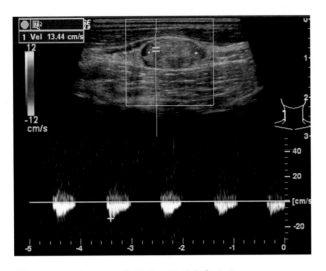

图 1-7-59　图 1-7-58 转移淋巴结的内部血流,RI:1.00

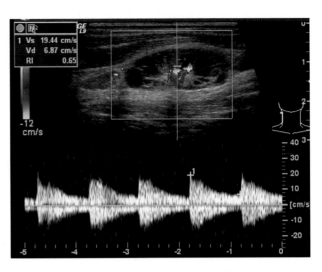

图 1-7-62　图 1-7-61 淋巴结内可探及较丰富血流,RI:0.65

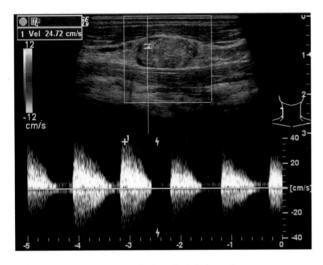

图 1-7-60　图 1-7-58 转移淋巴结的内部血流,RI:1.00

PTC 病例 131　女性,35 岁,右叶甲状腺乳头状癌伴右侧颈部淋巴结转移。

【超声影像】　见图 1-7-63~ 图 1-7-66。

【术后病理】　冷冻 + 石蜡:(甲状腺右叶) 甲状腺乳头状癌,大小为 0.9cm。(右颈淋巴结)7/9 可见癌转移。

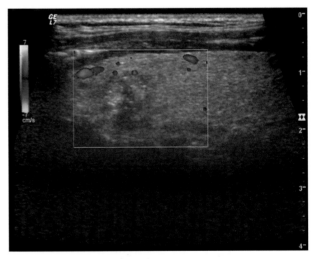

图 1-7-63　右颈部纵切面

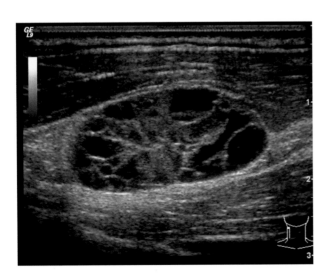

图 1-7-61　右侧颈部纵切面。右侧颈部另一转移淋巴结,2.9cm×1.3cm,呈多房性、囊实性改变

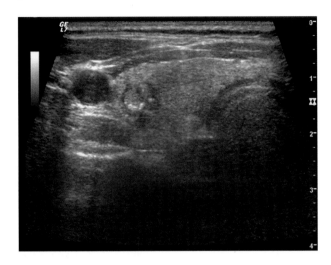

图 1-7-64 右颈部横切面

图 1-7-63、图 1-7-64 显示右叶甲状腺近上极的乳头状癌，1.0cm×0.8cm，呈中等偏低回声，肿瘤内部可见多发微钙化。

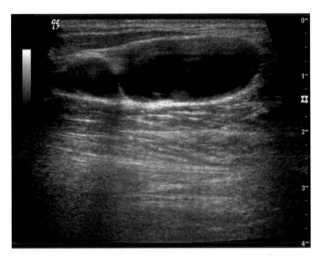

图 1-7-65 右侧颈部斜切面

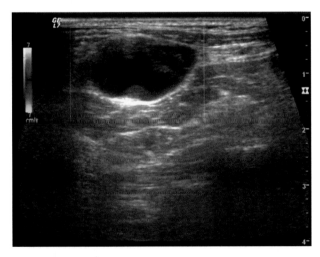

图 1-7-66 右侧颈部横切面

图 1-7-65、图 1-7-66 显示右侧胸锁乳突肌旁转移淋巴结呈囊性，淋巴结内仅可见少量不规则实性区。淋巴结内未见血流。

八、甲状腺乳头状癌的周围浸润

甲状腺乳头状癌的浸润包括：相邻的甲状腺实质、甲状腺被膜、甲状腺周围软组织、神经及气管浸润。

PTC 病例 132 女性，48 岁，甲状腺峡部乳头状癌、侵及被膜。

【超声影像】 见图 1-8-1～图 1-8-3。

【术后病理】 冷冻 + 石蜡:(甲状腺峡部)甲状腺乳头状癌，大小 0.9cm×0.9cm×0.5cm，累及被膜。(甲状腺右叶)送检甲状腺组织，局部见一结节形成，可见核沟及核内假包涵体(直径约 0.3cm)，形态符合甲状腺乳头状微小癌。

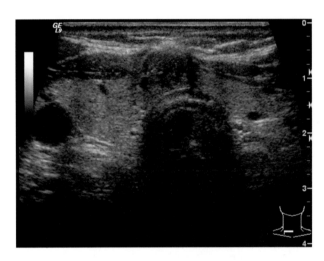

图 1-8-1 颈前横切面。组织谐波图像。肿瘤位于甲状腺峡部，1.2cm×0.8cm，呈不均质低回声结节，边缘可见毛刺样改变；肿瘤向前方隆起，前缘甲状腺被膜不清晰、断续

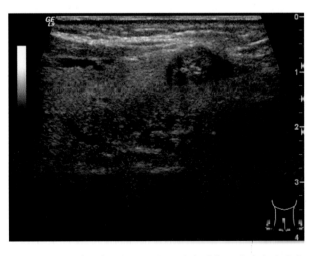

图 1-8-2 颈前正中纵切面。组织谐波图像。肿瘤内伴多发微钙化

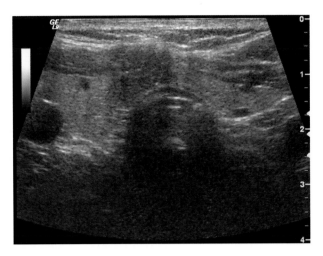

图 1-8-3　颈前横切面。基波图像。峡部肿瘤旁约 4mm 处右叶内还可见一微小低回声结节,直径约 3mm

PTC 病例 133　女性,50 岁,左叶甲状腺乳头状癌侵及被膜外软组织。

【超声影像】　见图 1-8-4~ 图 1-8-10。

【术后病理】　冷冻 + 石蜡:(左叶)甲状腺乳头状癌,2.5cm×2.3cm×2.2cm,可见砂粒体,侵及被膜外软组织。(甲状腺周围淋巴结)1/3 枚可见癌转移。

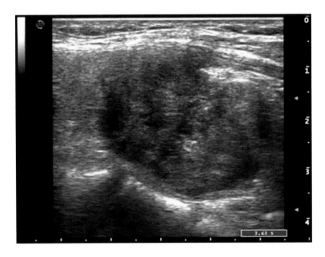

图 1-8-4　左颈部纵切面

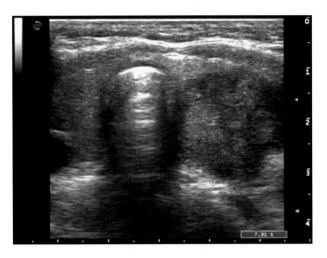

图 1-8-5　左颈部横切面

图 1-8-4、图 1-8-5 显示肿瘤位于左叶甲状腺下极,呈不均质低回声包块,约 3.8cm×3cm,边界欠清晰,边缘可见毛刺样改变,团块内可见少量钙化;肿瘤前缘局部甲状腺被膜不连续,团块与周围软组织界限模糊不清。

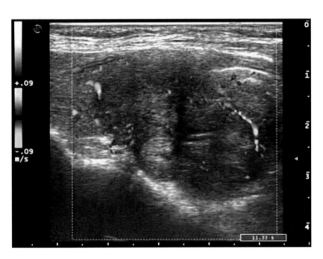

图 1-8-6　左颈部纵切面。CDFI 显示肿瘤内部血流丰富

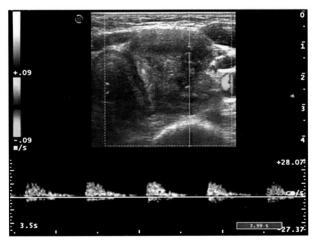

图 1-8-7　左颈部横切面

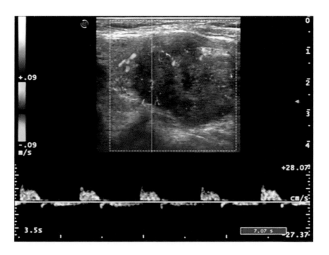

图 1-8-8　左颈部纵切面

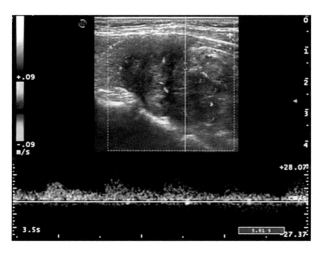

图 1-8-9　左颈部纵切面

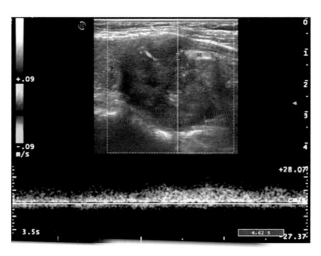

图 1-8-10　右颈部纵切面

图 1-8-7~ 图 1-8-10 显示肿瘤内部血流频谱呈多样性,存在低速、高阻力型动脉血流频谱。

PTC 病例 134　男性,54 岁,右叶甲状腺乳头状癌、浸润甲状腺外纤维脂肪及骨骼肌组织。

【超声影像】　见图 1-8-11~ 图 1-8-16。

【术后病理】　冷冻 + 石蜡:(双侧) 甲状腺切除标本,右叶甲状腺乳头状癌,大小 4cm×3.7cm× 3cm,伴局灶钙化,间质纤维组织增生,累及峡部,浸润深方纤维脂肪及骨骼肌组织。未累及左叶甲状腺。(右颈侧区)淋巴结 5/24 可见癌转移。

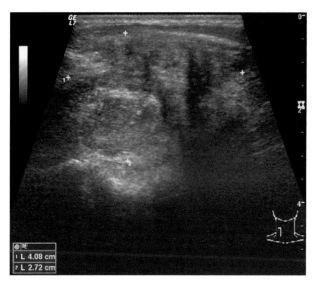

图 1-8-11　右颈部纵切面

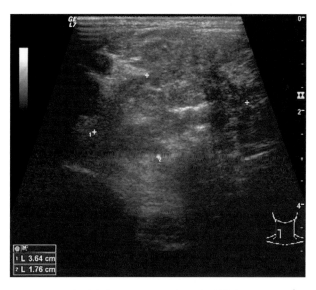

图 1-8-12　右颈部纵切面。肿瘤内可见不规则带状强回声

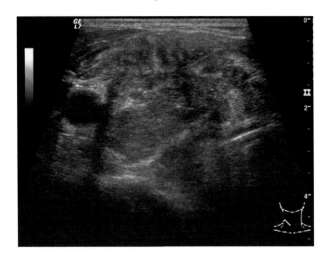

图1-8-13 右颈部横切面

图1-8-11~图1-8-13显示肿瘤位于右叶甲状腺,大小约为4.1cm×3.5cm×2.7cm,呈不均质低回声,与周围软组织分界不清。

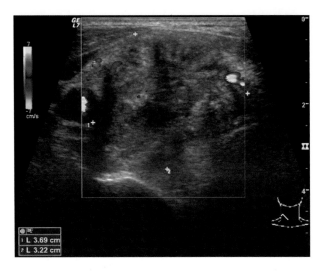

图1-8-14 右颈部横切面。CDFI于肿瘤内可见少量血流。于肿瘤中部后方(游标处)可见肿瘤侵入甲状腺后方软组织内

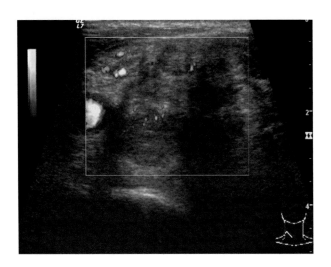

图1-8-15 右颈部横切面。CDE亦显示肿瘤内部有少量血流。肿瘤局部可见声衰减

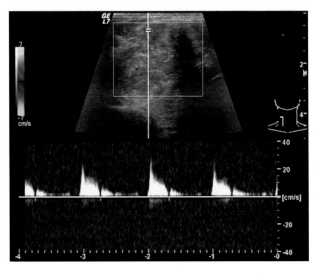

图1-8-16 右颈部横切面。肿瘤内部血流频谱呈高阻力型,RI:1.00

PTC病例135 女性,41岁,右叶甲状腺乳头状癌,滤泡型,浸润颈前肌层。

【超声影像】 见图1-8-17~图1-8-19。

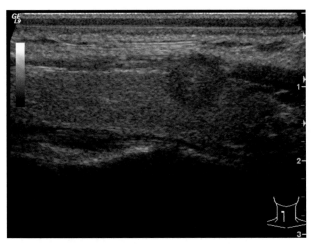

图1-8-17 右颈部纵切面。肿瘤位于右叶近下极,呈低回声,边缘可见毛刺样改变;肿瘤向前方隆起,甲状腺包膜中断,侵及颈前肌层

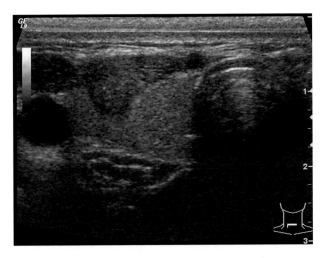

图 1-8-18 右颈部横切面。向前方隆起的乳头状癌与颈前肌肉界限不清,肿瘤内可见一个微钙化

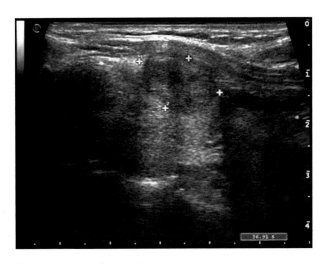

图 1-8-20 左颈部纵切面

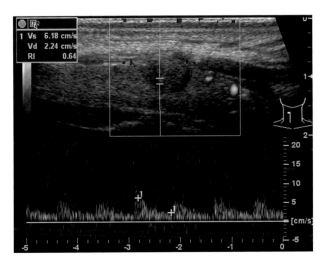

图 1-8-19 肿瘤内部可见少量血流,RI:0.64

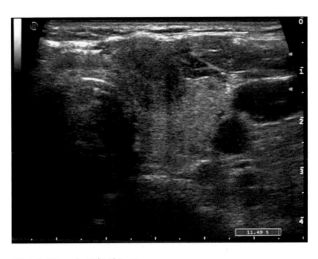

图 1-8-21 左颈部横切面

图 1-8-19~ 图 1-8-21 显示肿瘤位于甲状腺左叶至峡部间,约 1.7cm×1.7cm×1.1cm,边界不清晰,其内可见细小钙化;肿瘤向前方突出,侵入颈前肌层。

PTC 病例 136 女性,51 岁,左叶甲状腺乳头状癌,侵犯骨骼肌。

【超声影像】 见图 1-8-20、图 1-8-21。

【术后病理】 冷冻 + 石蜡:(左侧 + 峡部)甲状腺乳头状癌,肿瘤为多发,峡部肿瘤大小 1.5cm×1.3cm×1.0cm,侵犯甲状腺周围骨骼肌,左叶肿瘤直径约 2mm,可见砂粒体形成。

PTC 病例 137 女性,49 岁,右叶甲状腺乳头状癌,累及被膜,局部侵犯颈前肌肉。

【超声影像】 见图 1-8-22~ 图 1-8-26。

患者于超声检查 12 天后行右叶甲状腺根治性切除术,术中见肿瘤位于右叶偏下极,直径 1.5cm,局部侵犯颈前肌肉。

【术后病理】 冷冻 + 石蜡:(右)甲状腺乳头状癌,肿瘤大小为 1.3cm×1.0cm×0.8cm,累及被膜,周围组织呈淋巴细胞性甲状腺炎,断端净。

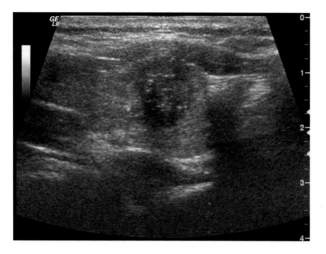

图 1-8-22　右颈部纵切面

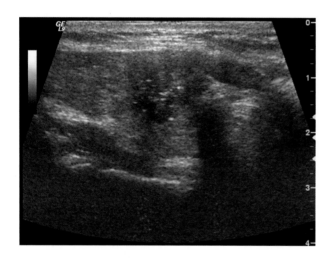

图 1-8-23　右颈部纵切面

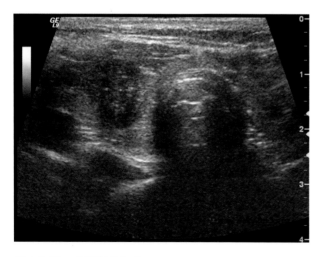

图 1-8-24　右颈部横切面

图 1-8-22~ 图 1-8-24 显示肿瘤位于右叶甲状腺近下极，1.6cm×1.4cm，呈低回声伴多发微钙化，边界欠清晰，边缘可见微小毛刺样改变。于肿瘤前缘可见局部甲状腺包膜模糊、断续。

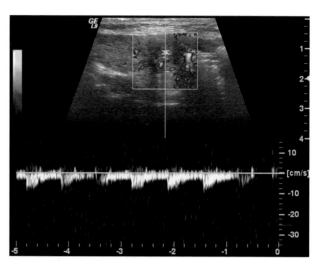

图 1-8-25　右颈部纵切面

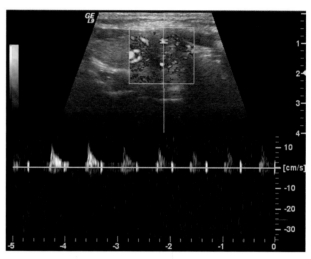

图 1-8-26　右颈部纵切面

图 1-8-25、图 1-8-26CDE 显示肿瘤内可见少量血流；频谱多普勒可在肿瘤内探及部分低速、高阻力型动脉血流，RI：0.70~1.00。

PTC 病例 138　男性，44 岁，甲状腺多发乳头状癌伴右颈前肌肉侵犯、双侧颈淋巴结转移。

【超声影像】　见图 1-8-27~ 图 1-8-34。

患者于超声检查一周后行甲状腺癌切除术。术中见甲状腺弥漫性病变，质硬，切除锥状叶术中冷冻结果示"甲状腺乳头状癌"。经向患者家属交代病情及手术风险后，同意选择放射性核素治疗，未行根治性手术。

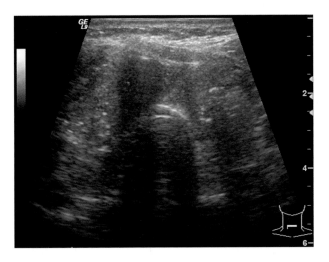

图 1-8-27 颈部横切面。探头频率 9MHz，图像深度 6cm。显示双叶甲状腺内边界不清的中等偏低回声癌灶及峡部的低回声癌灶

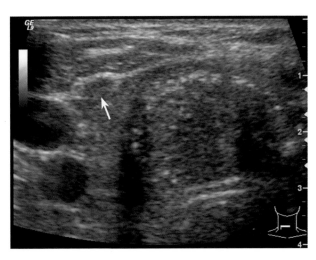

图 1-8-30 右颈部横切面。右叶肿瘤边界模糊，于右颈前肌层内可见一 0.6cm×0.4cm 的低回声结节，边界尚清（箭头所指）

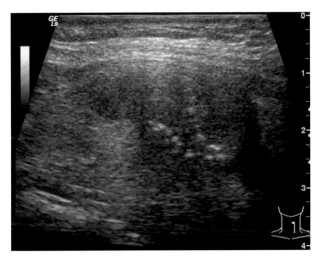

图 1-8-28 左叶肿瘤 3.3cm×2.0cm，呈低回声伴多发钙化，边界欠清晰，甲状腺被膜尚连续

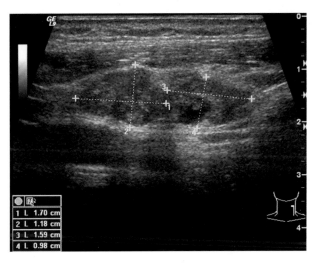

图 1-8-31 左侧颈部转移淋巴结，可见囊性区

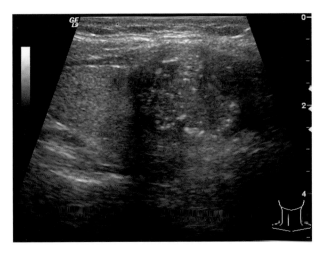

图 1-8-29 右叶肿瘤 3.3cm×2.1cm，中等偏低回声伴弥漫性微钙化，肿瘤前缘与颈前肌肉分界不清

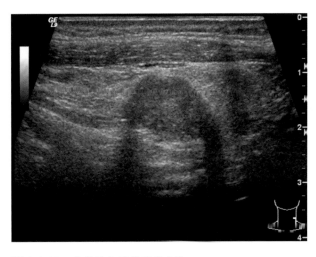

图 1-8-32 左锁骨上区转移淋巴结

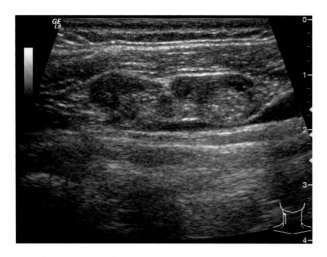

图 1-8-33 右侧颈部纵切面。右颈内静脉旁转移淋巴结,低回声伴多发微钙化。右颈内静脉可见受压表现

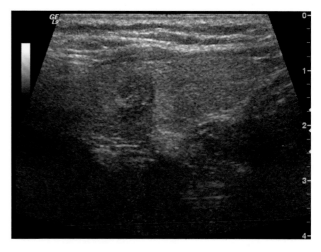

图 1-8-35 左颈部纵切面

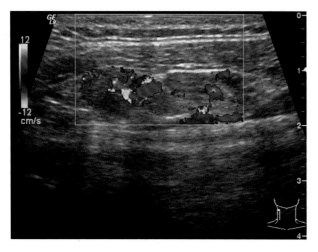

图 1-8-34 右侧颈部转移淋巴结内血流丰富

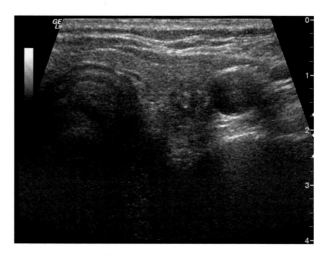

图 1-8-36 左颈部横切面

图 1-8-35、图 1-8-36 显示左叶甲状腺近上极可见肿瘤,约 0.7cm×1.1cm,呈低回声,边界不清;肿瘤内可见数个微钙化;Doppler 于其内未探及明确血流。肿瘤后缘达甲状腺背侧包膜。

PTC 病例 139 女性,53 岁,左叶甲状腺乳头状癌,神经侵犯。

【超声影像】 见图 1-8-35、图 1-8-36。

【病理学表现】

大体检查:左叶甲状腺切除标本,为 5cm×2.8cm×1.2cm,表面部分有被膜。切面内有一个灰白色结节,类圆形,直径 0.8cm,实性,部分似微囊样,质硬脆,界清无包膜(图 1-8-37、图 1-8-38)。

光镜所见:上述结节为纤维性瘢痕样组织,内有增生的团巢状甲状腺上皮细胞,部分为乳头状,并有神经浸润,伴有较多的砂粒性钙化小体(图 1-8-39~图 1-8-43)。

病理诊断:左叶甲状腺乳头状癌,伴神经浸润。

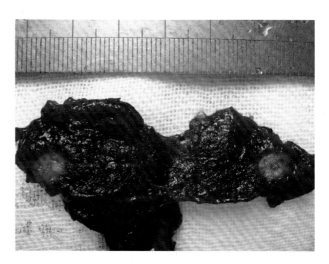

图 1-8-37 大体标本:在甲状腺内有一个灰白色结节

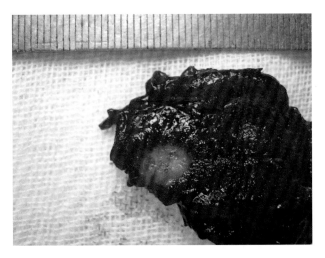

图 1-8-38 大体标本:图 1-8-37 局部放大后,结节的大径为 0.7cm,界限清,无包膜,实性为主,有小的囊样改变。周围甲状腺红褐色,有光泽

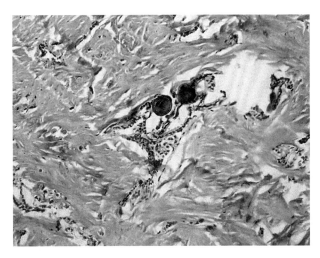

图 1-8-41 砂粒性小体。×200,HE 染色

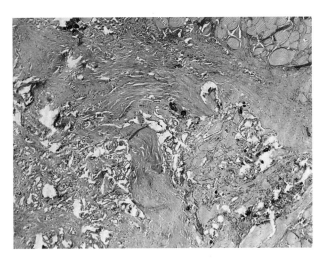

图 1-8-39 甲状腺内有不规则形肿瘤结节,肿瘤呈条索样排列,间质大量硬化性的胶原,并散在小钙化。×40,HE 染色

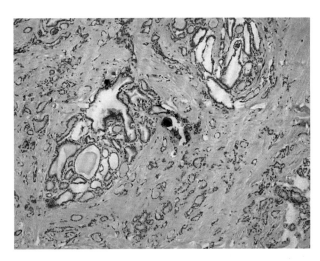

图 1-8-42 肿瘤间有大量胶原形成,分隔包绕肿瘤性腺泡。×40,HE 染色

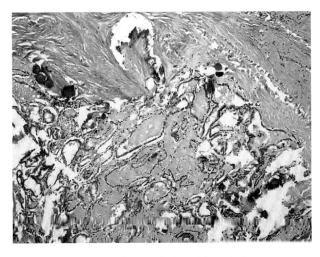

图 1-8-40 放大后见钙化灶为砂粒性钙化小体。×100,HE 染色

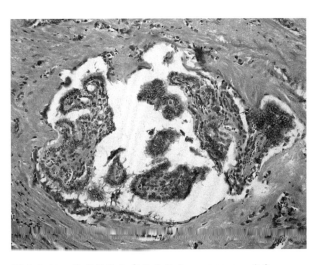

图 1-8-43 肿瘤性腺体有乳头形成。×200,HE 染色

PTC 病例 140　男性,57 岁,右叶甲状腺乳头状癌,侵犯气管。

【超声影像】　见图 1-8-44、图 1-8-45。

【术后病理】　冷冻 + 石蜡:(部分气管及甲状腺右叶)甲状腺乳头状癌,侵透气管全层达气管腔内,气管断端未见肿瘤,肿瘤周边尚可见部分正常甲状腺组织。

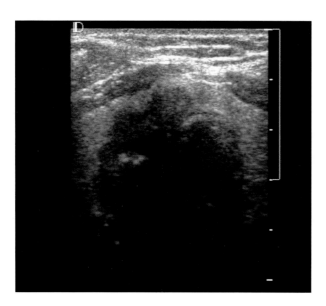

图 1-8-44　颈前横切面。肿瘤位于右叶甲状腺,约 2.8cm×1.6cm,呈低回声实性肿块,外形不规则,部分延伸至甲状腺峡部,肿块内侧浸润气管,并突入气管腔内,气管软骨结构破坏

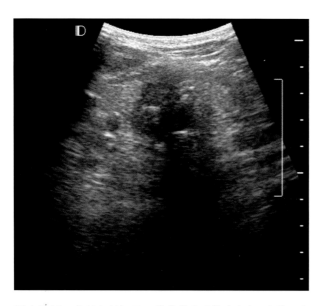

图 1-8-45　右颈部纵切面。肿瘤位于甲状腺中部,边界不清晰,肿瘤内可见多个粗大钙化

九、乳头状癌伴发其他甲状腺疾病

乳头状癌可为甲状腺单独发生的病变,亦可与其他甲状腺疾病伴发。常见的伴发疾病有:结节性甲状腺肿、桥本病、甲状腺腺瘤及腺瘤样增生,甚至同时发生其他类型的甲状腺癌。由于伴发疾病的多样性,声像图的表现更为复杂,使得乳头状癌识别的难度更高。

(一) 乳头状癌合并结节性甲状腺肿

结节性甲状腺肿为临床最常见的甲状腺疾病,其发病率约占人群的 5%,有报道约 4%~17% 的患者可合并甲状腺癌。由于结节性甲状腺肿结节的多发与多样性,加大了甲状腺癌甄别的难度。我们体会,对于多发结节的结节性甲状腺肿患者,要检查到每个结节,增强对癌结节的警惕性与敏感性,对于定期复查的患者,良好的影像记录与对比,在新发结节的发现与鉴别中有着重要作用。

PTC 病例 141　女性,54 岁,右叶甲状腺乳头状微小癌,合并结节性甲状腺肿及左叶腺瘤样增生。

该患者于本次检查前一年及半年时,曾在我院行甲状腺超声检查,均提示结节性甲状腺肿可能大。在本次检查中,发现右叶新增一低回声病灶,直径仅 5mm,合并一个微钙化,病灶内未探及血流,超声提示需警惕恶性(图 1-9-1~ 图 1-9-4)。在超声检查 3 周后行甲状腺大部切除术。

【超声影像】

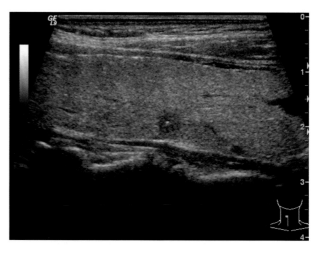

图 1-9-1　右颈部纵切面。显示甲状腺乳头状微小癌位于右叶中部背侧面,直径约 5mm,呈低回声微结节伴一个微钙化,边界尚清晰

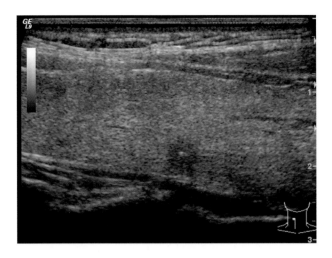

图 1-9-2　图 1-9-1 的放大图像。肿瘤边缘欠规整,可见毛刺样改变

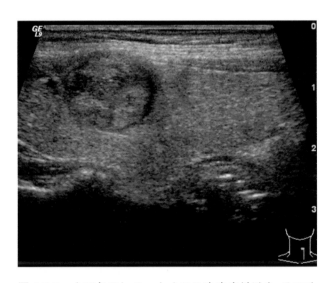

图 1-9-3　左颈部纵切面。左叶甲状腺腺瘤样增生,呈不均质中等回声,边缘可见低回声晕

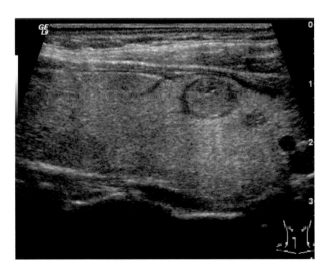

图 1-9-4　右颈部纵切面。右叶结节性甲状腺肿

【术后病理】　冷冻 + 石蜡:(右甲状腺)结节性甲状腺肿,可见一直径 0.2cm 的纤维化区,冷冻切片中见几个增生的甲状腺滤泡,并见一个砂粒体,考虑为乳头状微小癌;(左甲状腺)甲状腺腺瘤样增生。

PTC 病例 142　男性,45 岁,左叶甲状腺乳头状癌合并结节性甲状腺肿。

【超声影像】　见图 1-9-5~ 图 1-9-11。

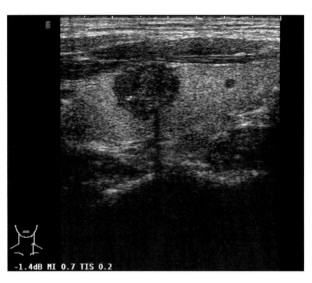

图 1-9-5　左颈部纵切面。乳头状癌位于左叶甲状腺中部偏上方,1.2cm×0.9cm,呈不均质低回声结节,伴少量微钙化,结节边缘可见毛刺样改变,局部可见声影

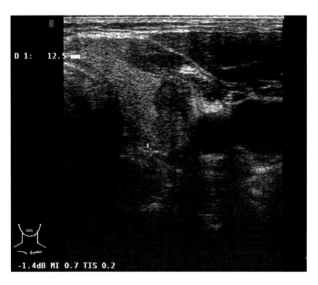

图 1-9-6　左颈部横切面。乳头状癌在该切面显示为高大于宽

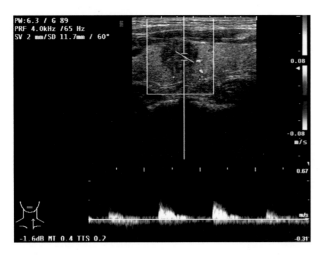

图 1-9-7　乳头状癌内的高阻力动脉血流之一

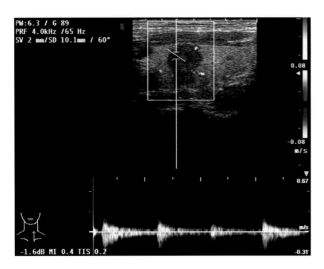

图 1-9-8　乳头状癌内的高阻力动脉血流之二

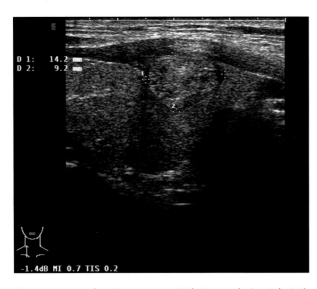

图 1-9-9　右颈部纵切面。右叶结节性甲状腺肿,图中结节呈不均质中等回声,边缘可见低回声晕,边界清晰

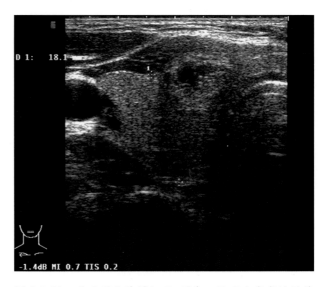

图 1-9-10　右叶甲状腺横切面,图中可见两个囊实性结节(近峡部及右颈动脉旁)和后方一低回声结节

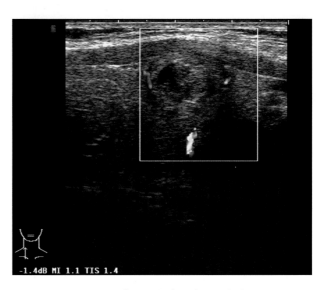

图 1-9-11　右叶甲状腺较大结节边缘可见少量血流

PTC 病例 143　女性,54 岁,左叶甲状腺乳头状癌合并结节性甲状腺肿。

【超声影像】　见图 1-9-12~ 图 1-9-16。

近 7 个月后患者于外院行甲状腺癌根治术,术后病理报告为:(左叶)甲状腺乳头状微小癌(0.3cm×0.3cm),结节性甲状腺肿。

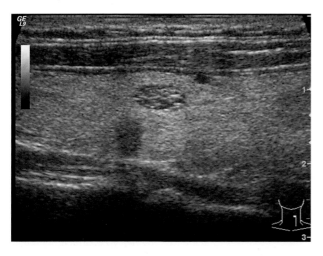

图 1-9-12　左颈部纵切面。图中显示左叶甲状腺中部近后缘的乳头状癌，为低回声结节，边缘不规整，结节后方轻度声衰减；近前缘的结节性甲状腺肿为不均质低回声结节，边界清晰。两结节长轴的交角约呈 90°

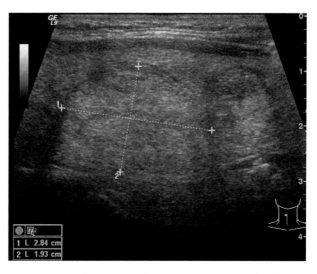

图 1-9-15　右颈部纵切面。右叶呈结节性甲状腺肿表现，图中显示两个等回声结节，边缘可见薄而不完整的低回声晕

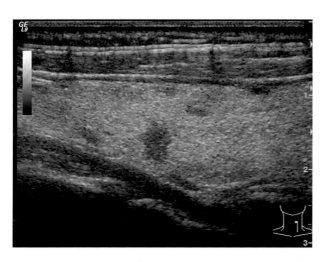

图 1-9-13　左叶乳头状癌的另一纵切面，0.5cm×0.6cm，高大于宽，外形不规整，边缘呈毛刺样改变

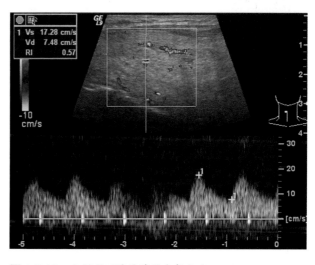

图 1-9-16　上图所测量结节的内部血流，RI:0.57

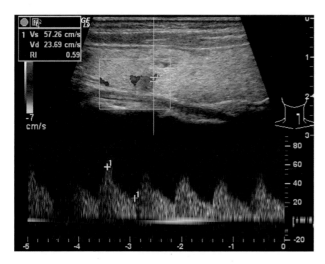

图 1-9-14　于乳头状癌边缘可见少量血流，RI:0.59

　　PTC 病例 144　女性,71 岁,左叶甲状腺乳头状癌合并结节性甲状腺肿。

　　【超声影像】

　　第一次超声检查图像见图 1-9-17、图 1-9-18。

　　约 10 个月后第二次超声检查图像见图 1-9-19、图 1-9-20。

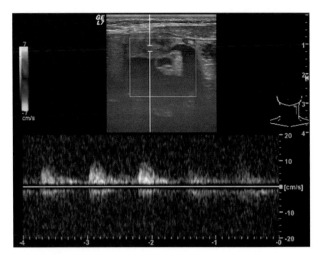

图1-9-17 左颈部纵切面。在左叶甲状腺囊实性结节前方可见一不均质低回声小结节,约1.2cm×0.7cm,边界尚清晰,结节内未见明确钙化,Doppler于结节内可探及血流,RI:0.75~0.80

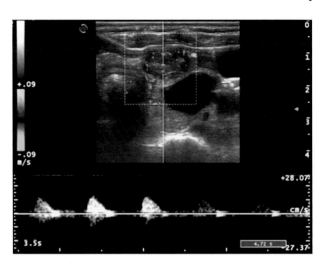

图1-9-20 左颈部横切面。Doppler于结节内可见高阻力动脉血流,RI:1.00。超声提示甲状腺癌可能大

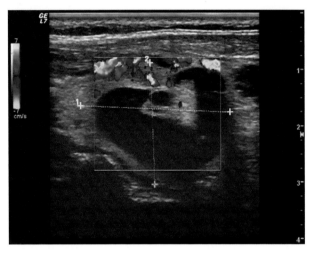

图1-9-18 CDFI显示小结节内血流较丰富

(二) 乳头状癌合并桥本甲状腺炎

PTC病例145 女性,48岁,右叶甲状腺乳头状癌合并桥本甲状腺炎。

【超声影像】 见图1-9-21~图1-9-23。

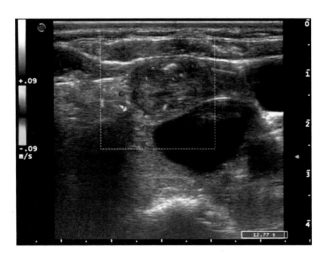

图1-9-19 左颈部横切面。左叶囊实性结节前方的低回声结节体积增大,约2.0cm×1.3cm,其内可见少量钙化。CDFI显示结节内血流较丰富

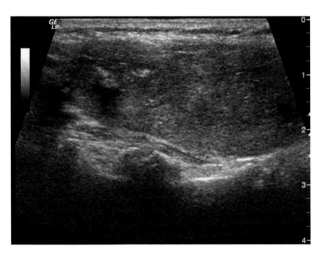

图1-9-21 右颈部纵切面,基波图像。右叶甲状腺增大,回声减低不均质,近上极可见肿瘤呈低回声结节,边界轮廓不清晰,内部可见钙化

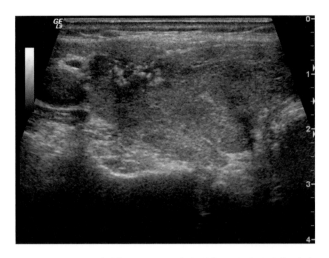

图 1-9-22 右颈部横切面,组织谐波图像。右叶近上极肿瘤边界不清晰,约 2.1cm×1.3cm,呈低回声伴多发微钙化

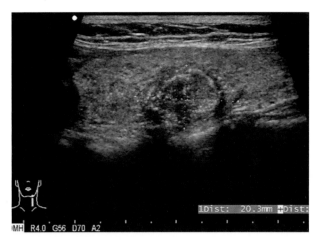

图 1-9-24 左颈部纵切面

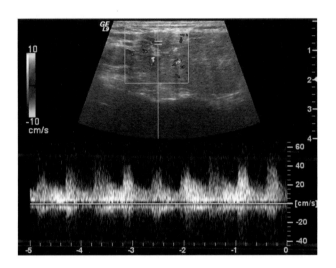

图 1-9-23 肿瘤的内部可见少量血流,频谱形态不具特征性,RI:0.56

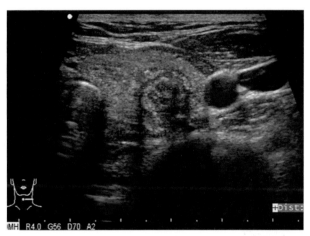

图 1-9-25 左颈部横切面

图 1-9-24、图 1-9-25 显示乳头状癌位于左叶甲状腺中部,为不均质中等偏低回声结节,约 1.8cm×1.3cm,边界欠清晰,边缘可见部分低回声晕;其内钙化略呈层状排列。甲状腺实质回声不均质,呈弥漫性微结节样改变。

  PTC 病例 146 女性,28 岁,左叶甲状腺乳头状癌合并桥本甲状腺炎。

  【超声影像】 见图 1-9-24~ 图 1-9-27。

  【术后病理】 冷冻 + 石蜡:左甲状腺 + 气管旁淋巴结切除标本:(左)甲状腺乳头状癌,肿瘤大小为 1.7cm×1.3cm×0.8cm,伴大片玻璃样变及钙化。余甲状腺呈淋巴细胞性甲状腺炎。(气管旁)淋巴结 2/8 可见癌转移,癌灶最大径约 0.25cm。

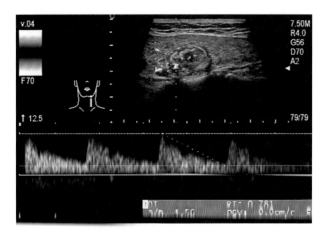

图 1-9-26 多普勒显示肿瘤内可探及高阻力型动脉血流,RI:0.78~1.00

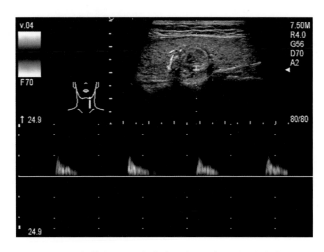

图 1-9-27　多普勒显示肿瘤内可探及高阻力型动脉血流，RI：0.78~1.00

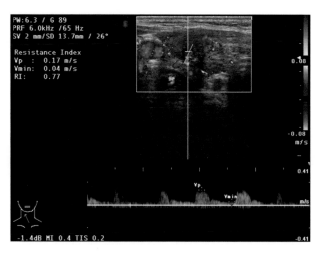

图 1-9-29　右颈部斜切面。Doppler 于癌灶内可探及部分高阻力动脉血流，RI：0.69~0.81

PTC 病例 147　女性，33 岁，右叶甲状腺乳头状癌伴桥本甲状腺炎。

【超声影像】　见图 1-9-28~ 图 1-9-30。

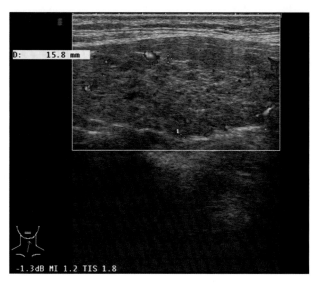

图 1-9-30　左颈部纵切面。左叶甲状腺实质回声不均质，呈弥漫性微结节样改变，CDFI 显示甲状腺内部血流轻度增加

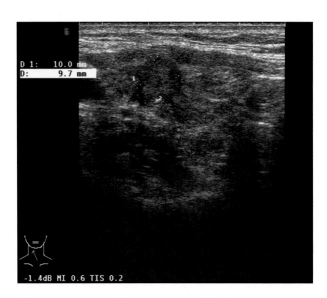

图 1-9-28　右颈部斜切面。乳头状癌位于右叶甲状腺近上极，呈低回声结节，最大径约 1.2cm，边界欠清晰，边缘可见毛刺样改变，肿瘤前缘向包膜外隆起，局部甲状腺包膜未见中断

PTC 病例 148　女性，59 岁，右叶甲状腺乳头状癌合并淋巴细胞性甲状腺炎。

【超声影像】　见图 1-9-31~ 图 1-9-33。

【术后病理】　冷冻 + 石蜡:(右) 甲状腺腺叶切除标本，甲状腺乳头状微小癌，肿瘤最大径约 0.6cm，肿瘤累及被膜，断端净。周围甲状腺呈淋巴细胞性甲状腺炎，伴局部纤维化及滤泡上皮增生。

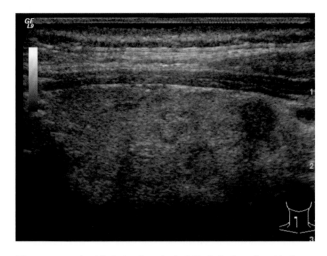

图 1-9-31　右颈部纵切面。右叶甲状腺实质回声不均质,可见多发实性结节,乳头状癌结节为近下极的低回声者,边界欠清晰,边缘可见毛刺样改变

PTC 病例 149　女性,30 岁,右叶甲状腺乳头状微小癌合并桥本病伴嗜酸性腺瘤。

【超声影像】　见图 1-9-34~ 图 1-9-36。

【术后病理】　冷冻 + 石蜡:(右侧甲状腺)甲状腺腺瘤样增生,局部嗜酸性腺瘤形成,间质内显著淋巴组织增生,淋巴滤泡形成,伴甲状腺滤泡上皮嗜酸性变,局灶纤维组织增生、硬化,其间可见甲状腺滤泡上皮乳头状增生,排列拥挤,可见毛玻璃样核及核沟(免疫组化染色:CK19-,Galectin-3++,HMBE-1++)。综上,考虑为桥本甲状腺炎伴微小甲状腺乳头状癌(病灶最大径约 0.7cm)。(左侧) 桥本甲状腺炎伴嗜酸性腺瘤形成。

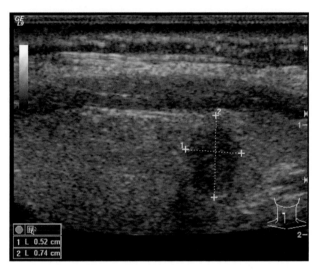

图 1-9-32　乳头状癌的放大图像。肿瘤约 0.5cm×0.7cm

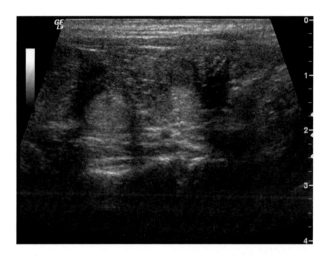

图 1-9-34　右颈部纵切面。甲状腺实质回声减低、不均质,略呈微结节样改变;乳头状癌为近下极的低回声结节,伴多发微钙化,0.7cm×0.9cm,其后方可见声衰减,边界不清晰。甲状腺内的中等回声结节为嗜酸性腺瘤

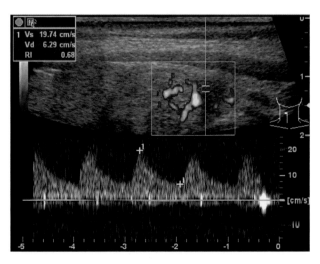

图 1-9-33　乳头状癌的内部血流,RI:0.68

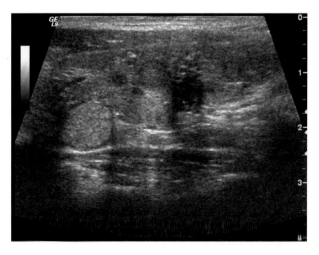

图 1-9-35　右叶甲状腺的另一纵切面。乳头状癌明显高大于宽;嗜酸性腺瘤边缘可见低回声晕,边界清晰

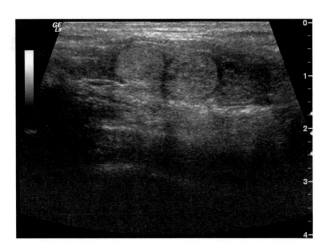

图 1-9-36 左颈部纵切面。显示左叶甲状腺呈桥本病改变，并可见两个嗜酸性腺瘤，均为中等回声伴低回声晕

PTC 病例 150 女性，58 岁，左叶甲状腺乳头状癌合并桥本病。

【超声影像】 见图 1-9-37~图 1-9-42。

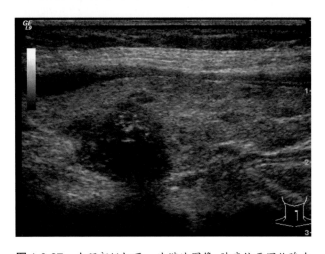

图 1-9-37 左颈部纵切面。为谐波图像，肿瘤位于甲状腺左叶近上极，1.7cm×1.4cm，呈不均质低回声，外形不规整，边界尚清晰，肿瘤内部可见微钙化

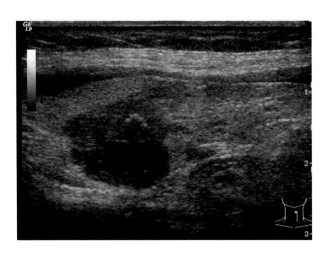

图 1-9-38 左颈部纵切面。肿瘤内还可见粗大钙化

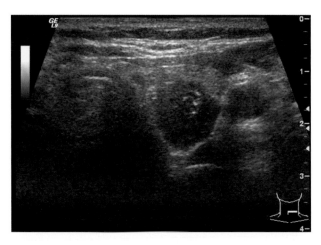

图 1-9-39 左颈部横切面。基波图像。显示肿瘤的横切面及内部的微钙化

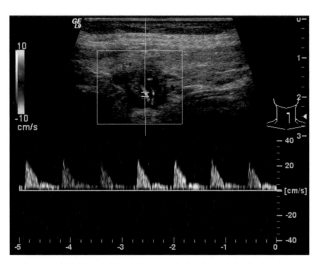

图 1-9-40 CDFI 显示肿瘤内血流较丰富，可见分支状血流；频谱多普勒显示为高阻力型动脉血流，RI:0.83

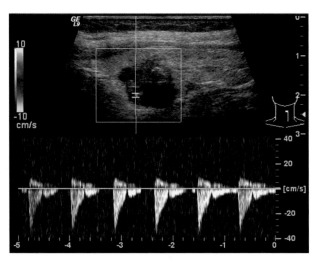

图 1-9-41 左颈部纵切面。肿瘤内高阻力动脉血流

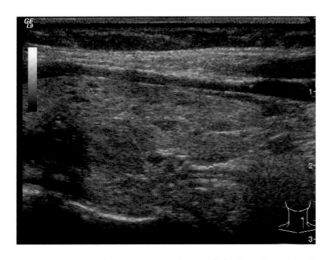

图 1-9-42 左颈部纵切面。左叶甲状腺实质呈弥漫性微结节样改变

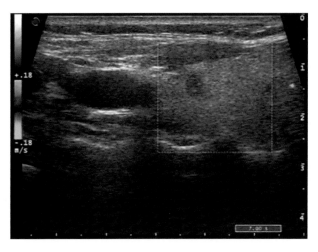

图 1-9-44 右颈部斜切面。CDFI 于肿瘤内未见明确血流

(三) 乳头状癌合并甲状腺腺瘤

PTC 病例 151 女性,52 岁,右叶甲状腺乳头状微小癌、左叶甲状腺嗜酸细胞性腺瘤。

【超声影像】 见图 1-9-43~ 图 1-9-48。

该患者主因双叶甲状腺小结节可疑微钙化、左叶结节内可见高阻力动脉血流,而分别对两结节行超声引导下细针穿刺活检,病理报告为:(左叶)少许甲状腺及骨骼肌组织,间质散在慢性炎细胞浸润,未见肿瘤性病变。(右叶)甲状腺组织,滤泡上皮局灶乳头状增生,未见砂粒体。另见少许骨骼肌组织。综上,右叶为甲状腺乳头状癌。

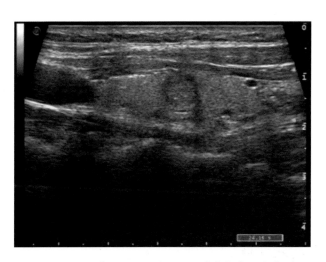

图 1-9-45 左颈部纵切面。左叶甲状腺中部实性结节,直径约 0.8cm,呈不均质中等回声,边缘可见低回声晕,边界尚清晰;结节内亦可疑微钙化

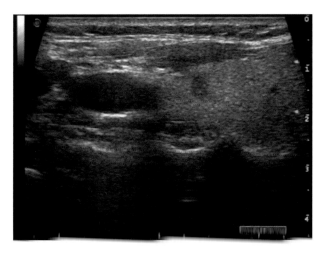

图 1-9-43 右颈部纵切面。右叶甲状腺近上极可见乳头状微小癌,约 4mm×6mm,边缘欠规整,边界尚清晰,内部可疑微钙化

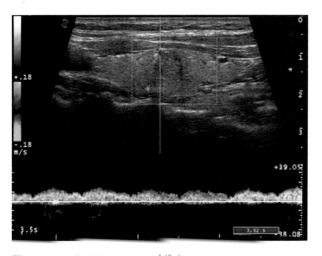

图 1-9-46 左叶腺瘤的血流图像之一

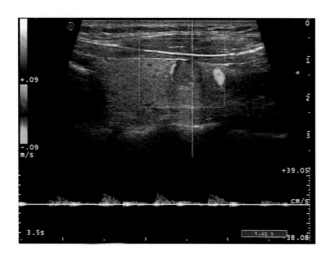

图 1-9-47　左叶腺瘤的血流图像之二

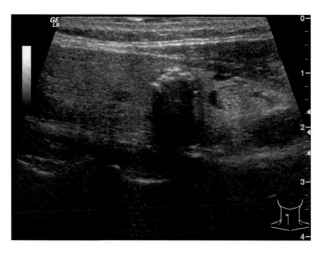

图 1-9-49　右颈部纵切面。右叶甲状腺偏下方可见乳头状癌结节,低回声伴多数粗大钙化,边界欠清晰

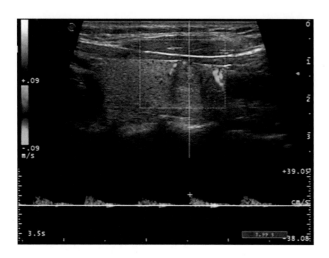

图 1-9-48　左叶腺瘤的血流图像之三

图 1-9-46~ 图 1-9-48 为左叶嗜酸细胞性腺瘤的内部血流,可见部分血流频谱呈高阻力型,RI:0.56~1.00。

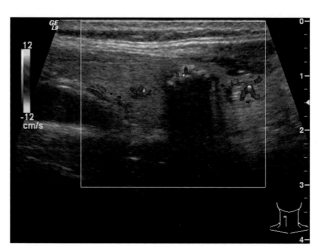

图 1-9-50　CDFI 于乳头状癌边缘可见少量血流

【术后病理】　冷冻 + 石蜡:(右侧甲状腺)甲状腺乳头状微小癌,最大径约 0.3cm。(左侧及峡部)甲状腺嗜酸细胞性腺瘤,肿瘤直径 0.7cm,紧邻被膜。余甲状腺组织无著变。

　　PTC 病例 152　女性,右叶甲状腺乳头状微小癌、左叶甲状腺嗜酸细胞腺瘤。

　　【超声影像】　见图 1-9-49~ 图 1-9-55。

　　【术后病理】　冷冻 + 石蜡:(左)甲状腺嗜酸细胞腺瘤,伴局灶甲状腺滤泡结节状增生。(右)甲状腺组织内见增生的滤泡上皮于玻璃样纤维组织中浸润生长伴明显钙化,滤泡上皮胞核空泡样,考虑为甲状腺乳头状微小癌,肿瘤最大径约 0.7cm。

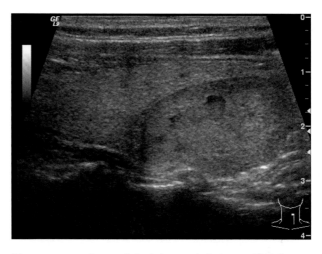

图 1-9-51　双叶甲状腺实质内可见多个大小不等的实性及囊实性结节,最大者位于左叶下极,大小约为 3.1cm×1.8cm,以实性为主,内可见小囊性区,边界清晰,其内未见钙化

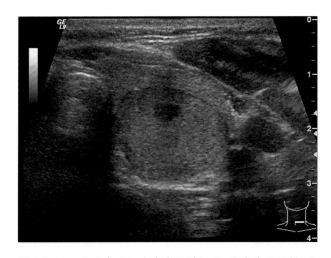

图 1-9-52　右叶嗜酸细胞腺瘤的横切面,肿瘤外形规整,边缘可见薄的低回声晕,边界清晰,其回声与甲状腺实质相若,偏心处局部呈低回声

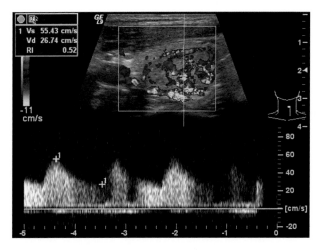

图 1-9-55　嗜酸细胞腺瘤内的血流频谱,RI:0.52

PTC 病例 153　女性,50 岁,右叶甲状腺乳头状微小癌,左叶甲状腺腺瘤。

【超声影像】　见图 1-9-56~ 图 1-9-61。

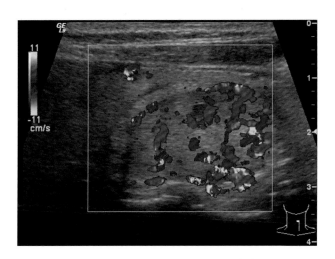

图 1-9-53　CDFI 显示腺瘤内部及边缘血流丰富

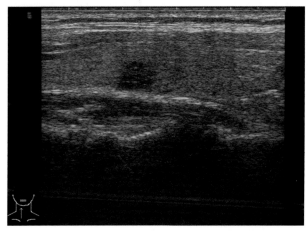

图 1-9-56　右颈部纵切面。乳头状癌位于右叶甲状腺中部,呈低回声结节,约 0.8cm×0.7cm,边缘不规整,边界清晰

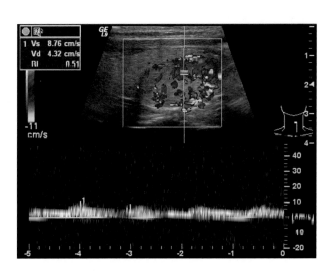

图 1-9-54　嗜酸细胞腺瘤内的血流频谱,RI:0.51

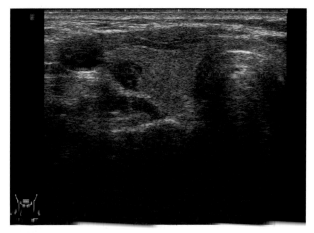

图 1-9-57　右颈部横切面。乳头状癌紧邻甲状腺被膜,边缘可见毛刺样改变

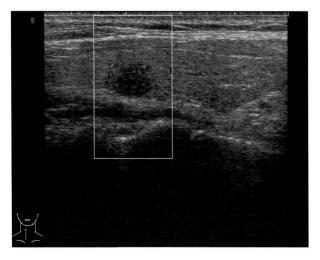

图 1-9-58　CDFI 于乳头状癌内部可见少量血流

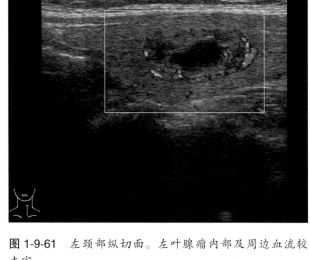

图 1-9-61　左颈部纵切面。左叶腺瘤内部及周边血流较丰富

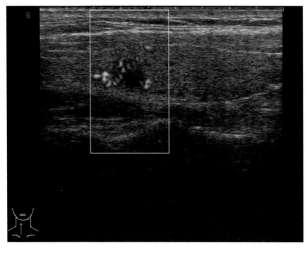

图 1-9-59　CDE 显示乳头状癌内部血流丰富

PTC 病例 154　男性,17 岁,右叶多灶性甲状腺乳头状癌合并滤泡性腺瘤。

【超声影像】　见图 1-9-62~ 图 1-9-67。

【术后病理】　冷冻 + 石蜡:右叶甲状腺组织,肉眼见两个结节,大者直径 3cm,为甲状腺滤泡性腺瘤,小者直径 0.7cm,为甲状腺乳头状癌。经石蜡多次取材,于周围甲状腺组织内见多灶性乳头状微小癌,直径 0.5~5mm,伴砂粒体形成,累及被膜。

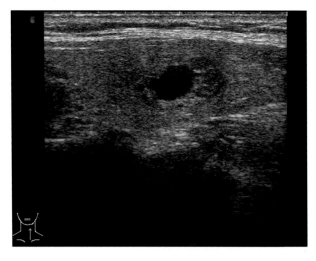

图 1-9-60　左颈部纵切面。左叶甲状腺腺瘤,12.2cm×1.4cm,呈囊实性结节,边界清晰,未见钙化,实性区呈等回声,结节边缘可见不完整的薄低回声晕

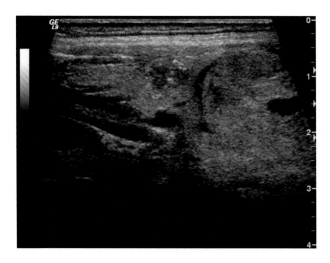

图 1-9-62　右颈部纵切面

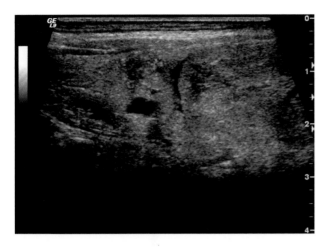

图 1-9-63 右颈部纵切面

图 1-9-62、图 1-9-63 为右颈部不同纵切面。乳头状癌位于右叶近上极,约 1.0cm×0.7cm,呈低回声伴多发微钙化,边界不清晰;其下方为部分滤泡性腺瘤。

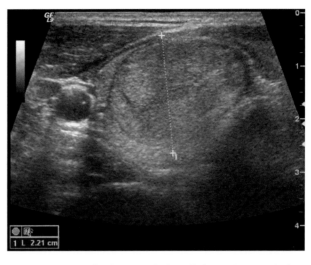

图 1-9-66 右颈部横切面。滤泡性腺瘤于该切面呈均质的中等回声,边缘可见低回声晕,外形规整,边界清晰

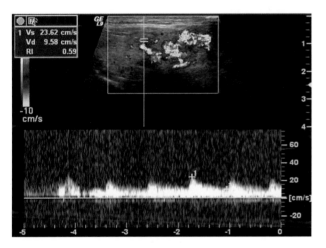

图 1-9-64 Doppler 于乳头状癌内部可探及血流,RI:0.59

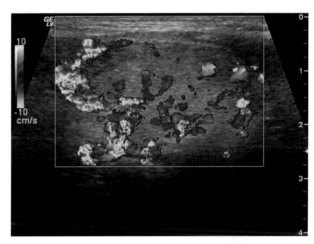

图 1-9-67 CDFI 显示腺瘤内部血流丰富,上缘可见扩张的血管

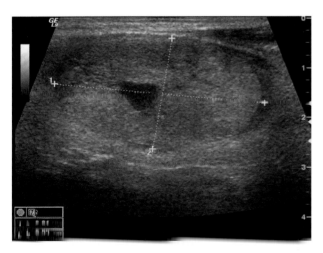

图 1-9-65 右颈部纵切面。显示右叶甲状腺内滤泡性腺瘤,约 3.9cm×2.2cm,呈中等回声,肿瘤质地与甲状腺实质相若,肿瘤中心可见小囊性区

(四)甲状腺乳头状癌伴透明变梁状肿瘤

透明变梁状肿瘤(hyalinizing trabecular tumour, HTT)常与甲状腺乳头状癌并发,为来源于滤泡上皮的罕见肿瘤,其细胞核亦具有类似乳头状癌的特点,目前认为是一种低度恶性潜能的肿瘤。

PTC 病例 155 女性,56 岁,右叶甲状腺多发性乳头状癌伴左叶透明变梁状肿瘤、桥本甲状腺炎。

【超声影像】 见图 1-9-68~ 图 1-9-72。

【病理学表现】

大体检查:右侧甲状腺标本为 6.8cm×3.7cm× 2.2cm,切面有三个灰白色结节,大者为 1.2cm× 0.7cm×0.4cm,其余均为 1mm。质地硬。左侧甲状腺标本为 6.2cm×2.5cm×1.4cm,其内有一个褐色结节,直径 1cm,界限清楚,质软。余两侧甲状腺组织

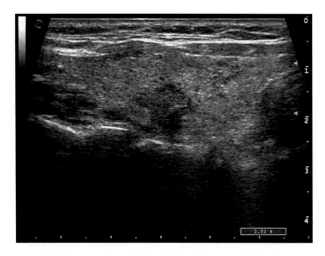

图 1-9-68 右颈部斜切面。显示右叶甲状腺乳头状癌，1.1cm×0.9cm，呈低回声，外形不规整，边界欠清晰，肿瘤内可见一微钙化

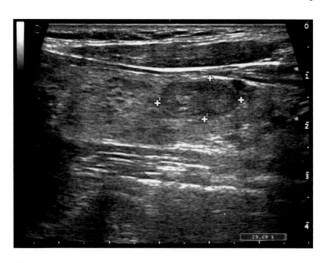

图 1-9-71 左颈部纵切面。图中游标测量的结节为透明变梁状肿瘤，呈偏低回声，欠均质，外形规整，边界清晰，可见包膜

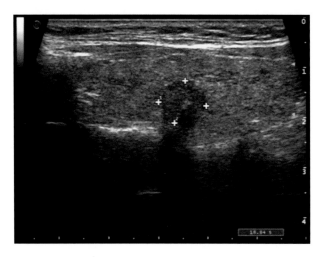

图 1-9-69 右颈部纵切面。右叶甲状腺乳头状癌的另一切面图像

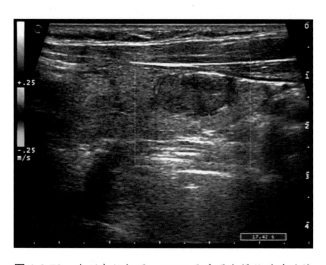

图 1-9-72 左颈部纵切面。CDFI 于透明变梁状肿瘤边缘可见半环状血流，肿瘤内部可见少量血流

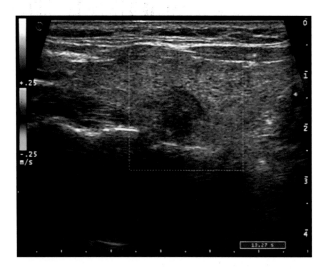

图 1-9-70 右颈部斜切面。CDFI 于右叶乳头状癌内部未探及明确血流

内均有大小不等的类胶质结节灶，有褐色光泽。

光镜所见：右侧甲状腺内的结节呈滤泡细胞的增生，细胞呈明显的空泡状及毛玻璃样，多数呈腺泡状，少数为乳头状形态，间质大量硬化性纤维及个别的砂粒性小钙化体形成（图 1-9-73~图 1-9-78）。左侧甲状腺内有一个界限清楚的结节，结内为实性条索样和小梁状的上皮细胞增生（图 1-9-79~图 1-9-81）。细胞胞质宽大，呈嗜酸性及半透明，核为圆形，部分呈空泡样，有核内假包涵体和不典型的核沟，在肿瘤间有均质红染的变性物（图 1-9-82~图 1-9-84）。该结节与周围甲状腺组织分界清楚，无浸润性生长（免疫组化染色：CK19-，TG++，Calcitonin-）。双侧正常甲状腺内有大量淋巴细胞浸润，并广泛淋巴滤泡形成，邻近甲状腺上皮细胞嗜酸性变性（图 1-9-85）。

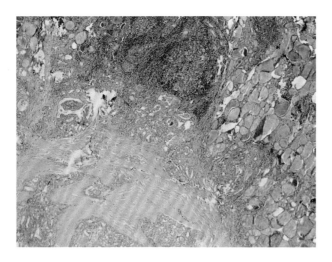

图 1-9-73 右侧甲状腺。灰白色结节内有增生的滤泡上皮细胞,并侵犯邻近的甲状腺。×40,HE 染色

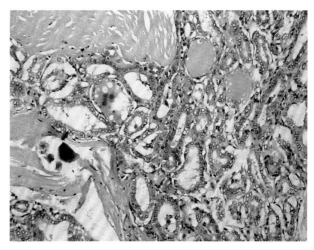

图 1-9-76 肿瘤内有砂粒性钙化。×200,HE 染色

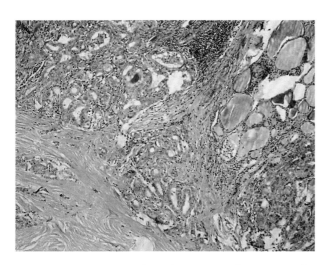

图 1-9-74 图 1-9-73 的高倍镜图像。肿瘤侵入甲状腺。×100,HE 染色

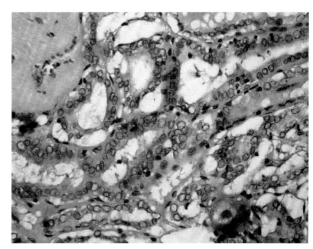

图 1-9-77 肿瘤细胞明显的空泡样及毛玻璃样改变。×400,HE 染色

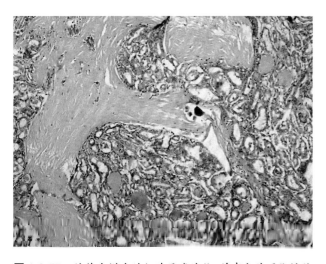

图 1-9-75 结节内增生的细胞呈滤泡状,并有大片硬化性胶原。×100,HE 染色

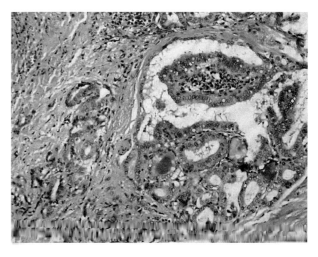

图 1-9-78 肿瘤局部有乳头状形态。×200,HE 染色

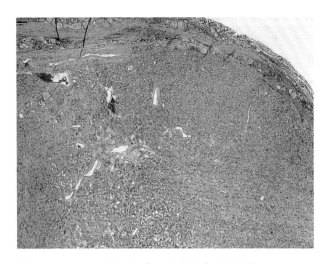

图 1-9-79　左侧甲状腺，有一个界限清楚的结节。×40,HE
染色

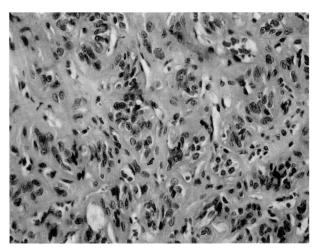

图 1-9-82　肿瘤细胞胞质弱嗜酸性及半透明状,间质有嗜伊
红物质。×200,HE 染色

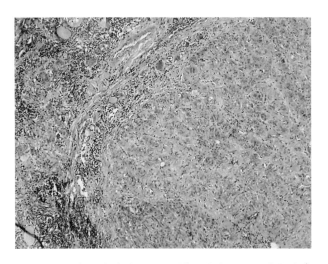

图 1-9-80　左侧结节的另一侧图像。与邻近甲状腺分界清
楚。×100,HE 染色

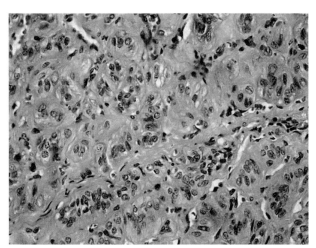

图 1-9-83　肿瘤细胞有较多的核内假包涵体和散在的核沟
(图右上方)。×400,HE 染色

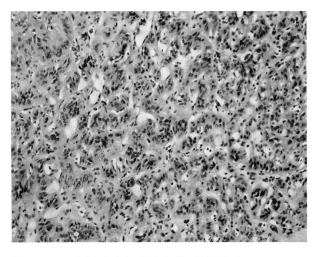

图 1-9-81　左侧肿瘤细胞呈条带、梁状排列。×100,HE
染色

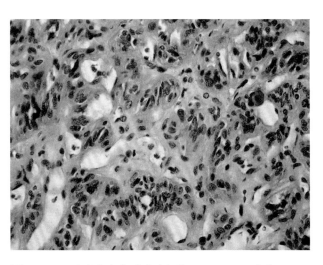

图 1-9-84　肿瘤内有个别的砂粒体。×400,HE 染色

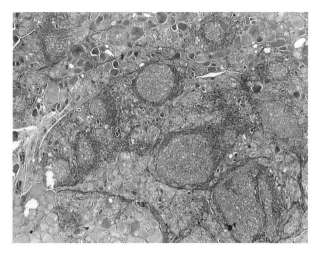

图 1-9-85　结节外的甲状腺组织中大量淋巴滤泡形成。
×40,HE 染色

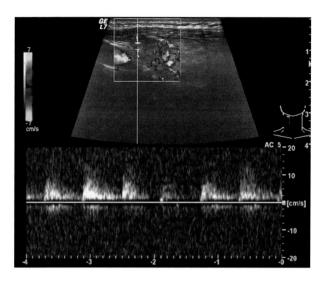

图 1-9-87　Doppler 于肿瘤内可见高阻力动脉血流

病理诊断:右侧甲状腺多发性乳头状癌,左侧
甲状腺为透明变梁状肿瘤,伴双侧桥本甲状腺炎。

(五) 乳头状癌合并甲状腺功能亢进

3 例合并甲亢的患者均为中年女性,甲亢病史
3~4 年,2 例曾行放射性 ^{131}I 治疗。

PTC 病例 156　女性,54 岁,右叶甲状腺乳头
状癌合并甲状腺功能亢进。

患者甲状腺功能亢进病史 4 年,口服药物治疗。

【超声影像】　见图 1-9-86~ 图 1-9-88。

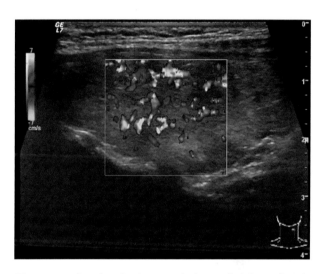

图 1-9-88　左颈部纵切面。显示左叶甲状腺肿大,回声稍减
低,实质内血流丰富

PTC 病例 157　女性,41 岁,甲状腺乳头状微
小癌伴甲状腺功能亢进及滤泡增生。

该患者甲状腺功能亢进病史 3 年,口服药物治
疗,近期症状加重;2 个月前行放射性 ^{131}I 治疗。

【超声影像】　见图 1-9-89~ 图 1-9-93。

【术后病理】　冷冻 + 石蜡:甲状腺全切标本:
双侧甲状腺内各见一灶乳头状微小癌,最大径约为
左 0.3cm、右 0.6cm。另于右侧见一灶甲状腺滤泡增
生,伴纤维组织增生、硬化。余甲状腺滤泡大小不均
一,部分可见少许吸收空泡及滤泡上皮乳头状增生,
符合弥漫性毒性甲状腺肿表现。

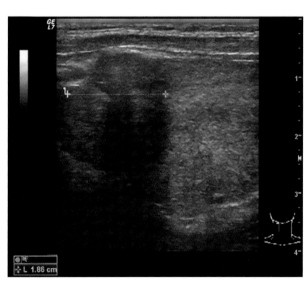

图 1-9-86　右颈部纵切面。右叶甲状腺上极丁见肿瘤,直径
约 1.9cm,呈不均质低回声,边界欠清晰,肿瘤后方可见声
衰减

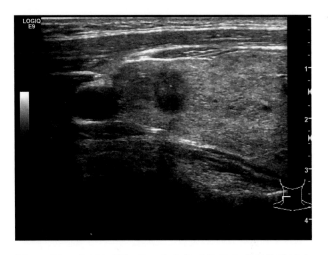

图 1-9-89　右颈部横切面。乳头状癌位于右叶甲状腺近上极,呈低回声伴少量微钙化,约 0.7cm×0.9cm,边界模糊

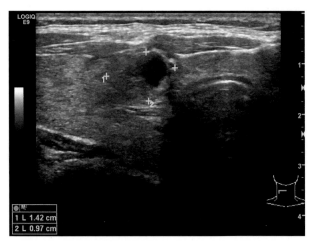

图 1-9-92　右叶甲状腺内滤泡性增生结节,1.4cm×1.0cm,囊实性,边界欠清晰

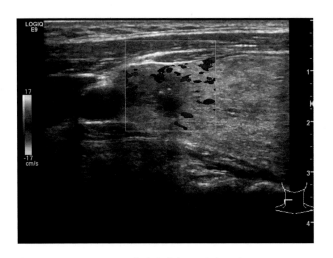

图 1-9-90　Doppler 于肿瘤内未探及明确血流

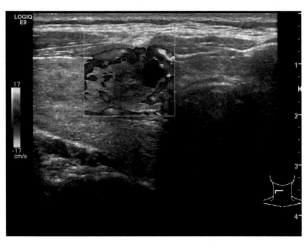

图 1-9-93　滤泡性增生结节周边血流丰富

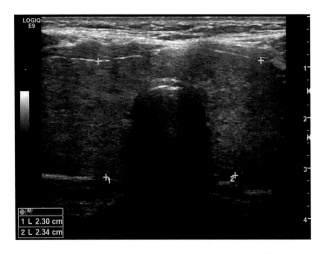

图 1-9-91　甲状腺弥漫性肿大,双叶厚 2.3cm,峡部厚 0.8cm。左叶甲状腺内未见明显结节。甲状腺峡部偏左侧可疑低回声微结节,直径约 0.5cm,边界轮廓不清晰

　　PTC 病例 158　女性,38 岁,左叶甲状腺乳头状癌合并甲状腺功能亢进。

　　患者 4 年在外院诊断为甲状腺功能亢进,当年曾两次行放射性 ^{131}I 治疗,约一年后复发,间断药物治疗。

　　【超声影像】　见图 1-9-94、图 1-9-95。

　　【术后病理】　冷冻 + 石蜡:(甲状腺左叶)于致密结缔组织中可见增生的甲状腺滤泡,并见一灶乳头样增生,伴砂粒性钙化及间质钙化,浸润周围甲状腺,考虑为甲状腺乳头状微小癌、滤泡型,大小约 0.8cm×0.7cm×0.6cm,切缘未见肿瘤。(甲状腺右叶大部)甲状腺组织,间质纤维组织增生。

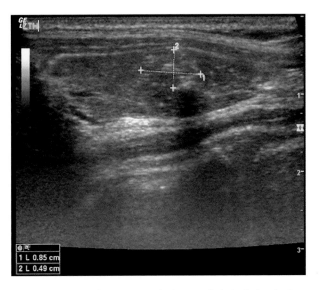

图 1-9-94　左颈部纵切面。左叶甲状腺体积减小,实质回声减低,于中部可见边界轮廓不清的癌结节,约 8.5mm×5.0mm,内部及边缘可见微钙化及粗大钙化

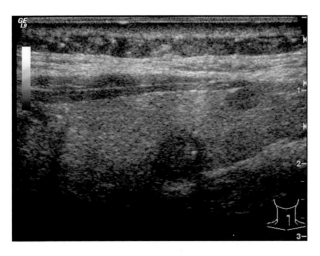

图 1-9-96　左颈部纵切面。甲状腺乳头状微小癌位于左叶中部背侧面,0.9cm×0.7cm,呈低回声伴微钙化,边缘可见毛刺样改变

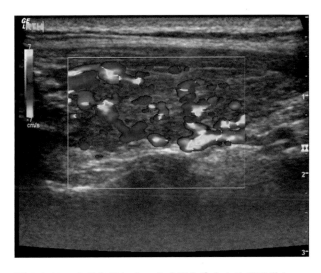

图 1-9-95　右颈部纵切面。右叶甲状腺内血流明显增加

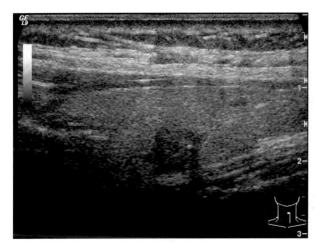

图 1-9-97　乳头状癌的另一纵切面,显示肿瘤外形明显不规整

(六) 甲状腺乳头状癌合并异位的鳃裂囊肿

PTC 病例 159　女性,53 岁,左叶甲状腺乳头状微小癌伴右叶内异位的鳃裂囊肿。

【超声影像】　见图 1-9-96~ 图 1-9-98。

【术后病理】　冷冻＋石蜡:(左叶甲状腺)甲状腺乳头状癌,肿瘤大小 0.9cm。(右叶甲状腺)甲状腺组织可见散在淋巴组织增生,并见一个被覆假复层纤毛柱状上皮的囊腔,囊壁内可见透明软骨成分,考虑为异位的鳃裂囊肿。

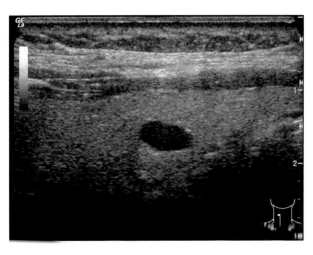

图 1-9-98　右颈部纵切面。右叶甲状腺中部可见一无回声结节,边界清晰

（七）甲状腺乳头状癌合并滤泡癌

病例及图像见第二部分病例 2　左叶甲状腺微小浸润型滤泡癌合并右叶甲状腺乳头状微小癌。

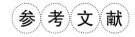

［1］ Iared W,et al. Use of color Doppler ultrasonography for the prediction of malignancy in follicular thyroid neoplasms: systematic review and meta-analysis. J Ultrasound Med, 2010,29(3):419-425.

［2］ Hundahl SA,et al. Initial results from a prospective cohort study of 5583 cases of thyroid carcinoma treated in the united states during 1996. U. S. and German Thyroid Cancer Study GrouAn American College of Surgeons Commission on Cancer Patient Care Evaluation study. Cancer,2000,89(1): 202-217.

［3］ Sherman SI. Thyroid carcinoma. Lancet,2003,361(9356): 501-511.

［4］ 回允中 . 肿瘤组织病理学诊断 . 第 3 版 . 北京:北京大学医学出版社,2009:998.

［5］ Pacini F,et al. Contralateral papillary thyroid cancer is frequent at completion thyroidectomy with no difference in low-and high-risk patients. Thyroid,2001,11(9):877-881.

［6］ Chan BK,et al. Common and uncommon sonographic features of papillary thyroid carcinoma. J Ultrasound Med, 2003,22(10):1083-1090.

［7］ 刘长路,吴岩,毕立夫 . 甲状腺癌流行现状及危险因素的研究进展 . 中国地方病学杂志,2012,31(2):234-236.

［8］ 回允中 . 肿瘤组织病理学诊断 . 第 3 版 . 北京:北京大学医学出版社,2009:1002.

［9］ 岳林先 . 实用浅表器官和软组织超声诊断学 . 北京:人民卫生出版社,2011:179.

［10］ Rumack M,Wilson S,Cbarboneau J. Diagnostic Ultrasound. 3rd ed. Philadelphia:Elsevier Mosby,2005:739.

［11］ 林益凯 . 多灶性甲状腺乳头状癌 168 例临床研究 . 中华外科杂志,2009,47(6):450-453.

［12］ 林琳 . 多灶性甲状腺乳头状癌的生物学特性及治疗分析 . 中华普通外科杂志,2010,25(8):621-623.

［13］ Yuri EN,Paul WB,Lester DRT. Diagnostic Pathology and Molecular Genetics of the Thyroid. 2nd ed. Philadelphia: Wolters Kluwer,2012:160-175.

［14］ Kakkos SK,et al. Relative risk of cancer in sonographically detected thyroid nodules with calcifications. J Clin Ultrasound,2000,28(7):347-352.

［15］ 郭坤霞 . 超声检查对甲状腺结节内钙化灶的显示及临床意义 . 临床超声医学杂志,2008,10(4):257-259.

［16］ Moon HJ,et al. Can vascularity at power Doppler US help predict thyroid malignancy？ Radiology,2010,255(1): 260-269.

［17］ Kim HG,Moon HJ,Kwak JY,et al. Diagnostic accuracy of the ultrasonographic features for subcentimeter thyroid nodules suggested by revised American Thyroid Association guideline. Thyroid,2013,23(12):1583-1589.

［18］ Yoon JH,et al. Diffuse microcalcifications only of the thyroid gland seen on ultrasound:clinical implication and diagnostic approach. Ann Surg Oncol,2011,18(10):2899-2906.

［19］ Kwak JY,et al. Image reporting and characterization system for ultrasound features of thyroid nodules:multicentric Korean retrospective study. Korean J Radiol,2013,14(1): 110-117.

［20］ Triggiani V,et al. Microcalcifications and psammoma bodies in thyroid tumors. Thyroid,2008,18(9):1017-1018.

［21］ Choi SY,Woo SH,Shin JH,et al. Prevalence and Prediction for Malignancy of Additional Thyroid Nodules Coexisting with Proven Papillary Thyroid Microcarcinoma. Otolaryngol Head Neck Surg,2013,149(1):53-59.

［22］ Kim GR,et al. Sonographic characteristics suggesting papillary thyroid carcinoma according to nodule size. Ann Surg Oncol,2013,20(3):906-913.

［23］ Moon HJ,et al. Ultrasonographic characteristics predictive of nondiagnostic results for fine-needle aspiration biopsies of thyroid nodules. Ultrasound Med Biol,2011,37(4):549-555.

［24］ Khoo ML,et al. Underexpression of p27/Kip in thyroid papillary microcarcinomas with gross metastatic disease. Arch Otolaryngol Head Neck Surg,2002,128(3):253-257.

［25］ 郑向前 . 解读美国甲状腺学会 2011 年关于妊娠期甲状腺肿瘤的诊治指南 . 中华普通外科杂志,2012,27(4): 348-350.

［26］ Rumack M,Wilson S,Cbarboneau J. Diagnostic Ultrasound. 3rd ed. Philadelphia:Elsevier Mosby,2005: 741.

［27］ Sohn YM,et al. Mixed echoic thyroid nodules on ultrasound:approach to management. Yonsei Med J,2012, 53(4):812-819.

［28］ Kim DW,et al. Sonographic differentiation of partially cystic thyroid nodules:a prospective study. AJNR Am J Neuroradiol,2010,31(10):1961-1916.

［29］ Lee MJ,et al. Partially cystic thyroid nodules on ultrasound:probability of malignancy and sonographic differentiation. Thyroid,2009,19(4):341-346.

［30］ Henrichsen TL,et al. Cystic change in thyroid carcinoma:

Prevalence and estimated volume in 360 carcinomas. J Clin Ultrasound,2010,38(7):361-366.

[31] Hoang JK,et al. US Features of thyroid malignancy: pearls and pitfalls. Radiographics,2007,27(3):847-860; discussion 861-865.

[32] Moon WJ,et al. Benign and malignant thyroid nodules:US differentiation--multicenter retrospective study. Radiology, 2008,247(3):762-770.

[33] Solbiati L,et al. Ultrasound of thyroid,parathyroid glands and neck lymph nodes. Eur Radiol,2001,11(12):2411-2424.

[34] Reading CC,et al. Sonography of thyroid nodules:a "classic pattern" diagnostic approach. Ultrasound Q,2005,21(3): 157-65.

[35] Moon WJ,et al. Ultrasonography and the ultrasound-based management of thyroid nodules:consensus statement and recommendations. Korean J Radiol,2011,12(1):1-14.

[36] Taki S,et al. Thyroid calcifications:sonographic patterns and incidence of cancer. Clin Imaging,2004,28(5):368-371.

[37] Wang N,et al. Association of sonographically detected calcification with thyroid carcinoma. Head Neck,2006,28 (12):1077-1083.

[38] Iannuccilli JD,Cronan JJ,Monchik JM. Risk for malignancy of thyroid nodules as assessed by sonographic criteria:the need for biopsy. J Ultrasound Med,2004,23 (11):1455-1464.

[39] 钱敏飞,王家东,裘奕辉.甲状腺乳头状癌钙化的临床意义.临床耳鼻咽喉头颈外科杂志,2011,15:673-675.

[40] 郝儒田,张筱骅,潘贻飞.甲状腺乳头状癌与甲状腺结节钙化的关系探讨.中国肿瘤临床,2007,20:1178-1180.

[41] 官青,吴毅,砂粒体在甲状腺癌研究中的进展.中国癌症杂志,2009,8:637-640.

[42] Moon HJ,et al. Lymphocytic thyroiditis on fine-needle aspiration biopsy of focal thyroid nodules:approach to management. AJR Am J Roentgenol,2009,193(4):W345-W349.

[43] Ozel A,et al. The diagnostic efficiency of ultrasound in characterization for thyroid nodules:how many criteria are required to predict malignancy? Med Ultrason,2012,14 (1):24-28.

[44] Lee J,et al. Fine Needle Aspiration of Thyroid Nodules with Macrocalcification. Thyroid,2013,23(9):1106-1112.

[45] Kwak JY,et al. Association of BRAFV600E mutation with poor clinical prognostic factors and US features in Korean patients with papillary thyroid microcarcinoma. Radiology, 2009,253(3):854-860.

[46] Choi YS,et al. Clinical and ultrasonographic findings affecting nondiagnostic results upon the second fine needle aspiration for thyroid nodules. Ann Surg Oncol,2012,19 (7):2304-2309.

[47] Lee YH,et al. Differentiation between benign and malignant solid thyroid nodules using an US classification system. Korean J Radiol,2011,12(5):559-567.

[48] 季正标.灰阶及彩色多普勒血流成像在甲状腺癌诊断中的应用.中国医学影像技术,2002,18(7):654-656.

[49] 张璟,姜玉新.甲状腺癌的影像学诊断.中国医学影像技术,2004,20(2):308-310.

[50] 王勇.甲状腺微小乳头状癌的超声诊断和病理对照研究.中国超声医学杂志,2008,24(10):884-887.

[51] 姜玉新,张波.甲状腺结节的超声诊断及治疗.协和医学杂志,2010,1(1):34-39.

[52] Wong KT,Ahuja AT. Ultrasound of thyroid cancer. Cancer Imaging,2005,5:157-166.

[53] 宋洁.甲状腺癌的超声诊断分析及展望.中国超声诊断杂志,2006,7(12):889-891.

[54] Kim BM,et al. Sonographic differentiation of thyroid nodules with eggshell calcifications. J Ultrasound Med, 2008,27(10):1425-1430.

[55] Park M,et al. Sonography of thyroid nodules with peripheral calcifications. J Clin Ultrasound,2009,37(6): 324-328.

[56] 赖远辉.甲状腺结节钙化的临床价值.中国实用外科杂志,2005,25(12):732-733.

[57] Chen G,et al. Retrospective analysis of thyroid nodules by clinical and pathological characteristics,and ultrasonographically detected calcification correlated to thyroid carcinoma in South China. Eur Surg Res,2009,42(3): 137-142.

[58] Seiberling KA,et al. Role of intrathyroidal calcifications detected on ultrasound as a marker of malignancy. Laryngoscope,2004,114(10):1753-1757.

[59] 王宁.超声检查对钙化的甲状腺结节的诊断意义.中国普通外科杂志,2006,15(4):267-270.

[60] 李泉水.超声显像与甲状腺癌病理类型的关系及良恶性结节并存的鉴别诊断.中华医学超声杂志(电子版),2009,6(4):690-697.

[61] Frates MC,et al. Can color Doppler sonography aid in the prediction of malignancy of thyroid nodules? J Ultrasound Med,2003,22(2):127-131;quiz 132-134.

[62] Yuan WH,et al. Gray-scale and color Doppler ultrasonographic manifestations of papillary thyroid carcinoma:analysis of 51 cases. Clin Imaging,2006,30(6):394-401.

[63] Summaria V,et al. Role of Doppler color ultrasonography

in the diagnosis of thyroid carcinoma. Ann Ital Chir,2001, 72(3):277-282.

［64］ Bakhshaee M,et al. Vascular pattern and spectral parameters of power Doppler ultrasound as predictors of malignancy risk in thyroid nodules. Laryngoscope,2008,118(12): 2182-2186.

［65］ 闫红梅,田娟,崔胜宏.甲状腺微小癌的超声特征探讨. 现代肿瘤医学,2012,20(5):928-929.

［66］ 陈文.甲状腺恶性肿瘤的二维及彩色多普勒超声征象 及其临床意义.中国超声医学杂志,2000,16(7):495- 497.

［67］ Cho JK,et al. Clinical features and prognostic factors in papillary thyroid microcarcinoma depends on age. J Korean Surg Soc,2012,82(5):281-287.

［68］ Pelizzo MR,et al. Papillary thyroid microcarcinoma(PTMC) Prognostic factors,management and outcome in 403 patients. Eur J Surg Oncol,2006,10(32):1144-1148.

［69］ Pazaitou-Panayiotou K,et al. Clinical Features and Therapeutic Implication of Papillary Thyroid Microcarcinoma. Thyroid,2007,11(17):1085-1092.

［70］ Wang Y,et al. Ultrasound Findings of Papillary Thyroid Microcarcinoma A Review of 113 Consecutive Cases with Histopathologic Correlation. Ultrasound Med Biol,2012, 38(10):1681-1688.

［71］ 褚洁.甲状腺微小乳头状癌的超声诊断及进展.中国 医学影像技术,2010,26(10):1996-1998.

［72］ Arem R,et al. Thyroid microcarcinoma:prevalence, prognosis,and management. Endocr Pract,1999. 3(5): 148-156.

［73］ 宋迎香.106 例甲状腺微小乳头状癌彩色多普勒超声 诊断分析.肿瘤学杂志,2012,18(7):535-538.

［74］ 郝玉芝.甲状腺微小癌超声诊断.中国医疗器械信息, 2009,15(3):14-16.

［75］ 刘向娇.甲状腺微小乳头状癌的超声图像特点.医学 综述,2010,16(2):313-314.

［76］ 王剑翔.甲状腺微小乳头状癌的超声特征.江苏医药, 2012,38(15):1773-1775.

［77］ 刘霞.甲状腺微小乳头状癌的声像图表现及临床意义. 中华现代临床医学杂志,2010,8(4):258.

［78］ Ito Y,et al. Ill-defined edge on ultrasonographic examination can be a marker of aggressive characteristic of papillary thyroid microcarcinoma. World J Surg,2005,29(8):1007- 1011.

［79］ Ito Y,et al. Papillary microcarcinoma of the thyroid:how should it be treated？ World J Surg,2004,28(11):1115- 1121.

［80］ 林益凯.多灶性甲状腺乳头状癌 168 例临床研究.中

华外科杂志,2009,47(6):450-453.

［81］ 林琳.多灶性甲状腺乳头状癌的生物学特性及治疗分 析.中华普通外科杂志,2010,25(8):621-623.

［82］ 王刚平.多灶性甲状腺乳头状癌生物学行为分析.山 东医药,2011,51(29):72-73.

［83］ 王刚平.多灶性甲状腺乳头状癌中 CD44v6 和 Survivin 的表达及其意义.肿瘤研究与临床,2011,23(8):541- 544.

［84］ Al TME. Independent clonal origins of distinct tumor foci in multifocal papillary thyroid carcinoma. N Engl J Med, 2005,352:2406-2412.

［85］ So Yeon Park,et al. Analysis of differential BRAFV600E mutational status in multifocal papillary thyroid carcinoma. Cancer,2006,8(107):1831-1838.

［86］ Katoh R,et al. Multiple thyroid involvement(intraglandular metastasis)in papillary thyroid carcinoma. A clinicopathologic study of 105 consecutive patients. Cancer,1992,70(6): 1585-1590.

［87］ Mark Sywak,et al. A review of thyroid cancer with inter- mediate differentiation. J Surg Oncol,2004,1(86):44-54.

［88］ Schröder S,et al. Diffuse sclerosing variant of papillary thyroid carcinoma. S-100 protein immunocytochemistry and prognosis. Virchows Arch A Pathol Anat Histopathol, 1990,4(416):367-371.

［89］ Falvo L,et al. Prognostic importance of sclerosing variant in papillary thyroid carcinoma. Am Surg,2006,5(72):438- 444.

［90］ 岳林先.超声检测颈部淋巴结对弥漫性硬化型甲状 腺乳头状癌的诊断价值.中国超声医学杂志,2009,25 (10):944-946.

［91］ 岳林先.弥漫硬化型甲状腺乳头状癌的声像图表现. 中华超声影像学杂志,2009,18(9):783-785.

［92］ 章建全.弥漫性硬化型乳头状甲状腺癌的声像特征与 诊断意义.中华超声影像学杂志,2011,9(20):145-147.

［93］ Yuhong Zhang,et al. Sonographic Findings of the Diffuse SVSonographic Findings of the Diffuse Sclerosing Variant of Papillary Carcinoma of the Thyroid. J Ultrasound Med, 2010,29:1223-1226.

［94］ Hye Seong Kim,et al. Papillary Thyroid Carcinoma of a Diffuse SVPapillary Thyroid Carcinoma of a Diffuse Sclerosing Variant:Ultrasonographic Monitoring from a Normal Thyroid Gland to Mass Formation. Korean J Radiol,2010,11(5):579-582.

［95］ Kwak JY,et al. Diffuse sclerosing variant of papillary carcinoma ultrasound diffuse sclerosing variant of papillary carcinoma of the thyroid:ultrasound features with histopathological correlation. Clinical Radiology,2007,

62：382-386.

［96］Yun MB,et al. Ultrasonographic Features of Diffuse Sclerosing Variant of Papillary Thyroid Carcinoma. Journal of Medical Ultrasound,2011,19(2):41-46.

［97］Chow SM,et al. Diffuse sclerosing variant of papillary thyroid carcinoma--clinical features and outcome. Eur J Surg Oncol,2003,29(5):446-449.

［98］Back SK,et al. Clinical risk factors associated with cervical lymph node recurrence in papillary thyroid carcinoma. Thyroid,2010,20(2):147-152.

［99］Kim KM,et al. Analysis of prognostic factors in patients with multiple recurrences of papillary thyroid carcinoma. Surg Oncol,2012,21(3):185-190.

［100］Shaha AR,S. J. L. T.,Risk group stratification and prognostic fact. Ann Surg Oncol,1996,6(3):534-538.

［101］钱军.复发性甲状腺癌再手术87例临床分析.临床耳鼻咽喉头颈外科杂志,2011,25(19):876-878.

［102］赵文川.复发性甲状腺癌44例的临床分析.癌症,2003,22(10):1102-1104.

［103］Andrea Frasoldati,et al. Diagnosis of neck recurrences in patients with differentiated thyroid carcinoma. Cancer,2003,97(1):90-96.

［104］黄钟汉.复发性甲状腺癌151例临床分析.中国医师杂志,2005,7(8):1103-1104.

［105］范自平.甲状腺癌诊断及复发因素分析.中国普外基础与临床杂志,2010,17(1):68-72.

［106］Spinelli C,et al. Surgical Therapy of the Thyroid Papillary Carcinoma in Children:Ecm×perience With 56 Patients <16 Years Old. J Pediatr Surg,2004,39(10):1500-1505.

［107］Riesco-Eizaguirre G,et al. The oncogene BRAFV600E is associated the oncogene BRAFV600E is associated with a high risk of recurrence and less differentiated papillary thyroid carcinoma due to the impairment of Na$^+$/Ix targcting to the membrane. Endocrine-Related Cancer,2006,13:257-269.

［108］Sophie Leboulleux,et al. Prognostic Factors for Persistent or Recurrent Disease Prognostic Factors for Persistent or Recurrent Disease of Papillary Thyroid Carcinoma with Neck Lymph Node Metastases and/or Tumor Ecm×tension beyond the Thyroid Capsule at Initial Diagnosis. J Clin Endocrinol Metab,2005,90(10):5723-5729.

［109］回允中.肿瘤组织病理学诊断.第3版.北京:北京大学医学出版社,2009:1003.

［110］GIMM O,et al. Pattern of lymph node metastases in papillary thyroid carcinoma. British Journal of Surgery,1998,85:252-254.

［111］Pedro Weslley Souza Ros á rio,et al. Ultrasonographic DifferentiationUltrasonographic Differentiation Between Metastatic and Benign Lymph Nodes in Patients With Papillary Thyroid Carcinoma. J Ultrasound Med,2005,24:1385-1389.

［112］Ahuja AT,et al. Metastatic cervical nodes in papillary carcinoma of the thyroid:ultrasound and histological correlation. Clin Radiol,1995,50(4):229-231.

［113］张缙熙,姜玉新.浅表器官及组织超声诊断学.第2版.北京:科学技术文献出版社,2010:62.

［114］付超.甲状腺乳头状癌超声征象与颈部淋巴结转移关系的Logistic回归分析.中国医学影像技术,2012,28(2):261-264.

［115］丛淑珍.彩色多普勒超声在甲状腺乳头状癌颈部淋巴结转移诊断中的应用价值.中国地方病学杂志,2010,29(1):107.

［116］张缙熙,姜玉新.浅表器官及组织超声诊断学.第2版.北京:科学技术文献出版社,2010:55.

［117］岳林先.实用浅表器官和软组织超声诊断学.北京:人民卫生出版社,2011:177.

［118］中华医学会内分泌学分会.甲状腺结节和分化型甲状腺癌诊治指南.中华内分泌代谢杂志,2012,28(10):779-797.

［119］陈琼荣.甲状腺透明变梁状肿瘤.中国耳鼻咽喉头颈外科,2008,5:314.

［120］曾铮.甲状腺透明变梁状肿瘤临床病理观察.诊断病理学杂志,2011,1:34-37.

［121］车友谊.甲状腺透明变梁状肿瘤一例.放射学实践,2012,5:570-571.

第二部分 甲状腺其他恶性肿瘤

一、甲状腺滤泡癌

甲状腺滤泡癌(follicular carcinoma)的发病率占甲状腺恶性肿瘤的5%~20%。在病理上滤泡癌与滤泡性腺瘤(follicular adenoma)的细胞结构、组织形态、免疫表型等方面没有明显差异,因此两者被合称为滤泡性肿瘤(follicular neoplasm);其鉴别需在组织学检查发现有肿瘤侵犯包膜或包膜血管时,方可确定为滤泡癌。因此,细胞学检查对滤泡性肿瘤的良恶性鉴别不可靠,所有可疑恶性病例均应行手术治疗,完整切除肿瘤后,将标本做连续切片,经组织学检查后方可得到正确的诊断。

在大多数文献中,滤泡癌的声像图表现多无特征性,绝大多数为实性结节或包块,肿瘤可呈低~高回声,边缘多规整,可能的恶性征象包括:厚而不规则的晕征,病灶内可有微小或粗大钙化,迂曲扩张及紊乱的肿瘤内部或边缘血管等。

病例1 女性,43岁,右叶甲状腺滤泡癌。

【超声影像】 见图2-1-1~图2-1-5。

该患者于外省肿瘤医院行手术治疗,术后病理报告:甲状腺右叶:甲状腺滤泡性肿瘤,甲状腺滤泡浸润包膜血管,符合滤泡癌。瘤体大小4cm×3cm×2.5cm。免疫组化:AE1/AE3+,TG+,CD34−,D240−,SMA−,Ki67个别细胞+。

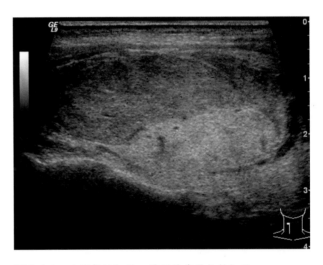

图2-1-1 右颈部纵切面。显示肿瘤的长轴切面

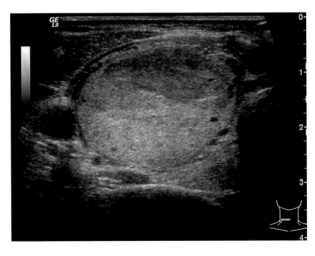

图2-1-2 右颈部横切面

图2-1-1、图2-1-2显示肿瘤位于右叶甲状腺内,呈中等及偏低回声的实性包块,大小约为4.8cm×3.0cm×2.2cm,外形规整,边界清晰,肿瘤内未见钙化;肿瘤边缘可见薄厚不等的、不完整低回声晕。

225

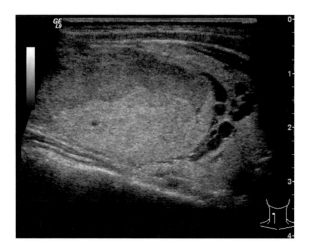

图 2-1-3　右颈部纵切面

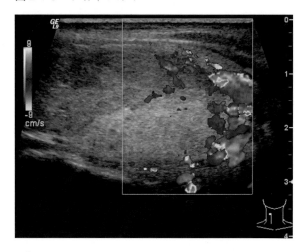

图 2-1-4　右颈部纵切面

图 2-1-3、图 2-1-4 显示在肿瘤下方可见迂曲扩张的管状结构，CDFI 显示其内充盈彩色血流信号。

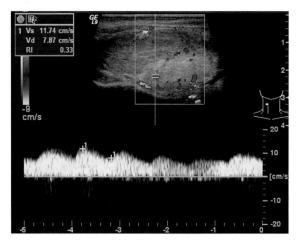

图 2-1-5　右颈部纵切面。显示肿瘤内部血流较丰富，频谱多普勒表明肿瘤内部为低阻力动脉血流，RI:0.33~0.39

病例 2　女性,54 岁,左叶甲状腺微小浸润型滤泡癌(minimally invasive follicular carcinoma)合并

右叶甲状腺乳头状微小癌。

【超声影像】　见图 2-1-6~ 图 2-1-9。

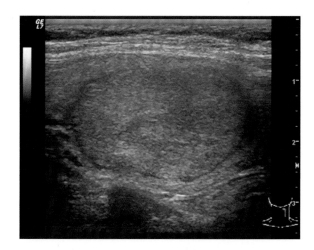

图 2-1-6　左颈部纵切面。肿瘤的长轴切面

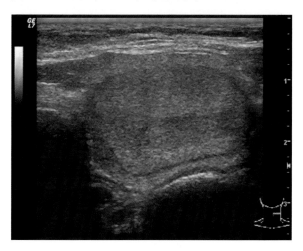

图 2-1-7　左颈部横切面。肿瘤的短轴切面

图 2-1-6、图 2-1-7 显示肿瘤位于左叶甲状腺内,约 3.0cm×2.6cm×2.0cm,呈等回声,肿瘤的质地与甲状腺实质很相似,肿瘤外形尚规整,边缘可见低回声晕,边界清晰。

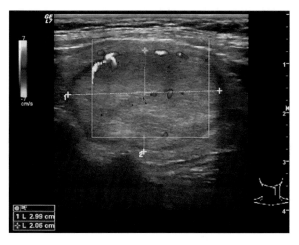

图 2-1-8　左颈部纵切面。CDFI 显示肿瘤内部可见少量血流,肿瘤周边血管未见明显扩张

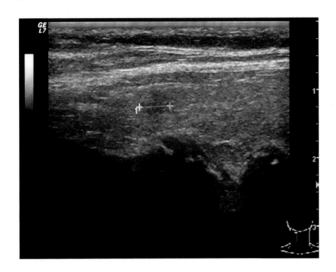

图 2-1-9　右颈部纵切面。右叶甲状腺微小乳头状癌，为近上极的低回声结节，直径约 0.5cm，边界欠清晰，内部可见极少量血流

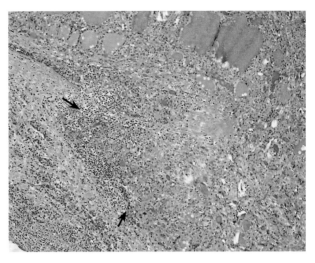

图 2-1-11　肿瘤突破包膜的局部表现。×100，HE 染色

【病理学表现】

大体检查：左侧甲状腺的球形结节一个，直径 3cm，表面光滑，包膜完整，切面实性，灰白色，质软，局部有出血。右侧甲状腺标本，为 6.2cm×3.5cm×1.0cm，切面在其上极有一个灰白色的结节，大小为 0.7cm×0.6cm×0.4cm，实性，质中，欠光泽。

光镜所见：左侧甲状腺为有包膜的滤泡上皮增生的肿瘤性结节，滤泡呈小腺泡结构，部分为实性和条索样，肿瘤呈膨胀性生长，包膜较薄，在多处有膜内肿瘤性滤泡呈蕈伞形侵出包膜（图 2-1-10~图 2-1-14），并有包膜血管内肿瘤性栓子。右侧甲状腺内有小团的滤泡细胞呈条索样增生，病灶呈多结节状分布（图 2-1-15~图 2-1-17）。肿瘤细胞核为

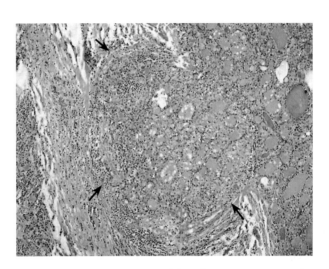

图 2-1-12　肿瘤突破包膜，呈蕈伞形表现。×100，HE 染色

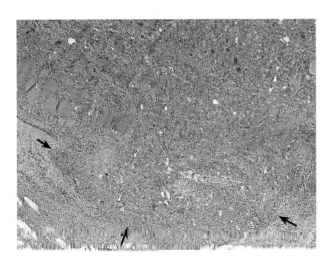

图 2-1-10　图中肿瘤向下方突破包膜（箭头所示）。×40，HE 染色

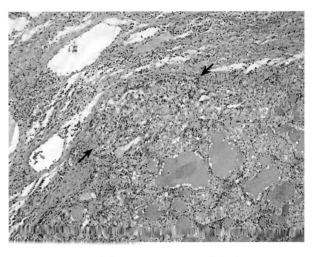

图 2-1-13　一处肿瘤性组织微灶性侵出包膜。×100，HE 染色

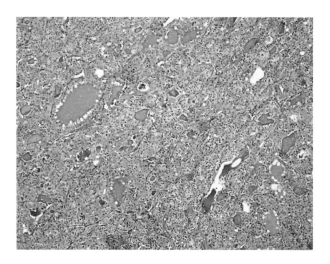

图2-1-14　肿瘤内甲状腺滤泡细胞增生,呈腺泡状和条索状排列。上述形态符合甲状腺微小浸润性滤泡癌。×100,HE染色

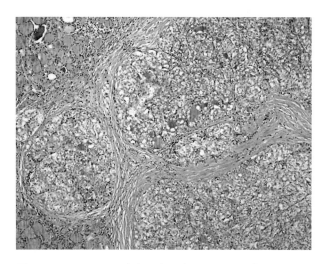

图2-1-15　右侧甲状腺内肿瘤为多个微小的结节组成,肿瘤细胞呈团巢状,周边有纤维组织包绕。×100,HE染色

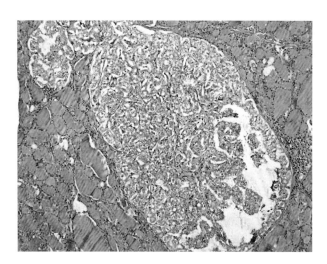

图2-1-16　肿瘤局部有乳头状结构。×100,HE染色

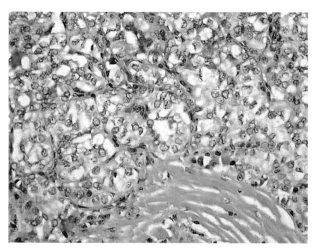

图2-1-17　肿瘤细胞为小腺泡样和实性腺团,细胞核明显的空泡状。其形态为甲状腺乳头状癌。×400,HE染色

空泡状,毛玻璃样,伴有核仁,局部有乳头形成;周边有纤维组织增生包绕,并胶原性硬化。(免疫组化:CK19+,34βE12−,CAM5.2+++,HMBE-1+++,Galectin-3+++)。

病理诊断:左侧甲状腺微小浸润型滤泡癌;右侧甲状腺乳头状微小癌。

病例3　男性,52岁,左叶甲状腺微小浸润型滤泡癌伴血管内癌栓。

【超声影像】　见图2-1-18~图2-1-20。

【术后病理】　(左侧)甲状腺组织内肿瘤4.5cm×2.2cm×2.5cm,瘤细胞轻度异型,排列呈梁状,可见包膜侵犯及血管癌栓。综上:符合微小浸润型滤泡癌,伴血管内癌栓。

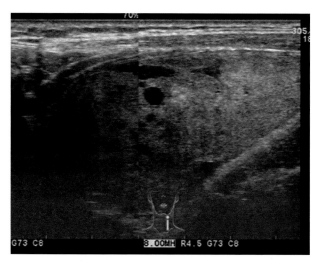

图2-1-18　左颈部纵切面。拼幅图像,显示肿瘤的长轴切面,5.5cm×3.3cm,肿瘤呈中等回声,内部可见数个小囊性区,于图像拼接处肿瘤前缘可见一管状结构

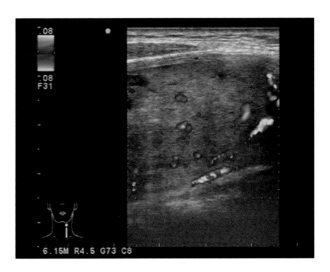

图 2-1-19 左颈部纵切面。CDFI 显示肿瘤内部血流较丰富,前缘管状结构内可见少量低回声,未见血流充盈,为伴癌栓的边缘血管

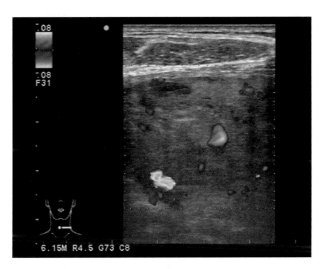

图 2-1-20 左颈部横切面。显示肿瘤内部血流的另一切面

病例 4 男性,54 岁,左叶甲状腺微小浸润型嗜酸细胞性滤泡癌或许特莱细胞癌(minimally invasive oncocytic follicular carcinoma or Hürthle cell carcinoma)。

【超声影像】 见图 2-1-21~图 2-1-25。

【病理学表现】

该患者有两次病理标本,第一次为穿刺活检,第二次为手术切除标本。

1. 穿刺病理 大体检查为条形标本两块,长为 0.4cm 和 0.8cm,直径为 0.1cm,质脆易断。

光镜所见:甲状腺滤泡上皮增生呈立方状,胞质宽,红染细颗粒状,细胞围成大小不等的滤泡,间质疏松水肿样,并有黄色的含铁血黄素颗粒,局部有纤维组织包绕,诊断为甲状腺滤泡上皮的增生性

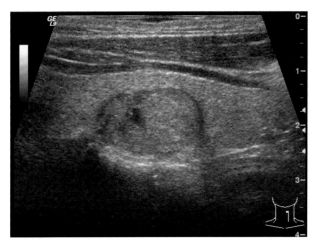

图 2-1-21 左颈部纵切面

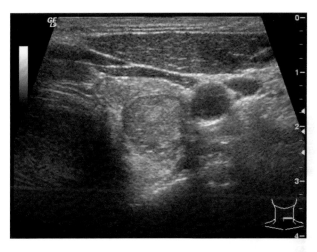

图 2-1-22 左颈部横切面

图 2-1-21、图 2-1-22 显示肿瘤位于左叶甲状腺中部,2.1cm×1.4cm×1.4cm,呈中等回声;中心可见小的低至无回声区;边缘可见薄的低回声晕,边界清晰;肿瘤内未见钙化。

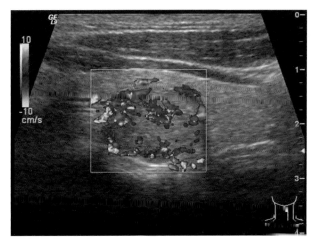

图 2-1-23 左颈部纵切面

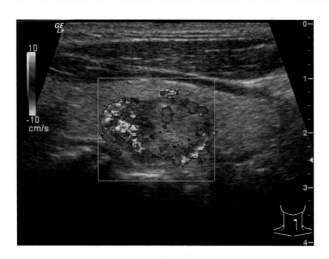

图 2-1-24　左颈部纵切面

图 2-1-23、图 2-1-24 CDFI 显示肿瘤内部及周围血流丰富,肿瘤边缘可见环形血流。

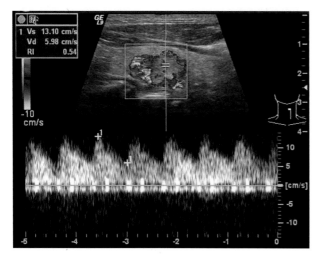

图 2-1-25　左颈部纵切面。显示肿瘤肿瘤内部的血流频谱,RI:0.54。

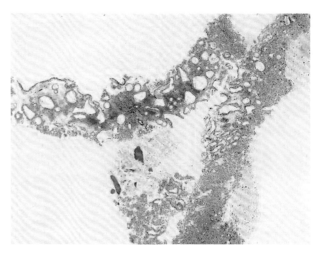

图 2-1-26　穿刺标本。条形组织,可见甲状腺滤泡。×40,HE 染色

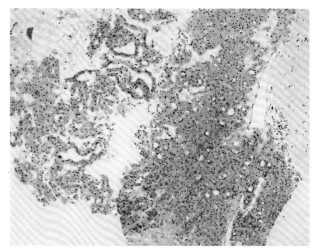

图 2-1-27　上皮细胞排列呈腺泡样,并有致密的实性区。×100,HE 染色

病变(腺瘤或结节性甲状腺肿的腺瘤样增生),并有嗜酸性改变(图 2-1-26~ 图 2-1-28)。

　　2. 手术标本病理　大体检查:甲状腺组织,大小为 4cm×3cm×1.2cm,表面有被膜。切面有一个结节状肿瘤,大小为 1.9cm×1.5cm×1cm,界限清,灰褐色,质地中等(图 2-1-29)。

　　光镜所见:结节性肿瘤为增生的嗜酸细胞性滤泡,密集分布,细胞核圆形,染色质深染,有核的多形和中位的核仁,间质疏松及灶性新鲜和陈旧性出血。肿瘤有纤维性包膜,经石蜡组织连续切片,其中有两处肿瘤组织侵入并突破包膜,呈"蘑菇云"样浸润到结外甲状腺内,未见血管浸润和瘤栓。(图 2-1-30~ 图 2-1-33)

　　病理诊断:甲状腺微小浸润型嗜酸细胞性滤泡癌(亦可称为 Hürthle 细胞癌)。

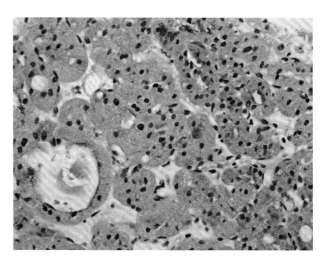

图 2-1-28　上皮细胞胞质宽广,嗜伊红,颗粒状。×400,HE 染色

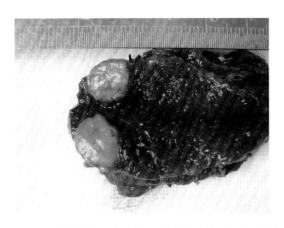

图 2-1-29　手术标本。大体见甲状腺内类圆形结节,边界尚清楚。瘤体呈褐色

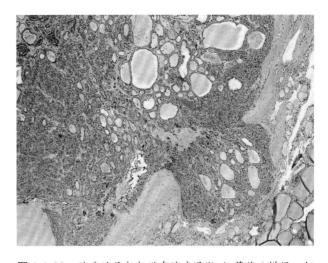

图 2-1-32　肿瘤的局部包膜有肿瘤浸润,似蘑菇云样侵入邻近的甲状腺。×40,HE 染色

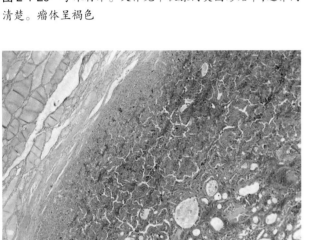

图 2-1-30　肿瘤呈结节状,有尚完整的包膜。×40,HE 染色

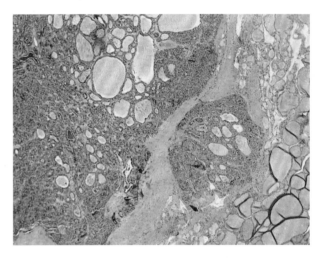

图 2-1-33　将标本做连续切片,可见浸润包膜的肿瘤已完全侵入外侧的甲状腺内。×40,HE 染色

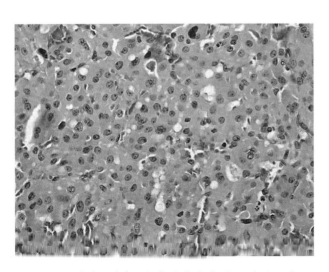

图 2-1-31　肿瘤细胞有深红色的胞质,核圆形,大小不均,可见核仁。×400,HE 染色

病例 5　女性,56 岁,左叶甲状腺滤泡癌,嗜酸细胞变型(follicular carcinoma,oncocytic variant)合并结节性甲状腺肿。

【超声影像】　见图 2-1-34~ 图 2-1-38。

【病理学表现】

大体检查:双侧甲状腺标本。左侧为 5.5cm×3cm×1.6cm,右侧为 3.7cm×3.5cm×0.7cm。前者剖开后见到一结节,界限尚清楚,似有包膜,大小为 3.2cm×2.2cm×1.9cm,大部分为茶褐色,质地细腻,局部囊性变,中央区灰白色。右侧为多结节状,其直径为 0.5~0.8cm,质软,界清。

光镜所见:左侧结节内为滤泡上皮细胞的增生,呈密集的实性团状排列,胞质丰富细暗淡红颗粒状,核偏位中等大,有较厚的纤维性包膜,并见钙化和多处结内滤泡细胞侵犯包膜,呈蘑菇样形态,

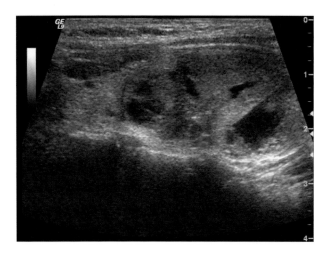

图 2-1-34　左颈部纵切面。肿瘤位于右叶甲状腺内,约3.2cm×2.0cm,呈囊实性,外形规整,边界清晰,肿瘤中部可见微钙化

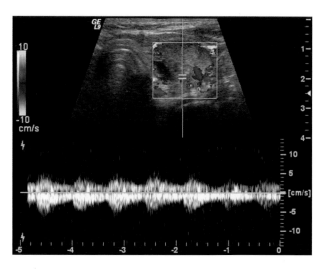

图 2-1-37　左颈部横切面。于该切面 CDFI 显示肿瘤边缘血流丰富,肿瘤内部血流频谱呈低阻力型,RI:0.55~0.60

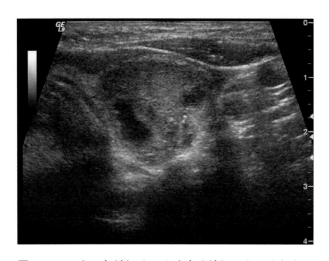

图 2-1-35　左颈部横切面。于肿瘤的横切面上可见数个微钙化

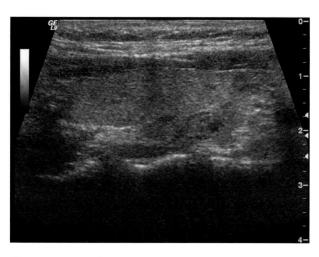

图 2-1-38　右颈部纵切面。右叶甲状腺内可见数个不均质低回声结节,边界不清晰,为结节性甲状腺肿

并突出到膜外(图 2-1-39~ 图 2-1-45)。右侧有多个结节,由大小不等的甲状腺滤泡组成,并充满红染的类胶质物,上皮细胞呈小立方和扁平型(图 2-1-46)。其中一个结节内,滤泡上皮呈高立方状,核圆形,染色质稍细腻,未见核沟及假包涵体,细胞排列稍密集,并有矮小的乳头形成。未见间质纤维化和砂粒体。

病理诊断:左侧微小浸润型滤泡癌,嗜酸细胞变型。右侧结节性甲状腺肿,伴腺瘤样增生。

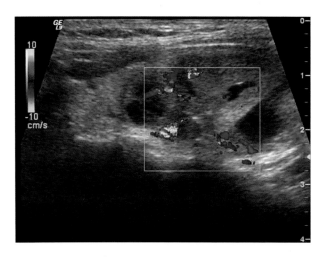

图 2-1-36　左颈部纵切面。CDFI 显示肿瘤内部血流较丰富

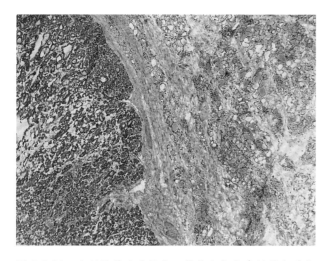

图 2-1-39 左侧结节冷冻检查。结节大部分有纤维包膜包绕,界限清楚。×40,HE 染色

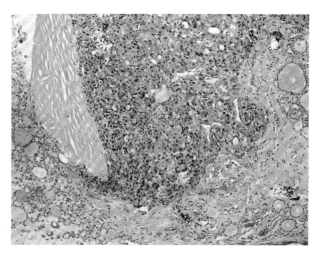

图 2-1-42 部分肿瘤侵透包膜。×100,HE 染色

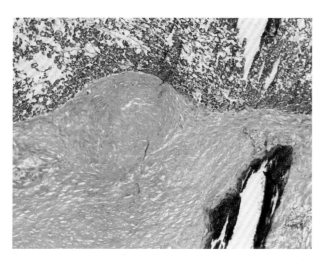

图 2-1-40 结节内有片状钙化。×40,HE 染色

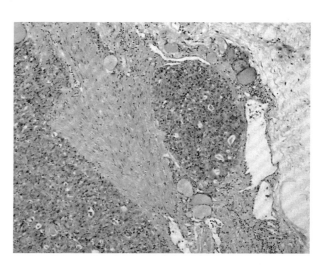

图 2-1-43 部分肿瘤组织已侵至结节外。×100,HE 染色

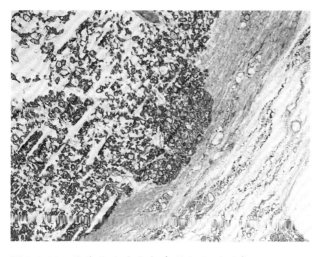

图 2-1-41 结节状肿瘤局部有侵犯包膜现象。×40,HE 染色

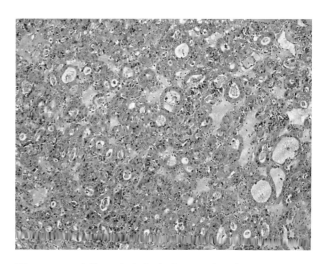

图 2-1-44 结节状肿瘤由嗜酸性细胞组成。×100,HE 染色

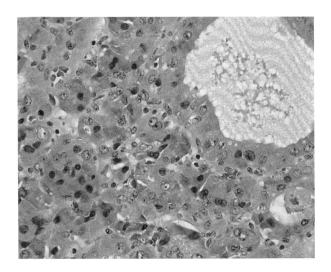

图 2-1-45　肿瘤的嗜酸性胞质呈明显的颗粒状改变。×400,HE 染色

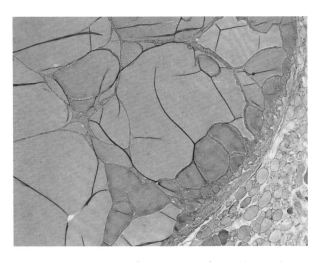

图 2-1-46　右侧甲状腺有多个大小不等的结节。结节内滤泡大小不均,并呈微囊样。×40,HE 染色

病例 6　男性,87 岁,左叶甲状腺广泛浸润型滤泡癌(widely invasive follicular carcinoma)。

该患者为老年男性,发现颈部肿物 10 年,近 3 年肿物呈进行性增大。

【超声影像】　见图 2-1-47~ 图 2-1-49。

【病理学表现】

大体检查:一叶甲状腺切除标本,为 6.5cm×5cm×4cm,表面光滑,包膜完整,切面为灰白色实性肿瘤,几乎占据整叶甲状腺,多结节状,质脆,边缘有少量红褐色甲状腺组织。

光镜所见:甲状腺肿瘤由大量高度增生的滤泡上皮细胞组成,细胞体大核圆形,围绕成大小不等的腺形滤泡,部分滤泡腔内有红染的类胶质物,部分为小滤泡实性,细胞核大圆形,核分裂象易见。在肿瘤边缘处有多灶的包膜侵犯和破坏,并形成浸润性结

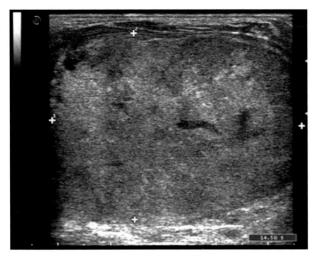

图 2-1-47　左颈部纵切面。肿瘤占据整个左叶甲状腺,大小约为 4.8cm×3.5cm,肿瘤内部呈不均质中等回声,未见钙化

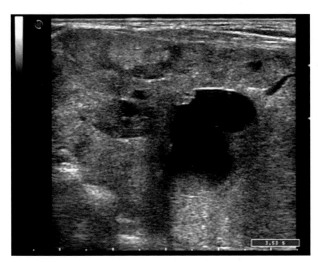

图 2-1-48　左颈部纵切面。肿瘤中部可见不规则囊性区

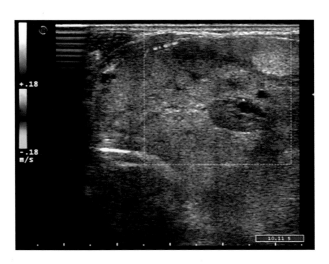

图 2-1-49　左颈部横切面。肿瘤自左叶延伸至气管前方的峡部,CDFI 显示肿瘤内部及边缘仅见少量血流

节,广泛侵犯甲状腺被膜及其内血管(图 2-1-50~ 图 2-1-55)。免疫组化染色:TG+++,CK19+,Calcitonin-。

病理诊断:左叶甲状腺广泛浸润型滤泡癌。

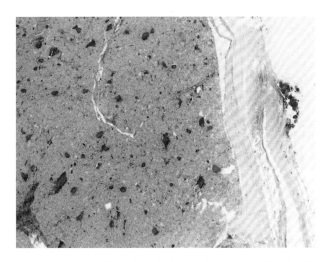

图 2-1-50 甲状腺肿瘤呈结节状生长,表面有薄层包膜。×40,HE 染色

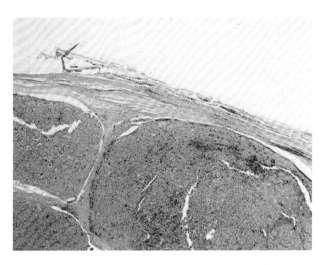

图 2-1-51 在包膜处肿瘤呈多结节状。×40,HE 染色

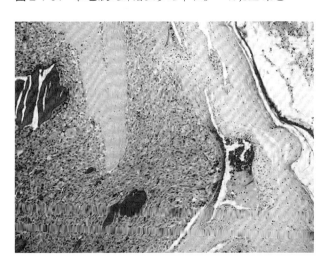

图 2-1-52 有肿瘤组织侵入包膜内。×40,HE 染色

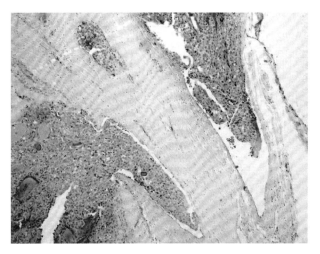

图 2-1-53 在包膜处肿瘤组织侵入膜内血管。×40,HE 染色

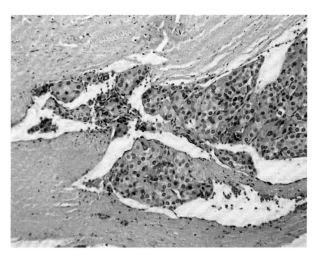

图 2-1-54 肿瘤组织侵入包膜内血管。×200,HE 染色

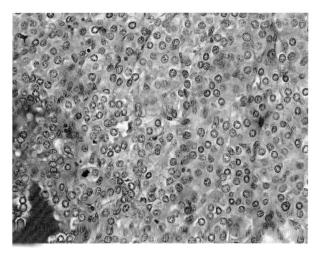

图 2-1-55 肿瘤性滤泡上皮细胞体大,核圆形,并有核分裂象(图中左下)。×400,HE 染色

病例 7　男性,64 岁,双叶甲状腺滤泡癌伴颈淋巴结转移。

【超声影像】　见图 2-1-56～图 2-1-61。

【术后病理】　(双侧)甲状腺滤泡癌。免疫组化染色:TG+,Calcitonin-。(左颈)淋巴结转移性甲状腺滤泡癌(2/15)。

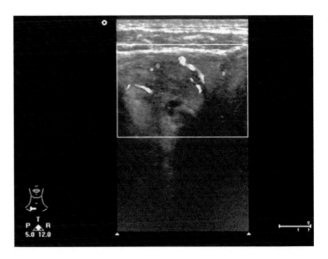

图 2-1-58　右颈部横切面。CDFI 于右叶肿瘤内可探及较丰富血流

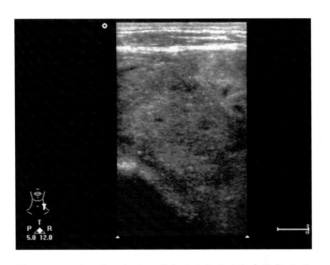

图 2-1-56　左颈部纵切面。图中显示左叶甲状腺肿瘤,大小约为 4.3cm×3.6cm,内部呈不均质中等回声,边界不清晰

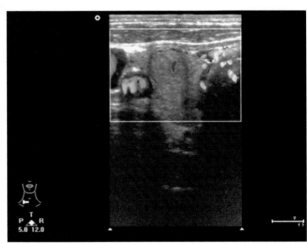

图 2-1-59　右颈部横切面。右叶肿瘤的另一横切面,肿瘤边缘可见血流,血管未见明显扩张

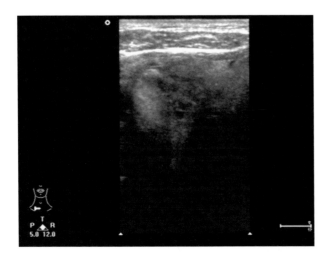

图 2-1-57　右颈部横切面。右叶肿瘤约 3cm×2cm,肿瘤呈中等回声,中心部分为低回声,并可见一微小囊性区;肿瘤外侧边缘尚清晰,可见部分低回声晕,内侧边界不清晰

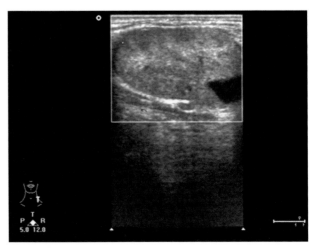

图 2-1-60　左侧颈部纵切面。左侧颈部最大淋巴结约 3.8cm×2.0cm,内部回声与左叶肿瘤相若,于淋巴结下极可见局部囊性区

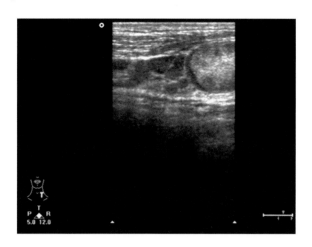

图 2-1-61　左侧颈部纵切面。左侧颈部多发肿大淋巴结，多呈低回声，图像最右侧者为图 2-1-60 同一淋巴结

病例 8　女性,65 岁,右叶甲状腺滤泡癌,微小浸润型。

【超声影像】　见图 2-1-62、图 2-1-63。

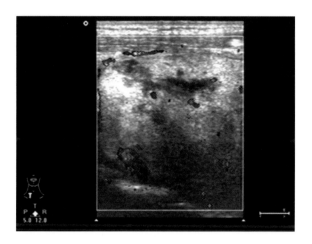

图 2-1-62　右颈部纵切面。肿瘤近上缘部分

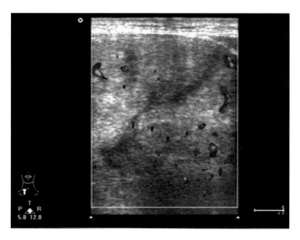

图 2-1-63　右颈部纵切面。肿瘤近下缘部分

图 2-1-62、图 2-1-63 显示甲状腺右叶肿瘤大,为肿瘤所占据,大小约 8cm×6cm,呈不均质中等回声及不规则低回声,边界欠清晰;肿瘤内可探及少量血流。气管受压向左侧偏移。

【术后病理】（右侧）甲状腺滤泡上皮性肿瘤,最大径 7cm,有包膜,于一处边缘可见肿瘤突破包膜生长,呈蘑菇样形态,考虑为甲状腺滤泡性腺癌,微小侵袭型。

病例 9　女性,62 岁,左叶甲状腺滤泡癌。

此患者为早期病例(1999 年),图像为热敏纸打印照片早期翻拍图,使用仪器为 Acuson128XP/10(图 2-1-64~ 图 2-1-68)。因该患者声像图表现与本组其他病例均有不同,故保留。

【超声影像】

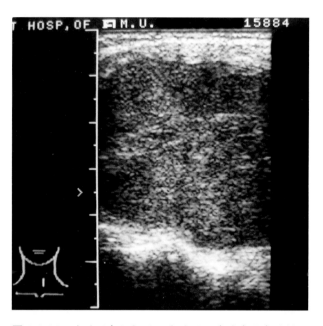

图 2-1-64　左叶颈部纵切面。左叶甲状腺肿瘤呈实性低回声包块,大小约为 5.5cm×4.0cm×3.8cm,边界尚清晰,未见边缘晕征,肿瘤后方未见声衰减

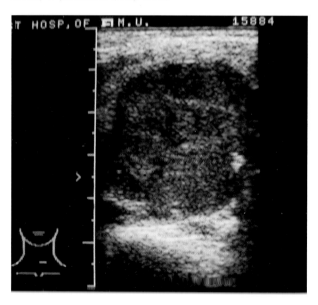

图 2-1-65　左颈部横切面。肿瘤于横切面图像上还可见局部钙化灶,最大径约 4mm

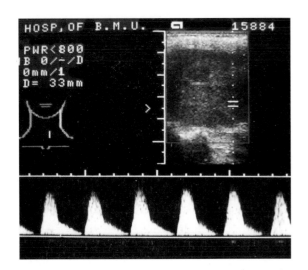

图 2-1-66　左颈部纵切面

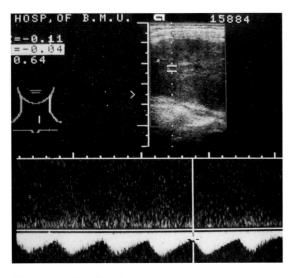

图 2-1-67　左颈部纵切面

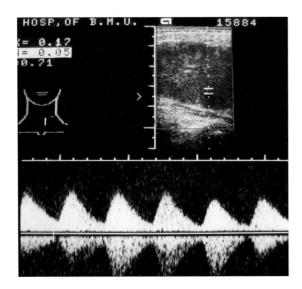

图 2-1-68　左颈部纵切面

图 2-1-66~图 2-1-68 显示多普勒于肿瘤内可见较丰富动脉血流,RI:0.64~1.00。

病例 10　女性,68 岁,双叶甲状腺滤泡癌。

患者于 16 年前行左侧甲状腺肿物切除术,病理诊断不详;4 年前因双侧甲状腺肿物再行手术切除,术后病理诊断为结节性甲状腺肿。本次入院前一年患者再次发现颈部肿物,逐渐增大,无明显自觉不适症状。

【超声影像】　见图 2-1-69、图 2-1-70。

【术后病理】(左叶甲状腺及气管旁右叶甲状腺)甲状腺滤泡癌,伴多个癌结节形成,并侵及骨骼肌,血管内癌栓形成,送检组织中见两枚淋巴结,未见转移癌(0/2)。

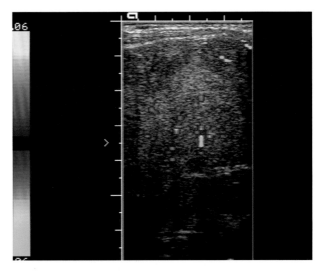

图 2-1-69　左颈部纵切面。左叶甲状腺显著增大,正常腺体组织结构消失,其内可见多数大小不等的实性结节,最大者直径约 3cm,边界不清,Doppler 显示肿瘤内部血流较丰富

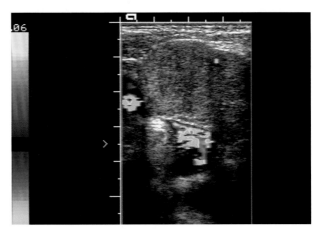

图 2-1-70　右颈部横切面。右叶残余甲状腺轻度增大,回声不均质,下极可见数个实性结节,图中显示最大结节,直径约 2.5cm,结节内可见少量血流

病例 11 男性,54 岁,甲状腺多发性滤泡癌,术后颈淋巴结转移、腰椎转移。

该患者来我院就诊前一年余在外院被诊断为甲状腺功能亢进;当时的症状为:颈前区肿大伴心慌、手抖,情绪急躁,体重 2 个月内减轻 10 千克;服中药治疗,自述症状无缓解。2 个月前在我院内分泌科行抗甲亢药物治疗,上述症状逐渐缓解。于 2011 年 9 月在我院行超声检查,发现甲状腺弥漫性肿大伴双叶多发占位。2 周后入院行手术治疗,术后病理考虑为不典型滤泡癌。3 个月后,患者因腰骶部及两侧大腿外侧疼痛 2 个月、间歇性跛行 1 个月再次入院。入院前在外院行 MRI 检查,诊断为:腰₁椎体棘突骨肿瘤伴硬膜压迫。于 2012 年 1 月在我院骨科行腰椎肿瘤切除术、椎管减压、椎弓根内固定术;术后病理诊断为甲状腺滤泡癌腰椎转移。

【超声影像】 见图 2-1-71~ 图 2-1-77。

【病理学表现】

1. 甲状腺术后病理 大体检查:左侧甲状腺和峡部切除标本,大小为 8cm×4.5cm×3.5cm,表面大部有被膜。切面内有一多结节融合状肿物,大小 5cm×4cm×2.3cm,与周围界限尚清,多彩状,呈灰白色、灰红色和灰黄色,质硬,中央囊性变及钙化,并有纤维分隔。其周有多个灰白色小结节,直径为 0.7~1.0cm,质硬,界清。峡部有性状相似的结节一个,为 0.6cm×0.56cm×0.4cm。右侧甲状腺切除标本,为 7.5cm×3.5cm×3cm。被膜完整,略呈结节状。切面有多灶的灰白色结节,直径 0.5~1.0cm,界清,质稍硬。

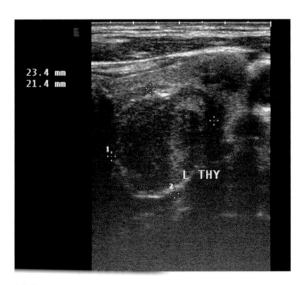

图 2-1-71 左侧颈部横切面。测标所示为左叶甲状腺内肿瘤之一,呈不均质低回声,边界欠清晰。该肿瘤两侧上方各可见一低回声结节,内上方小结节伴钙化

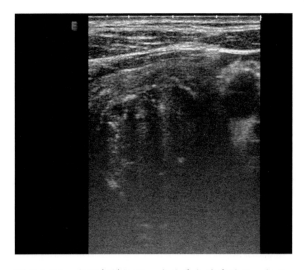

图 2-1-72 左颈部横切面。左叶最大肿瘤的另一切面,约 2.6cm×2.1cm,内部呈低回声,可见数个微小钙化,肿瘤后方回声衰减,仅于前缘可见边界

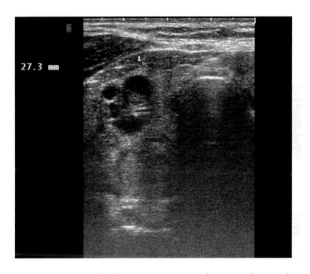

图 2-1-73 右颈部横切面。右叶甲状腺内可见实性及囊实性结节

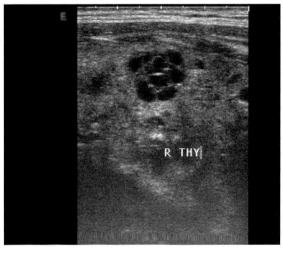

图 2-1-74 右颈部纵切面。右叶甲状腺多发结节,多数结节边界轮廓不清晰

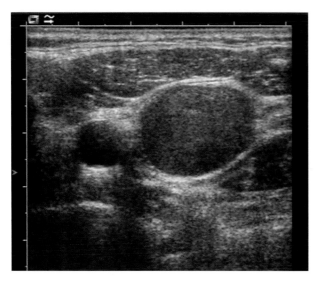

图 2-1-75　左颈部横切面。甲状腺术后 7 个月超声复查图像。左下颈部淋巴结转移,2.3cm×1.8cm,呈低回声

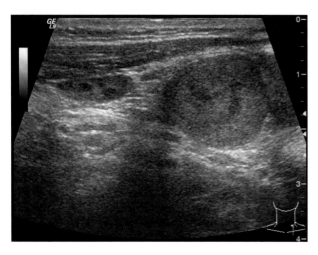

图 2-1-76　左下颈部纵切面。甲状腺术后 10 个月再次复查,左下颈部转移淋巴结大小无明显改变,回声欠均质

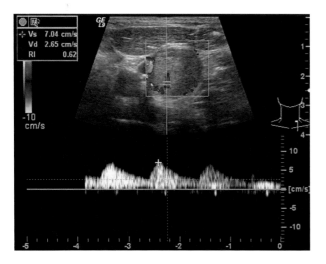

图 2-1-77　左下颈部横切面。转移淋巴结内血流较丰富,RI:0.62

　　镜下所见:各处甲状腺内结节形态多样。部分为扩张的滤泡腺体,上皮细胞低矮,排列稀疏,腔内有多量红染的类胶质物;部分结节为纤维化性的硬结,伴有大片胶原变和玻璃样变性,并有裂隙状的结晶空隙;部分结节上皮细胞增生呈立方形,核圆体大,核分裂象易见(4~7 个 /10HPF),排列紧密,腺泡腔狭小,滤泡密集,局部甲状腺滤泡侵犯邻近的纤维包膜,未见血管浸润(图 2-1-78~ 图 2-1-87)。(免疫组化染色:左侧 3 号切片 CK19+,Galectin-3−,Calcitonin−,HMBE-1++;右侧 8 号切片 CK19+,HMBE-1++,Galectin-3−。)

　　病理诊断:双叶甲状腺结节性甲状腺肿,伴有甲状腺滤泡癌(增生活跃,侵犯包膜区)。

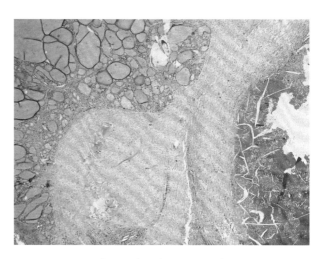

图 2-1-78　甲状腺内较多结节性病变,其中部分为纤维化胶原变的硬结,中心有变性物。×40,HE 染色

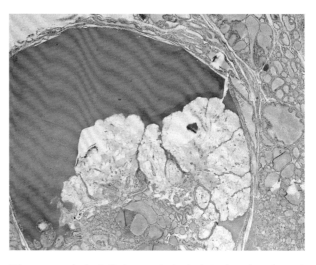

图 2-1-79　部分结节为胶性结节,内含大量红染的类胶质物。×40,HE 染色

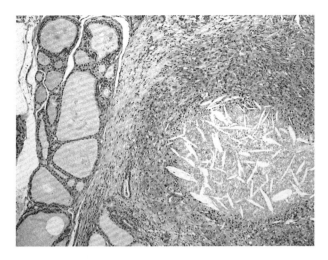

图 2-1-80　部分结节中心为变性物并有胆固醇结晶。×100,HE 染色

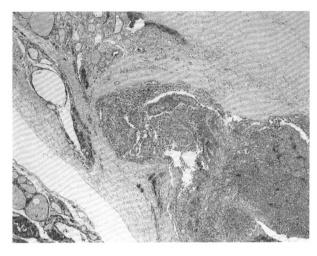

图 2-1-83　部分结节内的甲状腺组织向包膜外浸润性生长。×100,HE 染色

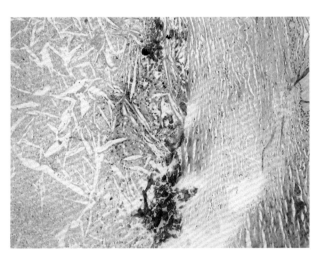

图 2-1-81　部分结节内有钙化体。×100,HE 染色

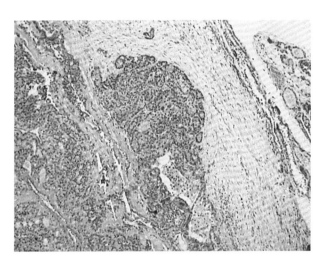

图 2-1-84　甲状腺滤泡侵犯包膜。×200,HE 染色

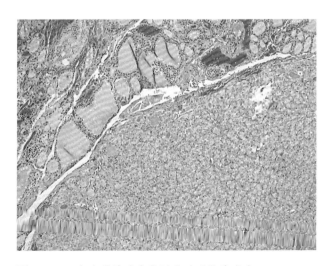

图 2-1-82　部分结节为密集增生的甲状腺滤泡。×100,HE 染色

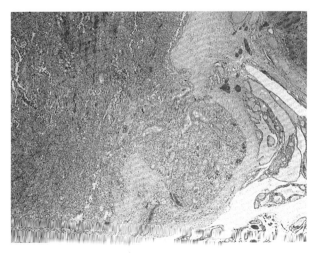

图 2-1-85　甲状腺滤泡侵犯包膜(另一处)。×200,HE 染色

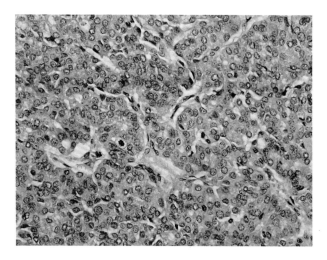

图 2-1-86　甲状腺滤泡上皮高度增生,排列拥挤,可见核分裂象。×400,HE 染色

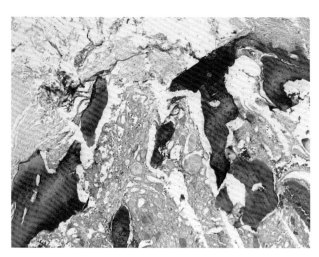

图 2-1-88　在骨组织中,骨小梁间有分化良好的甲状腺组织。×40,HE 染色

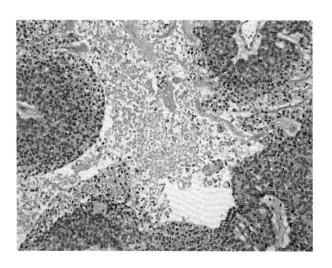

图 2-1-87　在增生甲状腺组织中可见滤泡细胞的变性、坏死。×200,HE 染色

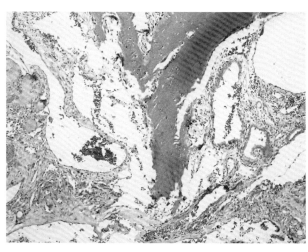

图 2-1-89　骨小梁间甲状腺滤泡结构清晰,上皮细胞单层排列。×100,HE 染色

2. 骨科术后病理　大体检查:不整形标本一块,大小为 8cm×4.5cm×3.5cm,表面附有脂肪,深方为骨(椎体)组织。剖开标本,骨内有灰褐色肿瘤样组织,实性,质糟脆,并向外侵蚀骨组织,部分侵犯到骨外软组织。

镜下所见:在骨组织中有大量形态良好的甲状腺成分,其滤泡结构清晰,腺泡和腺腔大小比较均一,部分腔扩大,部分腺腔较小,腔内有嗜伊红的类胶质物,细胞中等大,胞质宽,红染,核圆形,中等大,部分呈空泡样,细胞排列较紧密,可见核分裂象(图 2-1-88~ 图 2-1-92)。

病理诊断:结合病史、符合甲状腺滤泡癌骨(腰₁椎体)转移。

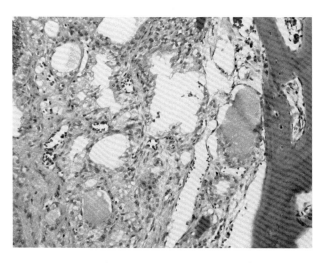

图 2-1-90　甲状腺滤泡上皮形态温和,腔内有类胶质物。×200,HE 染色

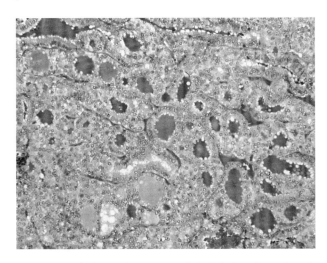

图 2-1-91　在骨病灶中心区甲状腺滤泡密集分布,上皮细胞排列紧密,核大圆形。×200,HE 染色

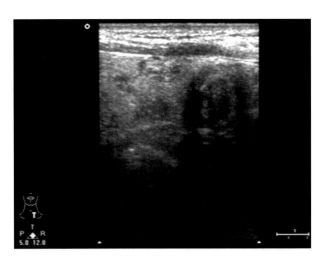

图 2-1-93　左颈部纵切面。肿瘤位于左叶甲状腺下极,呈不均质低回声,大小约为 1.7cm×2.1cm×1.5cm,边界欠清晰;肿瘤后方可见部分声衰减;于该切面肿瘤内可见微小钙化。余左叶实质内结节为结节性甲状腺肿

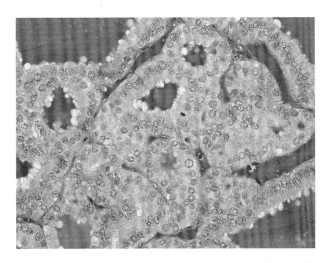

图 2-1-92　滤泡上皮细胞体大,核圆,可见核分裂象(图中心)。×400,HE 染色

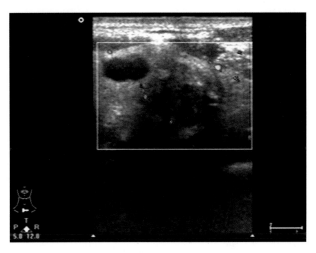

图 2-1-94　左颈部横切面。肿瘤内可见少量血流信号及数个较粗大钙化灶。图中囊性结节为结节性甲状腺肿。双侧颈部未见明显肿大淋巴结

病例 12　男性,76 岁,左叶甲状腺滤泡癌,脊柱及肋骨转移。

患者因前列腺肥大 10 年,进行性排尿困难 1 年,发现 PSA 增高 1 个月入院诊治。经前列腺穿刺活检未发现癌细胞;MRI 及核素全身骨扫描示多发骨转移。经对右肋部直径约 6cm 肿物活检,病理报告为:(冷冻 + 石蜡)送检甲状腺样组织,其中硬化组织内见少许异型腺体,结合临床,可考虑甲状腺滤泡癌转移。后行甲状腺全切术,确诊为左叶甲状腺滤泡癌。

【超声影像】　见图 2-1-93、图 2-1-94。

【术后病理】　冷冻 + 石蜡:双侧甲状腺及峡部切除标本:甲状腺左叶下极近峡部滤泡癌,肿瘤大小 2cm×1.5cm×1.3cm,有广泛包膜浸润及微小血管浸润。肿瘤未突破被膜;余甲状腺呈结节性甲状腺肿。

下面展示的一组病例为滤泡性腺瘤,它们的影像表现均可在上述滤泡癌病例中找到颇为相似者(图 2-1-95～图 2-1-127)。我们试图通过这几个典型病例来进一步强调,滤泡癌的确诊方法是术后病理诊断。

【鉴别病例】

鉴别病例1　男性,23岁,左叶甲状腺滤泡性腺瘤。

鉴别病例2　女性,36岁,右叶甲状腺滤泡性腺瘤。

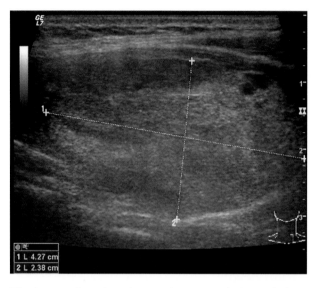

图 2-1-95　左颈部纵切面。左叶甲状腺肿大,腺瘤约4.2cm×3.1cm×2.2cm,呈实性中等及偏低回声包块,边界尚清晰,外形规整,包块内未见钙化

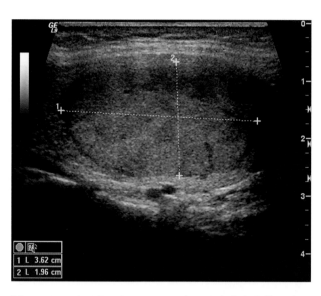

图 2-1-97　右颈部纵切面。甲状腺右叶腺瘤为中等回声的实性包块,3.6cm×3.3cm×2.0cm,边界清晰,周边可见部分薄的低回声晕

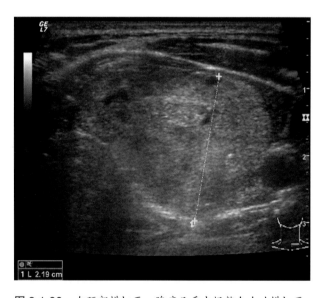

图 2-1-96　左颈部横切面。腺瘤几乎占据整个左叶横切面,内可见数个低至无回声区,并有一可疑微钙化

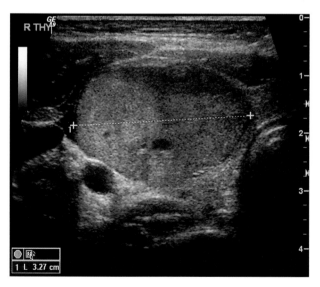

图 2-1-98　右颈部横切面。腺瘤边界清晰,近前缘处及中部可见局部回声减低

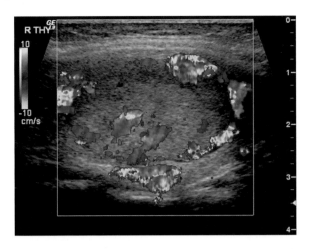

图 2-1-99　右颈部纵切面。CDFI 显示腺瘤内部血流丰富，腺瘤周边可见半环状血流

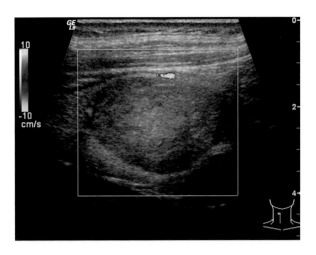

图 2-1-102　右颈部纵切面。CDFI 显示腺瘤内可见少量血流

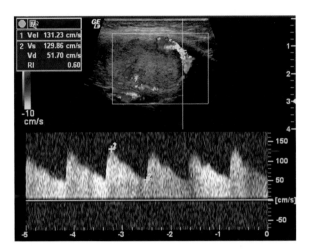

图 2-1-100　右颈部纵切面。腺瘤周边血流频谱，RI：0.60

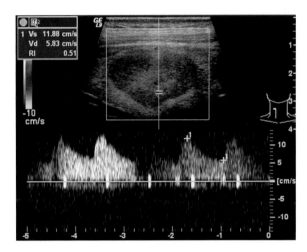

图 2-1-103　腺瘤内部血流频谱，RI：0.38～0.51

鉴别病例 3　男性，53 岁，右叶甲状腺微滤泡性腺瘤。

鉴别病例 4　女性，19 岁，左叶甲状腺滤泡性腺瘤，胎儿型。

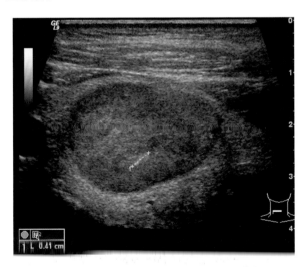

图 2-1-101　右颈部横切面。甲状腺肿大，右叶中部可见一中等偏低回声包块，3.6cm×2.4cm，外形规整，边界清晰，边缘可见不完整低回声晕，包块内可见一长径约 4mm 的短线样钙化

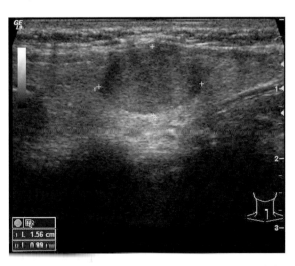

图 2-1-104　左颈部纵切面。腺瘤位于左叶甲状腺中部，呈中等偏低回声，1.6cm×1.5cm×1.0cm，边界清晰，形态规整，腺瘤内未见钙化

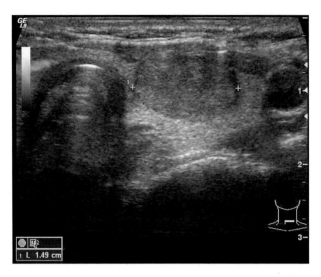

图 2-1-105　左颈部横切面。腺瘤边缘可见不完整低回声晕

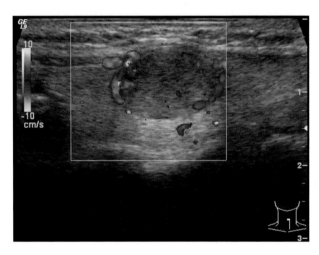

图 2-1-106　左颈部纵切面。CDFI 于腺瘤边缘可见半环状血流,腺瘤内部可见较丰富血流

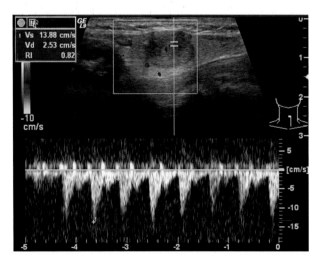

图 2-1-107　左颈部纵切面。腺瘤内部高阻力动脉血流,RI:0.82

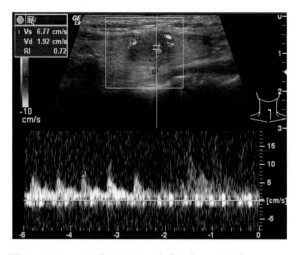

图 2-1-108　左颈部纵切面。腺瘤内部血流频谱,RI:0.72

鉴别病例 5　女性,47 岁,右叶甲状腺滤泡性腺瘤。

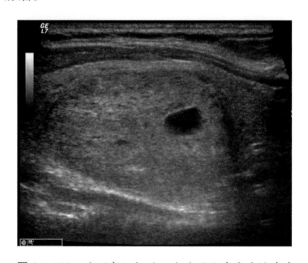

图 2-1-109　右颈部纵切面。右叶甲状腺滤泡性腺瘤 3.2cm×1.9cm,呈中等回声,内部可见一低至无回声区,腺瘤边缘可见部分低回声晕,边界清晰,外形规整

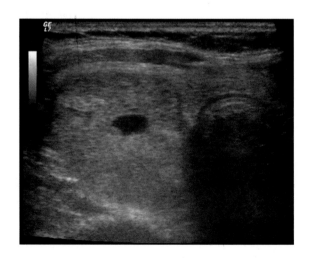

图 2-1-110　右颈部横切面。滤泡性腺瘤的横切面,后方边界欠清晰

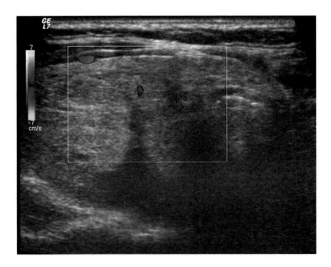

图 2-1-111　右颈部横切面。CDFI 显示腺瘤内部仅见少量血流,腺瘤边缘未见扩张的血管

鉴别病例 6　女性,67 岁,右叶甲状腺不典型滤泡性腺瘤(atypical follicular adenoma)。

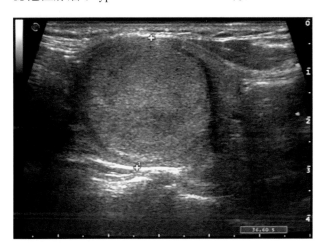

图 2-1-112　右颈部纵切面。腺瘤位于右叶甲状腺内,呈类圆形,直径约 2.7cm,边缘可见不完整低回声晕,边界清晰

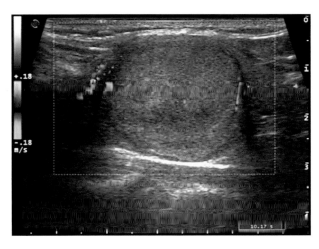

图 2-1-113　右颈部纵切面。CDFI 于腺瘤内部及边缘可见少量血流

鉴别病例 7　女性,31 岁,左叶甲状腺滤泡性腺瘤。

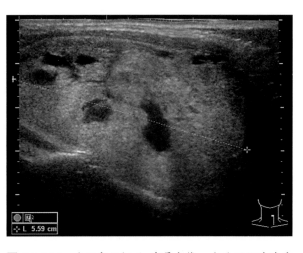

图 2-1-114　左颈部纵切面,宽景成像。左叶甲状腺腺瘤约 5.6cm×3.6cm×3.0cm,呈囊实性,实性区为中等回声,腺瘤边界尚清晰,内部未见钙化

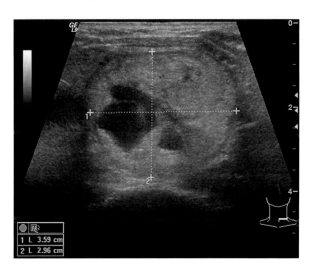

图 2-1-115　左颈部横切面。腺瘤可见部分低回声晕

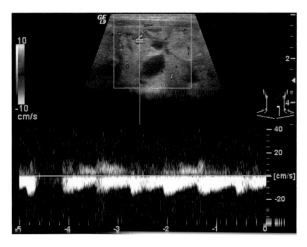

图 2-1-116　左颈部纵切面。Doppler 显示腺瘤内部血流较丰富,RI:0.51;腺瘤边缘未见血管扩张

鉴别病例8 女性,33岁,左叶甲状腺滤泡性腺瘤。

鉴别病例9 女性,63岁,右叶甲状腺滤泡性腺瘤合并出血及纤维化。

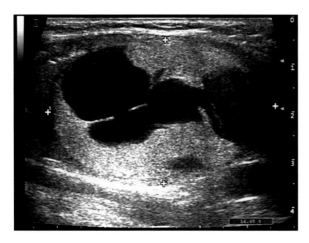

图 2-1-117 左颈部斜切面。左叶甲状腺肿大,形态失常,腺瘤呈囊实性包块,大小约 4.8cm×3.0cm,边界清晰,未见钙化及晕征

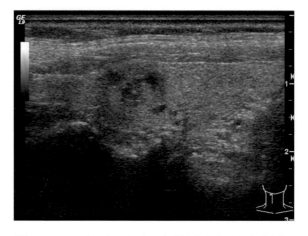

图 2-1-120 右颈部纵切面。腺瘤位于右叶甲状腺近上极,1.0cm×0.8cm,边界不清晰,内部呈混合性回声,未见明确钙化

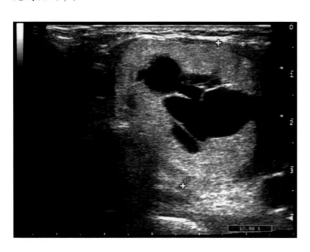

图 2-1-118 左颈部横切面。腺瘤的实性区与甲状腺回声相若,囊性区内可见分隔。右叶甲状腺及双侧颈淋巴结未见明显异常

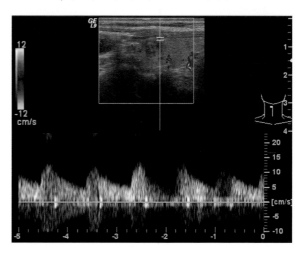

图 2-1-121 右颈部纵切面。Doppler 于腺瘤内可探及少量血流,RI:0.57~0.60

鉴别病例10 女性,43岁,左叶甲状腺滤泡性腺瘤。

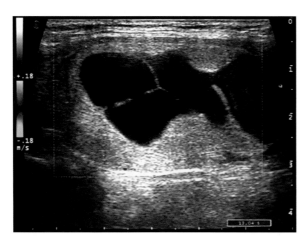

图 2-1-119 左颈部斜切面。Doppler 于腺瘤边缘可探及少量血流

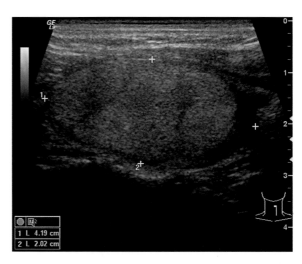

图 2-1-122 左颈部纵切面

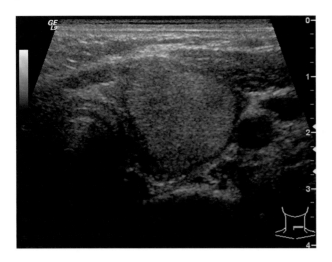

图 2-1-123 左颈部横切面

图 2-1-122、图 2-1-123 显示左叶甲状腺肿大，腺瘤为中等回声包块，大小约为 4.2cm×2.2cm×2.0cm，外形规整，边缘可见低回声晕，边界清晰，其内未见钙化。左叶甲状腺仅于下极探及少量腺体组织。

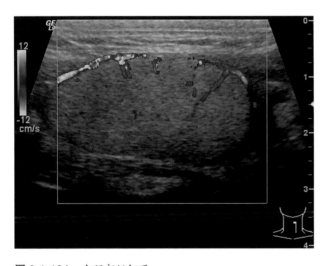

图 2-1-124 左颈部纵切面

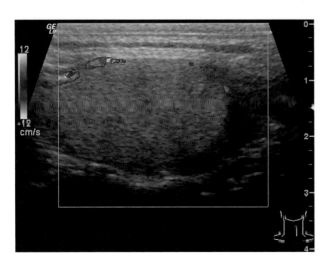

图 2-1-125 左颈部纵切面

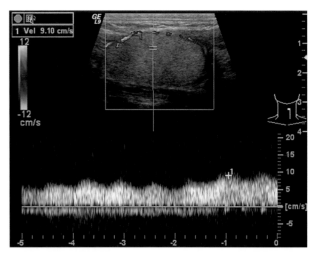

图 2-1-126 左颈部纵切面

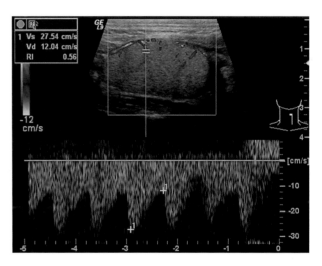

图 2-1-127 左颈部纵切面

图 2-1-124~ 图 2-1-127 Doppler 于腺瘤内可探及少量血流，RI:0.56；腺瘤边缘可见半环形血流，血管未见明显扩张。右叶甲状腺及双侧颈淋巴结未见明显异常。

小结：我们共收集到 12 例甲状腺滤泡癌。患者年龄 43~87 岁，平均年龄 61.3 岁，男女各 6 例。其超声表现各有不同，共同的特征是以实性包块为主，除 2 例表现为低回声外，肿瘤多为中等回声；滤泡性腺瘤则以中等回声为主，相对未见，腺瘤的回声更均质。肿瘤的边缘晕征两者无明显差异。4 例滤泡癌患者的肿瘤内出现大小不等的钙化，而在滤泡性腺瘤的患者中均未见钙化。在肿瘤的血流方面，内部血流无明显特征，滤泡癌为少量至较丰富的血流；腺瘤则以少血供为主；2 例是中等回声的滤泡癌呈现出超腺血管征并且曲张，能否以此作为一个滤泡癌的间接鉴别点，尚需更多病例的观察与积累。

文献中很多研究对滤泡性肿瘤提出超声影像表

现的分型或分级,但仍缺乏特征性的声像学指征。我们体会,患者年龄偏大,肿瘤体积较大,回声不均质,内部可见钙化,肿瘤内部及边缘血流丰富,甚至边缘存在扩张/曲张的血管或可作为肿瘤恶性的提示。

二、甲状腺髓样癌

甲状腺髓样癌(medullary thyroid carcinoma,MTC)是甲状腺癌中恶性度较高的肿瘤。MTC起源于甲状腺滤泡旁细胞,即C细胞,占甲状腺恶性肿瘤的3%~10%。75%的MTC为散发性;另25%则有家族聚集倾向,称为家族性MTC。在多发性内分泌肿瘤(multiple endocrine neoplasms,Men)中髓样癌是Men Ⅱ型中包括的肿瘤之一。

肿瘤最常见的超声表现为低回声占位,部分病例可见肿瘤内存在微钙化或粗大钙化灶,肿瘤形态可不规则,边界清晰,周边多无声晕,彩色多普勒则常表现为肿瘤内部血流丰富。

病例13 女性,29岁,右叶甲状腺髓样癌。
【超声影像】
第一次超声检查图像见图 2-2-1~ 图 2-2-3。
2个月后术前超声检查图像见图 2-2-4~ 图 2-2-12。
【术后病理】 冷冻 + 石蜡:(右叶)送检甲状腺组织内见一包膜完整的肿瘤,切面呈淡黄色,中心约 1.2cm 呈灰白色。镜下:上皮样肿瘤细胞形态相对一致,排列呈梁状、滤泡状,伴间质变性。免疫组化 染 色:TTF-1+++,TG++,Calcitonin+++,CK(AE1/AE3)+++,CgA-,Sy38-,CD56-,Ki67:2%。综上,甲状腺髓样癌,肿瘤最大径 2.5cm。

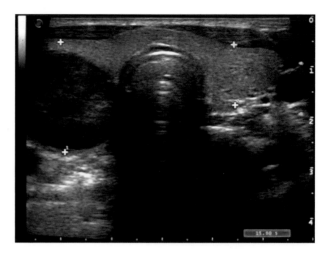

图 2-2-2 颈部横切面。肿瘤呈类圆形低回声结节

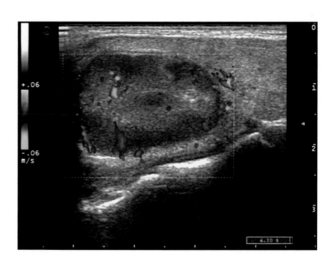

图 2-2-3 右颈部纵切面。CDFI 显示肿瘤内部及周边血流丰富

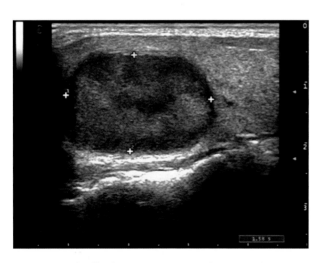

图 2-2-1 右颈部纵切面。右叶甲状腺近上极可见肿瘤,2.4cm×1.6cm,呈中等偏低回声,外形规整,边界清晰,肿瘤后方回声增强。肿瘤内未见钙化

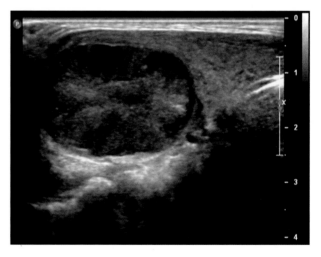

图 2-2-4 右颈部斜切面

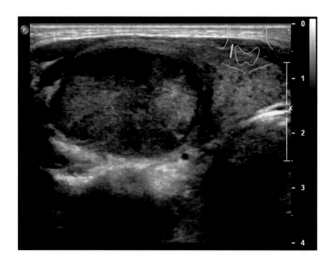

图 2-2-5　右颈部纵切面

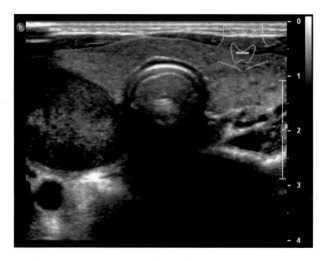

图 2-2-6　颈部横切面

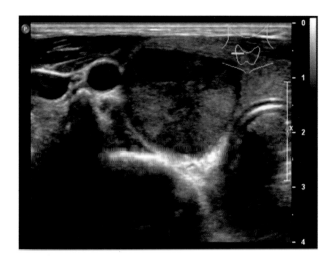

图 2-2-7　右颈部横切面

图 2-2-4～图 2-2-7 为右叶肿瘤的二维图像,显示肿瘤较前轻度增大,3.0cm×2.1cm,内部为不均质低回声,未见钙化及声衰减,肿瘤外形规整,边界清晰,边缘可见部分晕征。

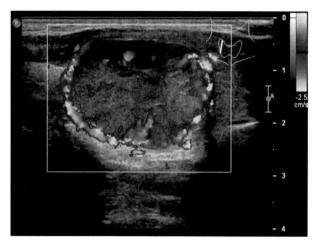

图 2-2-8　右颈部纵切面

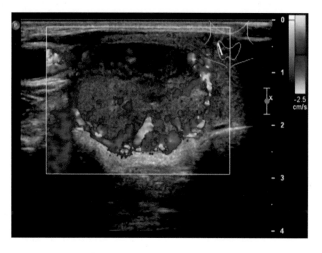

图 2-2-9　右颈部纵切面

图 2-2-8、图 2-2-9 CDFI 显示肿瘤内部及周边血流丰富,可见分支状血流,彩色血流环绕肿瘤约 3/4。

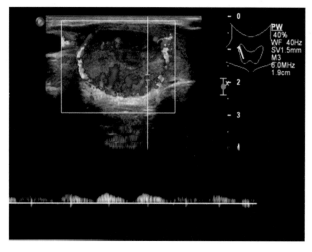

图 2-2-10　右颈部斜切面

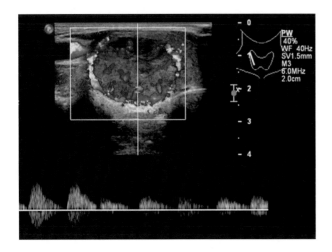

图 2-2-11 右颈部斜切面

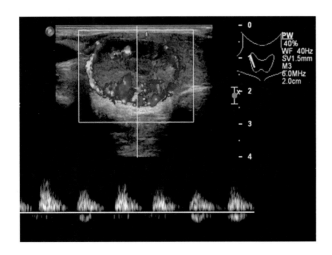

图 2-2-12 右颈部斜切面

图 2-2-10~ 图 2-2-12 显示肿瘤内部均为高阻力动脉血流频谱,RI:1.00。

病例 14 女性,32 岁,右叶甲状腺髓样癌(双灶)伴右颈部及右锁骨上淋巴结多发转移。

【超声影像】 见图 2-2-13~ 图 2-2-19。

【病理学表现】

大体所见:(右侧)一叶甲状腺组织,大小 4cm×3cm×1cm,切面在甲状腺内有灰白色结节 2 个,直径分别为 9mm 和 7mm,两者相距 5mm。

光镜所见:两结节镜下形态基本一致。表现为肿瘤性细胞的增生,细胞中等大,胞质淡染或弱嗜酸性,核居中圆形,染色质细腻,核分裂象少见。肿瘤细胞呈团状及器官样排列,团巢间有较为丰富的血窦并有明显的均质性粉染物沉积(图 2-2-20~ 图 2-2-23)。免疫组化染色(两个结节分别染色,表达结果一致):Calcitonin+++,Thyroglobulin−,Galectin-3+。(左侧)甲状腺组织,未见肿瘤成分。淋巴结:右中央

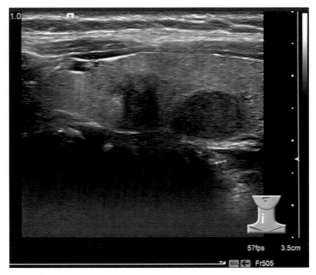

图 2-2-13 右颈部纵切面。二维图像显示甲状腺右叶内的两个病灶,均呈低回声,上方病灶直径约 0.7cm,后方可见声衰减,下方病灶约 1.2cm×0.9cm,后方回声无明显改变

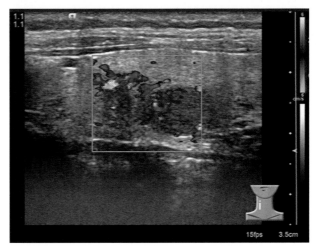

图 2-2-14 右颈部纵切面。CDFI 显示两癌灶内部及边缘血流较丰富

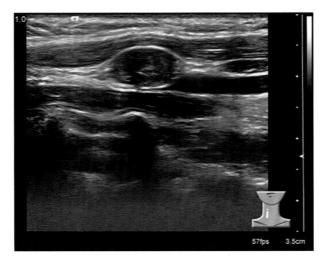

图 2-2-15 右侧颈部纵切面。右颈内静脉旁转移淋巴结

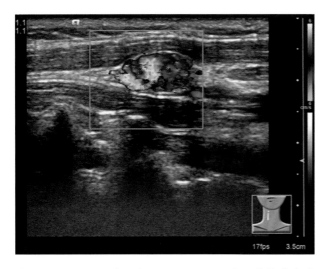

图 2-2-16　右侧颈部纵切面。CDFI 显示右颈内静脉旁转移淋巴结内血流极丰富

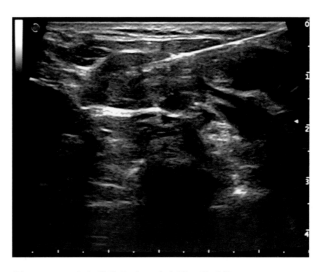

图 2-2-19　为右锁骨上淋巴结穿刺活检图像

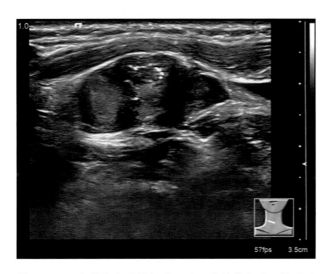

图 2-2-17　右锁骨上区斜切面。显示右锁骨上淋巴结明显肿大，2.3cm×1.1cm，呈低回声，内可见少量微钙化

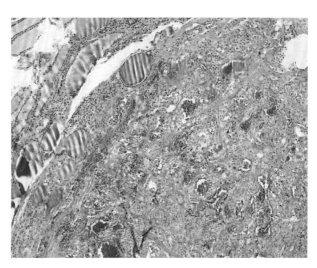

图 2-2-20　肿瘤实性，膨胀性挤压甲状腺。×40，HE 染色

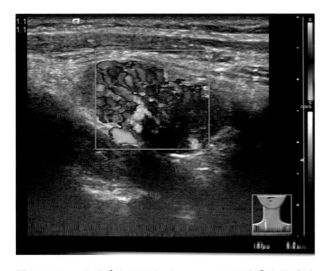

图 2-2-18　右锁骨上区纵切面。CDFI 显示锁骨上转移淋巴结内血流极丰富

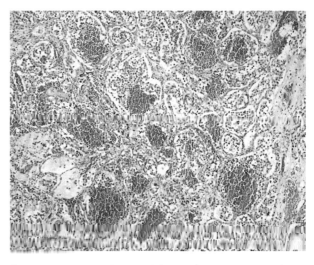

图 2-2-21　肿瘤呈巢团状，并富于血管。×100，HE 染色

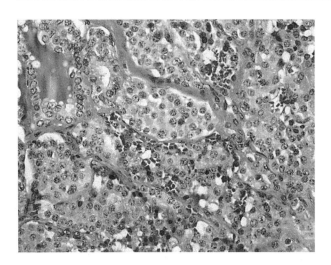

图 2-2-22 肿瘤细胞中等大,胞质淡染或弱嗜酸性,核居中圆形,染色质细腻。×400,HE 染色

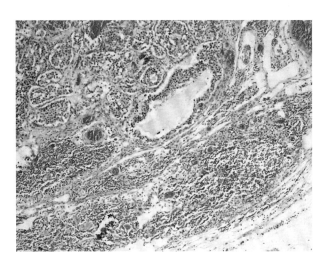

图 2-2-23 淋巴结癌转移。×100,HE 染色

区:11/16 个;右颈侧区:11/32 个,右颈侧区上部:0/1 个癌转移。气管前纤维组织未见肿瘤。

病理诊断:右侧甲状腺髓样癌,伴颈区淋巴结转移。

病例 15 男性,34 岁,左叶甲状腺髓样癌。

【超声影像】 见图 2-2-24、图 2-2-25。

【术后病理】 冷冻 + 石蜡:甲状腺组织内有一瘤结节(2.1cm × 1.5cm × 1.5cm),肿瘤细胞形态相对一致,呈乳头状、缎带及巢团状分布,乳头轴心及间质内有粉染淀粉样物,结合免疫组化,符合髓样癌,瘤结节周围有甲状腺组织包绕,局部正常组织较薄。免疫组化染色:S100−,Calcitonin+++,Sy38+++,TTF-1−,CD56+++,CK19+。

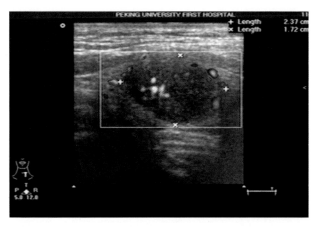

图 2-2-24 左颈部纵切面。肿瘤位于左叶甲状腺中部,呈低回声结节,约 2.4cm × 1.8cm,边界尚清晰,外形规整,内部血流丰富

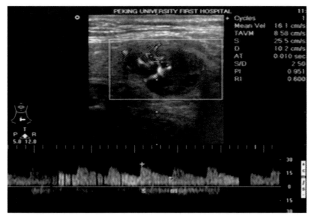

图 2-2-25 左颈部纵切面。肿瘤内部的血流频谱,RI:0.60

病例 16 女性,46 岁,右叶甲状腺髓样癌。

【超声影像】 见图 2-2-26~ 图 2-2-28。

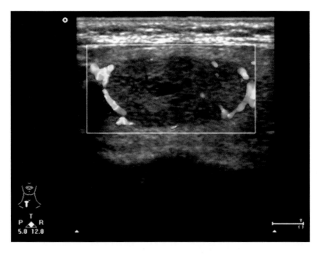

图 2-2-26 右颈部纵切面。肿瘤位于右叶甲状腺内,为囊实性包块,大小约为 3.4cm × 1.8cm × 1.3cm,以实性为主,边界清晰,边缘血流较丰富

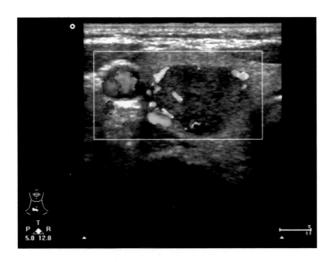

图 2-2-27 右颈部横切面。肿瘤内部可探及少量血流信号

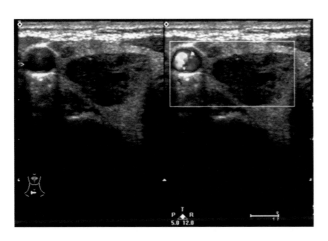

图 2-2-28 右颈部横切面。肿瘤的另一横切面,显示内部更低的回声,边界清晰

【术后病理】(右侧)甲状腺髓样癌(免疫组化标记:Calcitonin-,Thyroglobulin-,TTF-1+,刚果红染色+)。

病例 17 女性,54 岁,双叶甲状腺髓样癌。

【超声影像】 见图 2-2-29~ 图 2-2-31。

【病理学表现】

大体检查:(右叶)甲状腺标本,大小 3.5cm×2.5cm×1.5cm,切面中有一灰白色肿物,大小2.2cm×1.5cm×0.9cm,界限尚清,质地中等。(左叶)甲状腺标本,大小 2.2cm×1.2cm×0.8cm,其内有一结节,大小 0.9cm×0.7cm×0.5cm,灰白色,界限清,中央有钙化。

光镜所见:两叶病变基本相同。甲状腺组织内结节状肿瘤。肿瘤细胞小到中等大,呈圆形,胞质浅染或透亮,胞核小,圆形居中,排列呈单团状、片状。间质富于血管和血窦,并有较宽大的均质红染组织分布于肿瘤间。肿瘤和甲状腺组织界限清

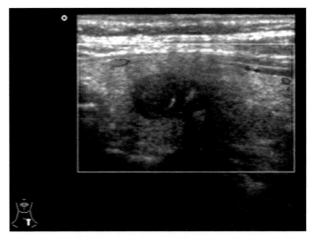

图 2-2-29 左颈部纵切面。左叶髓样癌位于甲状腺近上极,呈低回声,约 1.4cm× 0.8cm,边界尚清晰;内可见一粗大钙化,后伴声影;肿瘤内部可见少量血流

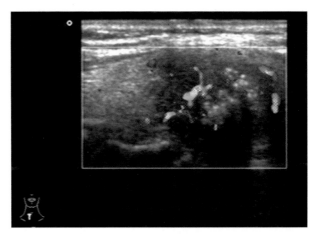

图 2-2-30 右颈部纵切面。右叶髓样癌位于甲状腺中部,约2.6cm×2.0cm,呈低回声伴多数微钙化;肿瘤形态欠规整;肿瘤内部血流较丰富

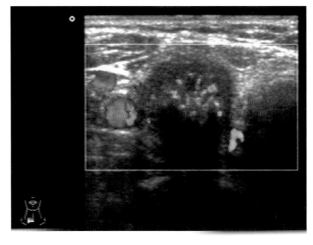

图 2-2-31 右颈部横切面。肿瘤边缘可见少量毛刺样改变,边界尚清晰

楚,部分有薄层纤维包膜(图 2-2-32~图 2-2-36)。免疫组织化学染色:TTF-1+++,Calcitonin+++,TG-,Chromogranin+++,NSE+++,CEA+++。组织化学染色:刚果红染色阳性。

病理诊断:双叶甲状腺髓样癌。

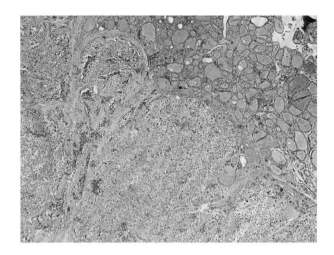

图 2-2-32 肿瘤无包膜,并侵犯甲状腺,×40,HE 染色

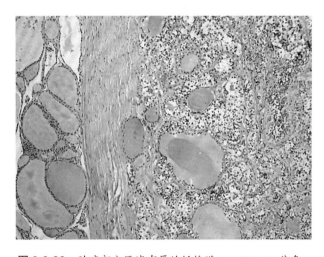

图 2-2-33 肿瘤部分区域有厚的纤维膜。×100,HE 染色

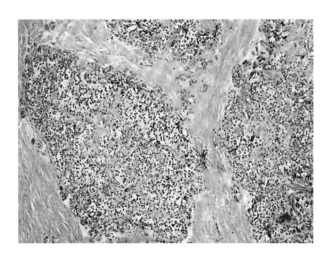

图 2-2-34 肿瘤呈多结节状。×100,HE 染色

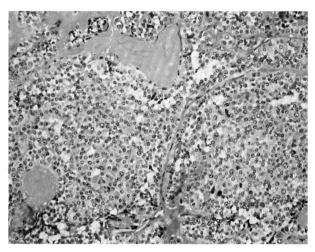

图 2-2-35 肿瘤细胞圆形,胞质淡粉染。×200,HE 染色

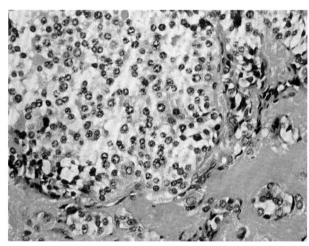

图 2-2-36 肿瘤细胞形态和分布均匀,并有淀粉样物沉积(右下方)。×400,HE 染色

病例 18 女性,47 岁,左叶甲状腺髓样癌。
【超声影像】 见图 2-2-37~图 2-2-39。

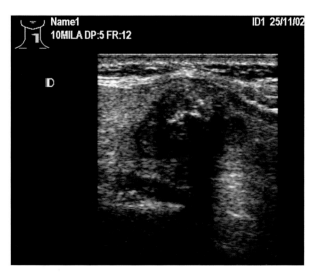

图 2-2-37 左颈部纵切面

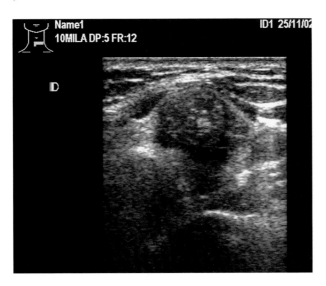

图 2-2-38 左颈部横切面

图 2-2-37、图 2-2-38 显示肿瘤位于左叶甲状腺中部,约 2.6cm×1.8cm,呈不均质低回声,边界清晰,略呈分叶状;肿瘤内部可见多数细小及较粗大钙化;肿瘤后方可见部分声影。肿瘤向甲状腺前方隆起,局部甲状腺包膜未见中断。

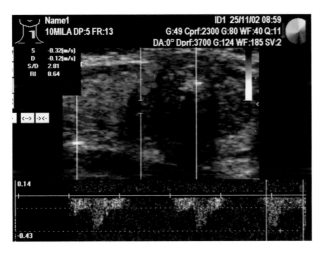

图 2-2-39 左颈部纵切面。Doppler 显示肿瘤内部可见少量血流,因患者屏气困难,频谱多普勒取样不满意,RI:0.63~1.00

病例 19 女性,47 岁,左叶甲状腺髓样癌。
【超声影像】 见图 2-2-40~图 2-2-44。
【术后病理】 (左侧)甲状腺髓样癌,肿瘤包膜完整,直径约 1.2cm,免疫组织化学染色:Calcitonin+++,CEA+++,CgA+++,TG-,TTF-1+++,PR+++。刚果红染色显示肿瘤间质有淀粉样物质沉积。

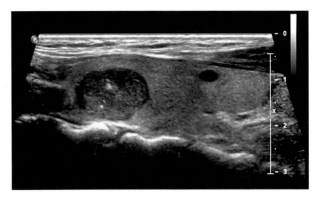

图 2-2-40 左颈部纵切面。肿瘤位于左叶甲状腺上极,直径约 1.3cm,呈不均质低回声,边界清晰,边缘可见部分低回声晕;肿瘤内部可见数个小的强回声,后方未见声影。图中近下极结节为囊性

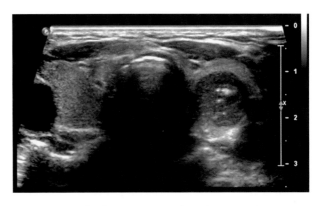

图 2-2-41 颈部横切面。显示肿瘤的横切面,呈类圆形低回声,边界清晰,内部数个强回声,最大直径 0.5cm,后方未见明显声影

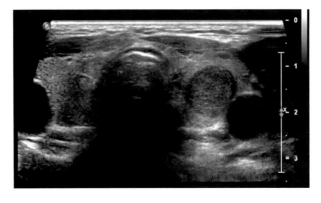

图 2-2-42 颈部横切面。于该切面肿瘤呈不均质低回声,边缘可见不规则低回声晕,边界清晰

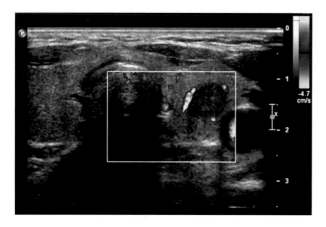

图 2-2-43　颈部横切面

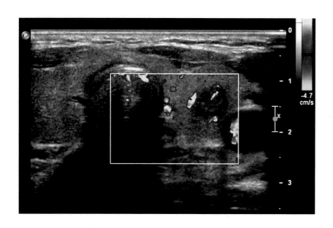

图 2-2-44　颈部横切面

图 2-2-43、图 2-2-44 显示肿瘤内部可见较丰富血流。

　　病例 20　男性,44 岁,双叶甲状腺髓样癌伴右颈淋巴结转移。

　　【**超声影像**】　见图 2-2-45~ 图 2-2-48。

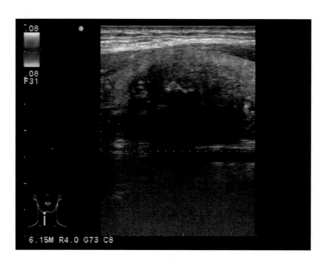

图 2-2-45　右颈部纵切面。右叶内肿瘤 2.6cm×1.7cm,呈低回声实性肿块,外形尚规整,内部可见多发钙化,肿瘤内可探及少量动静脉血流

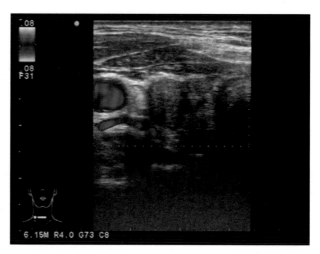

图 2-2-46　右颈部横切面。肿瘤的短轴切面

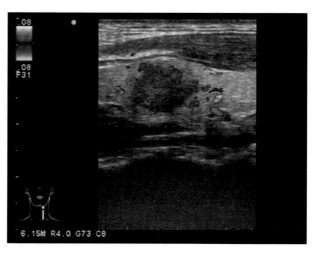

图 2-2-47　左颈部纵切面。左叶甲状腺中部的肿瘤,1.5cm×1.0cm,呈低回声,形态欠规则,肿块内可探及少量动、静脉血流

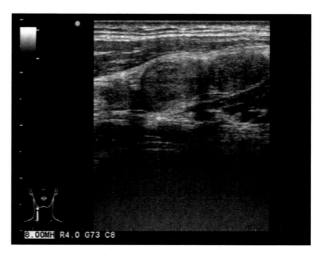

图 2-2-48　右侧颈部可见多个肿大淋巴结,最大者 1.5cm×1.0cm,呈不均质低回声

【术后病理】　冷冻＋石蜡:(右)甲状腺髓样癌,肿瘤细胞巢团状及条索状排列,大部分为上皮样,少数呈梭形,间质纤维化伴大片淀粉样物沉积(刚果红染色阳性)及局灶钙化。肿瘤大小为 2.6cm×2.1cm×1.6cm,累及被膜并紧邻切缘(<0.1mm)。(右侧气管旁淋巴结)及(颈前淋巴结)为癌结节,未见明确淋巴结结构。免疫组化染色:Chromogranin A+++,TTF-1+++,Calcitonin++,CK19+,HBME-1-,Galectin3+/-。

病例21　女性,69岁,左叶甲状腺髓样癌。

【超声影像】　见图 2-2-49、图 2-2-50。

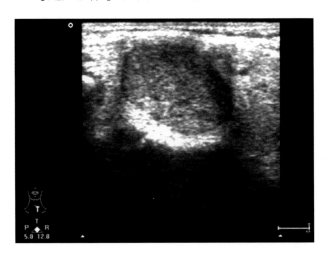

图 2-2-49　左颈部纵切面。肿瘤位于左叶甲状腺内,呈中等偏低回声,大小约为 2.4cm×1.5cm,边缘可见不规则低回声晕,边界尚清晰

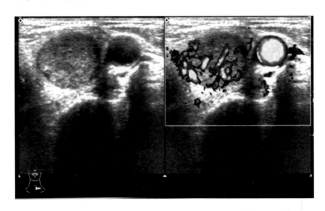

图 2-2-50　左颈部横切面。肿瘤内可探及丰富血流

【术后病理】　(左叶)甲状腺髓样癌(直径 2cm),周围甲状腺组织呈结节性甲状腺肿。(免疫组织化学染色:AE1/AE3-,TG-,TTF-1++,CEA+,NSE++,Chromogranin+++,Calcitonin+++)。

病例22　男性,76岁,右叶巨大甲状腺髓样癌术后左叶复发,左颈部淋巴结及双侧锁骨上区转移。

患者于 4 年前发现颈部直径 3cm 的肿物,质硬,无压痛,无明显自觉症状,未予诊治。一年来自觉肿物增长较快,不伴呼吸及吞咽困难。入院后外科检查:颈部巨大肿物,横径约 12cm,上下径约 6cm,边界清,质硬,不易推动,未及血管杂音,右颈部可触及两粒黄豆大小淋巴结,质硬,有轻触痛。

超声检查发现颈部偏右约 10cm×10cm 肿块,多切面显示其位于右侧甲状腺中下部,呈低回声型,内部多数钙化,最大直径 1.5cm;肿块内部血流丰富。气管受压明显左移。右颈总动脉旁见多数肿大淋巴结,直径约 1.5cm。超声诊断:颈部巨大实性占位病变伴钙化(thyroid carcinoma)。

术中发现右叶甲状腺巨大占位两个,直径分别为 6cm 和 8cm,肿瘤包膜完整,切面呈灰白色。

【超声影像】　原发肿瘤声像图见图 2-2-51~ 图 2-2-54。

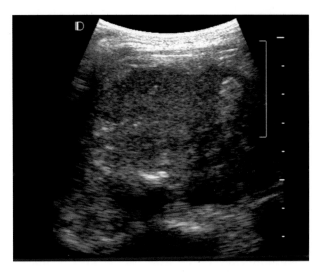

图 2-2-51　右颈部纵切面。右颈部肿瘤约 10cm×10cm 大小,呈中等偏低回声,内部可见多数钙化,最大者直径 1.5cm,肿瘤边界不清晰

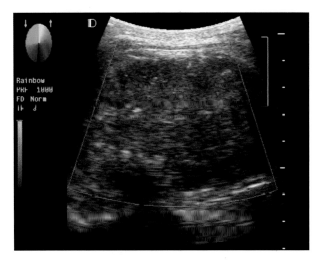

图 2-2-52　右颈部纵切面。CDFI 显示肿瘤内部血流较丰富

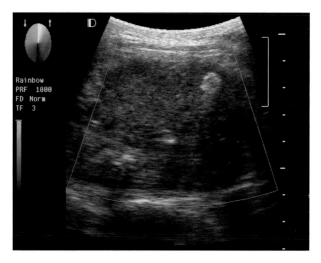

图 2-2-53 右颈部纵切面。该切面于肿瘤内可见多发钙化灶

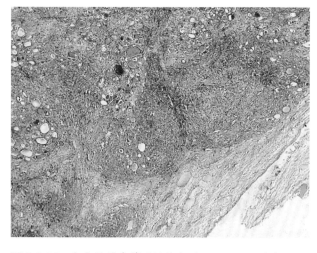

图 2-2-55 部分结节有薄层纤维包膜。×40,HE 染色

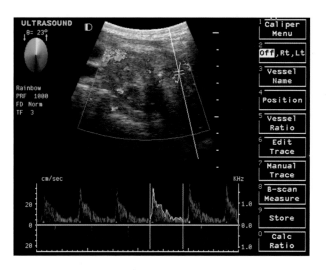

图 2-2-54 肿瘤内部血流频谱图像,RI:0.85

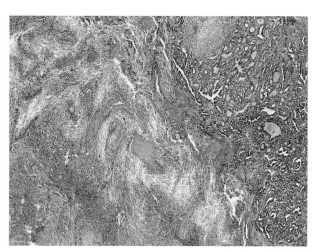

图 2-2-56 梭形细胞与甲状腺滤泡混杂分布。×40,HE 染色

【病理学表现】

大体检查:甲状腺标本两块,大小分别为 8.5cm × 8cm × 6cm 和 7.5cm × 6.5cm × 5cm,其内均可见有实性结节,表面被覆有薄层包膜,灰白色为主,分叶状,质地中等。

光镜所见:结节状病变,部分与周围有薄层纤维组织(图 2-2-55)。病灶内为大量增生的梭形细胞,并穿插、包绕、挤压甲状腺滤泡(图 2-2-56~ 图 2-2-59)。梭形细胞中多数细胞体大,核染色质粗糙,核分裂象多,部分细胞呈上皮样及局部有腺样结构,编织状排列,部分有扩张的分支状血管,紧紧贴覆在细胞周,呈血管外皮瘤样结构,伴有大片的细胞坏死,呈不规则的地图样分布,表现为恶性肿瘤性特征,并侵犯邻近的甲状腺组织,伴有片状钙化和骨化(图 2-2-60~ 图 2-2-65)。少数梭形细胞较纤细,核小,染

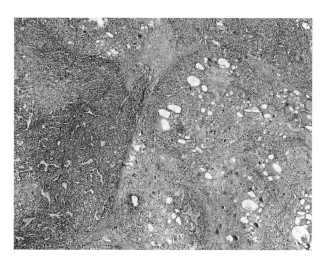

图 2-2-57 甲状腺滤泡被梭形细胞分割、包绕。×40,HE 染色

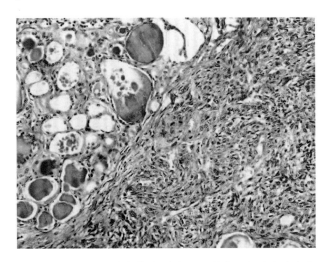

图 2-2-58　梭形细胞密集,核染色呈深蓝色。邻近滤泡上皮萎缩呈扁平形。×100,HE 染色

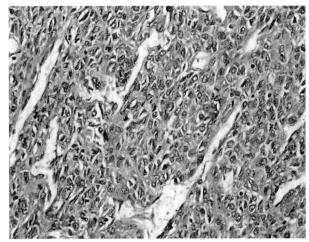

图 2-2-61　图 2-2-60 放大所见。×400,HE 染色

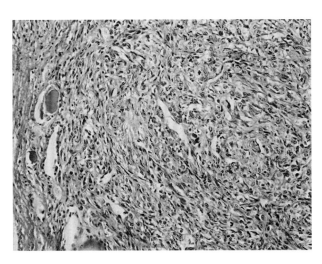

图 2-2-59　梭形细胞核的大小和染色深浅各异,表现出肿瘤的异型性。并挤压左侧的滤泡细胞。×100,HE 染色

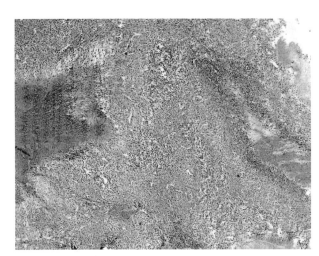

图 2-2-62　肿瘤有不规则形或为地图样坏死。×40,HE 染色

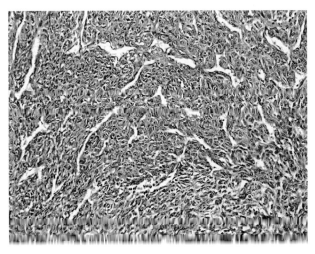

图 2-2-60　部分肿瘤细胞间富于血管,管腔呈枝杈样分支,亦被称为血管外皮瘤样结构。×200,HE 染色

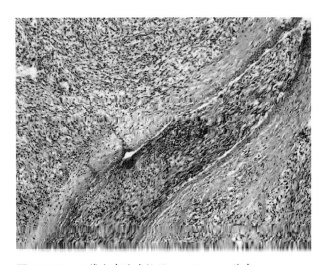

图 2-2-63　血管内有肿瘤栓子。×100,HE 染色

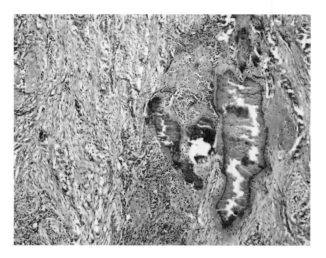

图 2-2-64　肿瘤内有片状钙化。×100,HE 染色

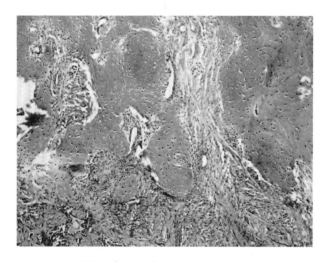

图 2-2-65　肿瘤内有片状骨化。×100,HE 染色

色质均匀,表现为反应性的纤维细胞增生。肿瘤高度增生,侵犯周围的软组织内。邻近淋巴结内有大量异型的梭形细胞转移。免疫组化:角蛋白 AE1/AE3 (－),波形蛋白(Vimentin) (±),上皮细胞膜抗原(EMA)(－),S100(＋),甲状腺球蛋白(TG)(－),嗜铬素(chromogranin)(＋),CD68(－),降钙素(Calcitonin)(＋)。

电子显微镜:肿瘤细胞内可见大量内分泌颗粒。

病理诊断:甲状腺髓样癌,梭形细胞为主型。

术后近 2 个月复查超声,发现左叶甲状腺内出现不均质低回声占位,双侧锁骨上区实性低回声占位,颈部淋巴结肿大,考虑为肿瘤复发及转移。

【超声影像】 肿瘤复发及转移图像见图 2-2-66~图 2-2-69。

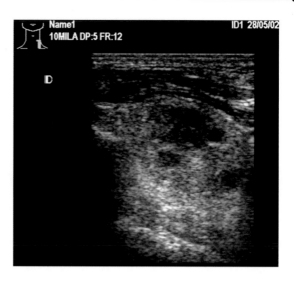

图 2-2-66　左颈部纵切面。左叶甲状腺内可见不均质中等及低回声包块,边界不清,大小约为 3.4cm×2.4cm

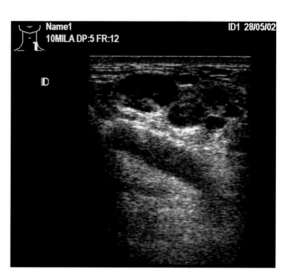

图 2-2-67　左下颈部纵切面。显示左下颈部多发淋巴结转移,大小不等,呈不均质低回声

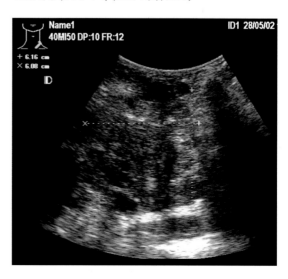

图 2-2-68　左锁骨上区斜切面。锁骨上区转移灶,呈不均质低回声包块,约 6.2cm×6.5cm

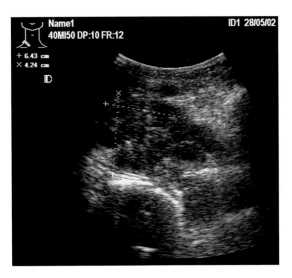

图 2-2-69 右锁骨上区斜切面。右锁骨上区转移灶，约 6.5cm×4.2cm

病例 23 男性，42 岁，右叶甲状腺髓样癌伴颈部淋巴结转移。

【超声影像】 见图 2-2-70～图 2-2-74。

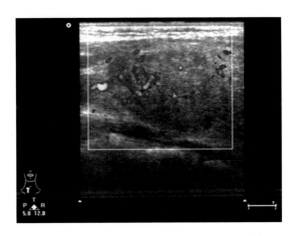

图 2-2-70 右颈部纵切面。肿瘤位于右叶甲状腺内，约 3.0cm×2.0cm，呈低回声实性肿块，边界欠清晰，肿瘤内部血流较丰富

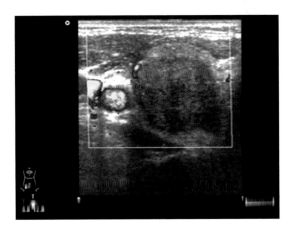

图 2-2-71 右颈部横切面。肿瘤内下方局部外形不规整

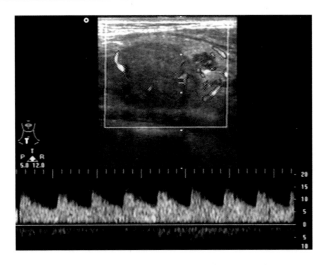

图 2-2-72 右颈部纵切面。显示肿瘤内部血流频谱，RI：0.58

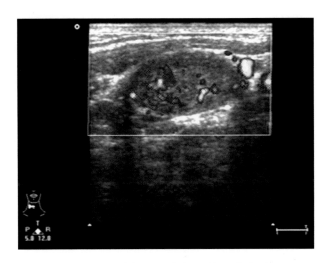

图 2-2-73 右颌下横切面。右颌下低回声占位，2.7cm×1.5cm，内部血流丰富（病理为癌结节）

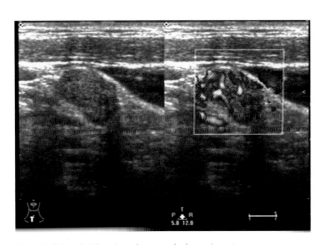

图 2-2-74 右侧颈部纵切面。患者锁骨上窝及右侧颈部可见多个低回声肿大淋巴结。图中显示右侧颈部转移淋巴结，内部血流丰富

【术后病理】（右侧）甲状腺髓样癌（肿瘤细胞Calcitonin+，间质淀粉样物刚果红染色阳性），肿瘤最大直径2.5cm，浸润被膜，并于周围软组织内形成癌结节。（左侧）送检甲状腺组织滤泡结构尚正常。淋巴结:（右颈）2/3可见癌转移;（右侧颌下）为癌结节。

病例24　男性，60岁，右叶甲状腺髓样癌及混合性髓样-滤泡细胞癌（mixed medullary and follicular cell carcinoma）又称碰撞瘤（collision tumor）。

由两种可识别的甲状腺癌类型组成的肿瘤称为碰撞瘤，如滤泡癌+髓样癌或乳头状癌+髓样癌。

【超声影像】　见图2-2-75~图2-2-78。

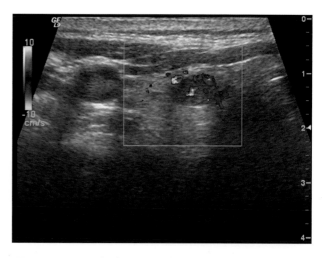

图2-2-77　右颈部横切面。显示上方肿瘤内部血流较丰富

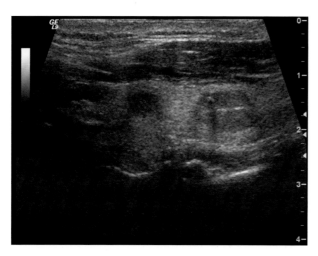

图2-2-75　右颈部纵切面。右叶甲状腺内可见两个肿瘤。上方肿瘤呈低回声，边界欠清晰为髓样癌;下方肿瘤呈中等偏低回声，1.2cm×1.0cm，边界清晰，内可见钙化灶，为混合性髓样-滤泡细胞癌

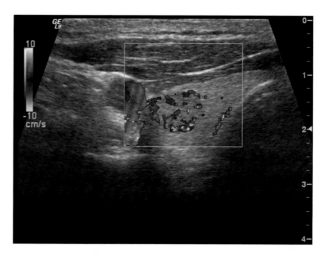

图2-2-78　右颈部横切面。Doppler于下方肿瘤内可探及丰富血流

【术后病理】　冷冻+石蜡:右叶甲状腺组织中见两个结节，其中一结节直径1.2cm，细胞呈滤泡状、小梁状及巢片状排列，部分细胞异型明显。结合免疫组化，考虑为混合性髓样-滤泡细胞癌（mixed medullary and follicular cell carcinoma）。免疫组化染色:Calcitonin+++，CgA+++，Syn+++，CEA+++，TTF-1++，TG++，CK19+。特染:刚果红阴性。另一结节（直径0.7cm），肿瘤细胞呈短梭形，可见纤维分隔，主要为髓样癌形态（刚果红阴性）。

病例25　男性，27岁，多发性内分泌肿瘤Ⅱa型（multiple endocrine neoplasia，MEN Ⅱa），双侧肾上腺嗜铬细胞瘤，双侧甲状腺髓样癌、左侧甲状旁腺无功能性结节可能大、继发性糖尿病。

患者为青年男性，主因"阵发性头痛、恶心2年，加重一周"入院。经多项检查诊断为多发性内分泌腺肿瘤（MEN）Ⅱa型，分别行甲状腺全切术和腹膜后

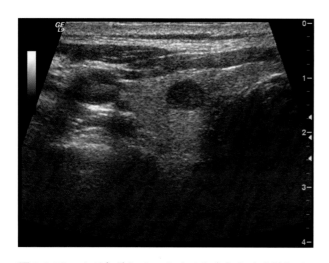

图2-2-76　右颈部横切面。右叶甲状腺上方肿瘤横切面，约0.7cm×0.5cm，肿瘤外形规整，边界清晰，呈均质的低回声，后方回声稍增强

腹腔镜左肾上腺肿瘤切除术。

【超声影像】 见图2-2-79~图2-2-88。

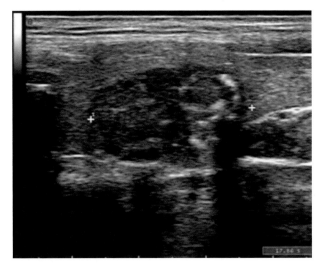

图2-2-79 左颈部纵切面

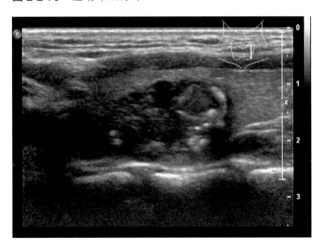

图2-2-80 左颈部纵切面

图2-2-79、图2-2-80均为左颈部纵切面。左叶甲状腺中部可见肿瘤,2.4cm×1.3cm,呈低回声伴多数粗大钙化,肿瘤外形尚规整,边界清晰。

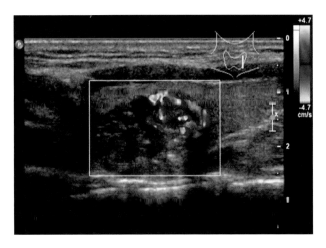

图2-2-81 彩色多普勒显示左叶肿瘤内部局部血流丰富

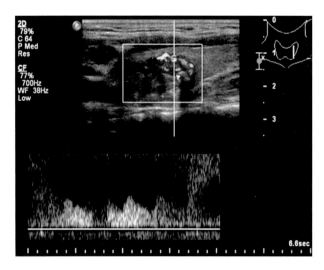

图2-2-82 频谱多普勒显示左叶肿瘤内可见低阻力动脉血流,RI:0.52

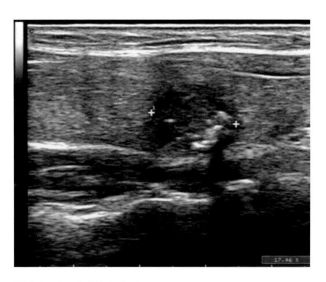

图2-2-83 右颈部纵切面

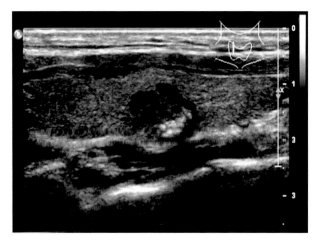

图2-2-84 右颈部纵切面

图2-2-83、图2-2-84右叶甲状腺中部肿瘤亦呈低回声伴多发钙化,边界尚清晰。

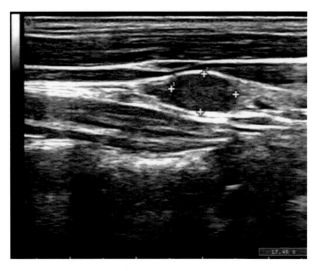

图 2-2-85　左侧颈部可见一低回声淋巴结,1.0cm×0.6cm

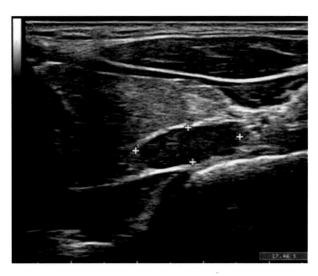

图 2-2-86　左颈部斜切面。左下甲状旁腺区探及 1.6cm× 0.5cm 低回声结节,内部回声均质,似可见一微小囊性区

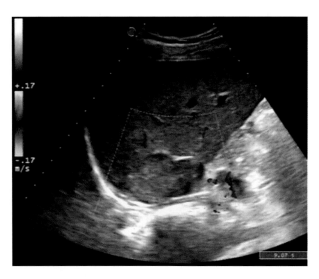

图 2-2-87　右肋缘下斜切面。右肾上腺区实性占位病变,约 6.0cm×3.8cm,外形欠规整,边界清晰,内部未见明确血流

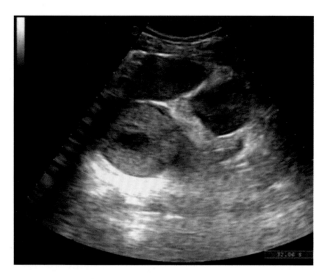

图 2-2-88　左季肋部斜切面。左肾上腺区实性占位病变,直径约 6.0cm,肿瘤大部为中等回声,中心呈低回声区;肿瘤外形规整,边界清晰

【病理结果】

1. 甲状腺穿刺病理　(左甲状腺)穿刺甲状腺组织及骨骼肌,甲状腺组织中见近卵圆形细胞小片状或条索状排列,细胞异型不明显,间质纤维化并玻璃样变性。免疫组化染色:TTF-1+++,Calcitonin+(背景色过浓),Chromogranin A+,Synaptophysin(sy38)++,CK19+,HMBE-1+,Galectin-3+。综上,内分泌肿瘤,考虑为甲状腺髓样癌。

2. 甲状腺术后病理　甲状腺全切标本:左叶及右叶甲状腺组织内各见一肿物(大小分别为 2.cm×1.5cm×1cm 及 1.2cm×1.2cm×1cm),肿瘤细胞呈实性片状及巢团状浸润,细胞大小较一致,并见胶原纤维穿插其中,伴淀粉样变性及钙化。免疫组化染色:TTF-1++,Calcitonin+++,CK19++,TG-。组化:刚果红阳性。结合形态及免疫组化,甲状腺髓样癌,未累及右侧甲状旁腺及萎缩的胸腺。另送(左颈部)淋巴结 1/7 可见癌转移。

3. 肾上腺术后病理　(左肾上腺)混合性嗜铬细胞瘤,肿瘤大小 8cm×6cm×4cm,其中可见瘤巨细胞形成的结节,细胞有多核、巨核,考虑伴有节细胞神经瘤,请临床密切注意其生物学行为。免疫组化:ChA(++)、NSE(++)、Vim(+)、AE1/AE3(±)。

小结:本组髓样癌患者共 13 例,男性 6 例,女性 7 例,年龄 27~76 岁,平均年龄 46.7 岁。部分患者为双叶或双灶,共计 18 个癌灶,均在声像图上表现为低回声;半数癌灶内伴有大小不等的钙化,以粗大钙化为主;肿瘤内部以丰富血流多见,3 例患者同时出现肿瘤边缘血流丰富;5 例患者伴颈淋巴结转移。

在甲状腺髓样癌的诊断中,我们应充分重视低回声病变的检出,对于同时伴有钙化且血流丰富的病变,应行穿刺活检或建议手术治疗。

三、低分化甲状腺癌

低 分 化 甲 状 腺 癌(poorly differentiated thyroid carcinoma)在临床比较少见,文献报道其发病率占甲状腺癌的 1%~15%,在女性及 50 岁以上的老年人多发。WHO 对低分化甲状腺癌的定义为在形态学和生物学行为上介于分化型与未分化型间的甲状腺癌,包括岛状癌、低分化滤泡癌、低分化乳头状癌等。

低分化癌的病理概念直到 2006 年才在病理学界达成共识,其超声表现鲜见单独的文献报道,多与未分化癌一起阐述,声像图表现与未分化癌亦有相近之处。

病例 26　男性,44 岁,双叶低分化甲状腺癌。

患者主因颈痛伴呼吸困难 2 个月、声音嘶哑 1 个月入院。入院后颈痛症状加重,时有憋气感,行超声检查发现双叶甲状腺低回声占位,伴颈淋巴结肿大,为明确病变性质,行超声引导下甲状腺细针穿刺活检,回报结果:因细胞成分较少,仅见几片滤泡细胞团,部分细胞异型性较明显,建议粗针穿刺。粗针穿刺活检的病理结果回报为:于甲状腺纤维结缔组织中见低分化癌浸润。穿刺后,患者病情迅速进展、恶化,未行手术治疗。

【超声影像】　见图 2-3-1~ 图 2-3-5。

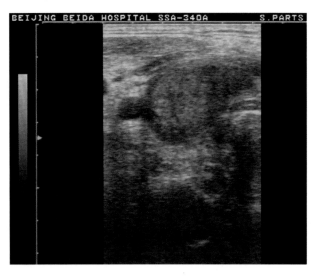

图 2-3-2　右颈部横切面。肿瘤自右叶向峡部延伸

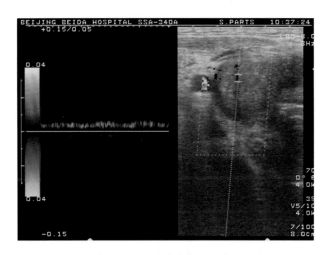

图 2-3-3　右颈部横切面。肿瘤内部可见少量血流

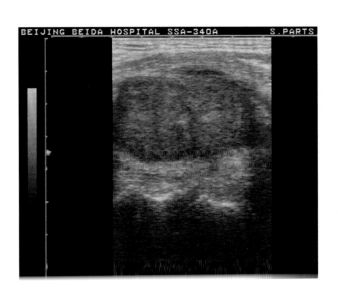

图 2-3-1　右颈部纵切面。右叶肿瘤呈不均质低回声,大小约为 4.8cm×2.3cm,边缘欠规整,边界尚清晰

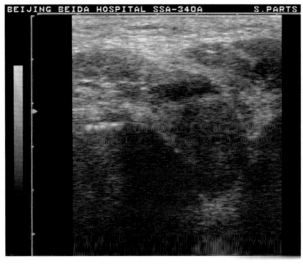

图 2-3-4　左颈部横切面。左叶甲状腺肿瘤呈低回声,边界不清晰

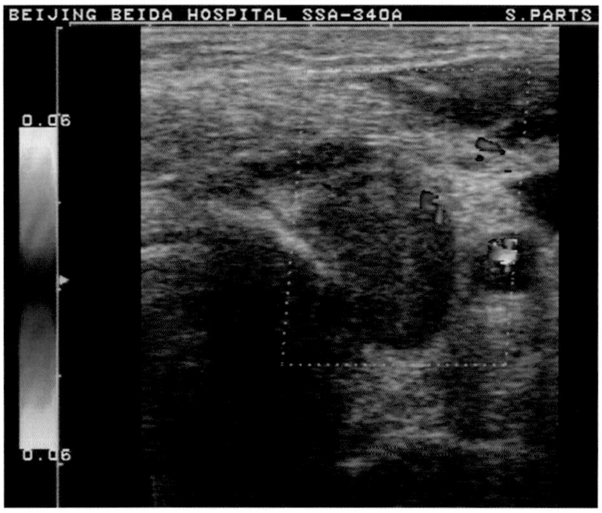

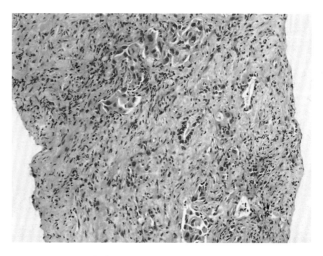

图 2-3-5　左颈部横切面。CDFI 于左叶肿瘤内可见少量彩色血流信号

图 2-3-7　组织中有小灶的异型上皮细胞成分。×200，HE 染色

【病理学表现】

大体检查：穿刺灰白色条状组织，长 2cm，直径 0.1cm。

光镜所见：条形标本。增生的纤维组织中有少量萎缩的甲状腺滤泡，并有散在异型增生的肿瘤组织（图 2-3-6~ 图 2-3-8）。肿瘤细胞为多边形，有较宽淡红染的胞质，核形不规则，染色质深浅不均（图 2-3-9）。呈单个、小巢状及条索状排列。

病理诊断：低分化癌。

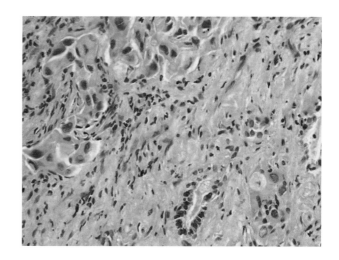

图 2-3-8　肿瘤细胞呈条索样浸润甲状腺内，使滤泡萎缩。×400，HE 染色

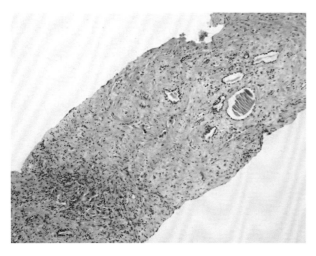

图 2-3-6　条形标本中可见甲状腺滤泡及较多的纤维组织。×100，HE 染色

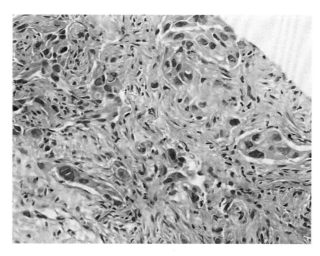

图 2-3-9　肿瘤细胞大小和形态各异，部分有腺管样结构。×400，HE 染色

病例 27　女性,52 岁,甲状腺峡部低分化癌,侵犯气管。

患者颈部肿物进行性增大 5 年,声嘶进行性加重并呼吸困难 20 个月,超声及 CT 发现甲状腺峡部肿物,气管明显变形。电子喉镜检查见声门下气管前壁结节状肿物,阻塞大部分气管,表面出血。针吸细胞学检查考虑为低分化甲状腺癌(未手术)。

【超声影像】　见图 2-3-10～图 2-3-18。

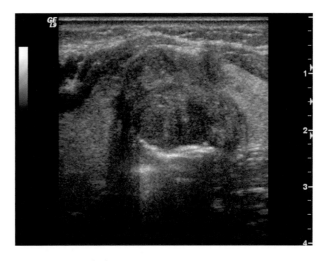

图 2-3-12　颈前横切面

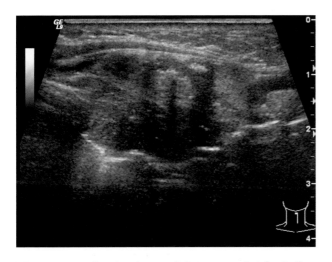

图 2-3-10　颈前正中纵切面。肿瘤位于甲状腺峡部、气管正前方,呈不均质低回声实性团块,伴多发钙化;肿瘤后方气管形态失常,部分肿瘤突向气管腔内

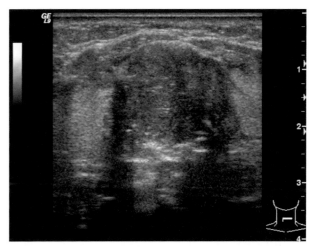

图 2-3-13　颈前横切面

图 2-3-11～图 2-3-13 显示不同切面肿瘤后方气管明显变形、不规则。

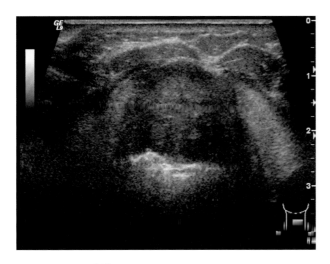

图 2-3-11　颈前横切面

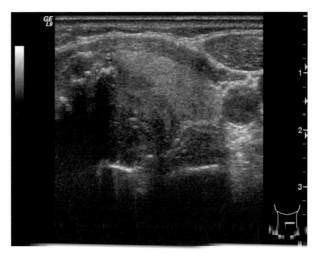

图 2-3-14　左颈前横切面。肿瘤浸润左叶甲状腺,肿瘤内部可见多发不规则钙化

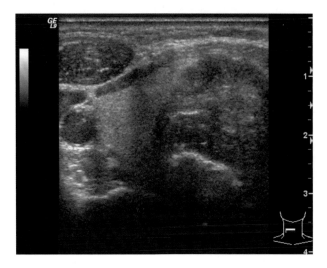

图 2-3-15　右颈前横切面。肿瘤侵及右叶甲状腺

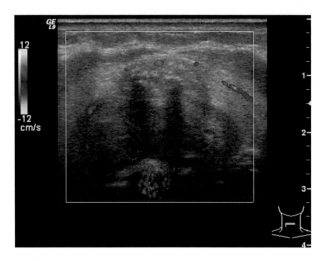

图 2-3-16　颈前横切面。CDFI 显示肿瘤内部可见少量血流

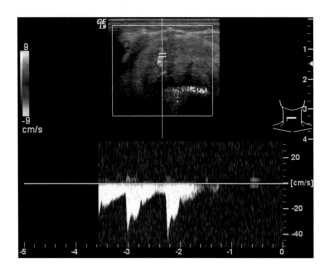

图 2-3-17　肿瘤内部的血流频谱,RI:0.88

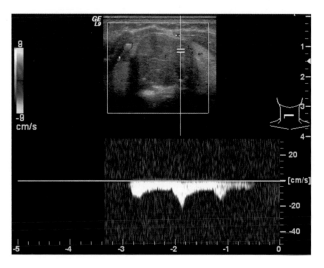

图 2-3-18　肿瘤内部的血流频谱,RI:0.57

病例 28　女性,62 岁,左叶低分化甲状腺癌。
【超声影像】　见图 2-3-19、图 2-3-20。

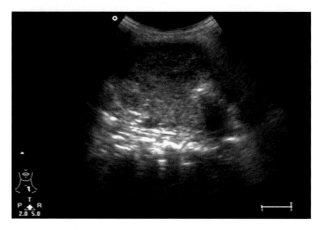

图 2-3-19　左颈部纵切面。肿瘤致甲状腺左叶明显增大,于腺体内可见约 8.3cm×7.1cm×5.6cm 不均质低回声肿块,形态不规则,与周边组织分界欠清,肿瘤内可见一直径 2.2cm 强回声团,后伴声影

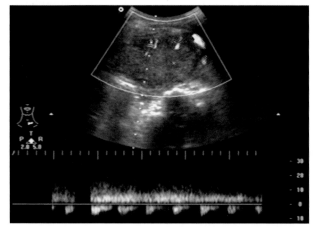

图 2-3-20　左颈部横切面。多普勒于肿瘤内可探及较丰富血流,RI:1.00。受肿块挤压气管向右侧明显偏移

该患者进行了甲状腺针吸细胞学检查,涂片中可见癌细胞及瘤巨细胞,考虑为低分化癌。因患者提出放弃手术,未获得肿瘤病理切片结果。

病例 29　女性,53 岁,右叶低分化甲状腺癌,颈部、纵隔淋巴结转移,双肺、肝脏多发转移。

患者 8 个月前发现右颈部肿物,约 1cm 大小,肿物逐渐增大,近期觉颈部异物感明显,体重下降 5 千克。曾在外院行颈部超声及核医学检查,超声提示:双甲状腺多发实性、囊实性结节伴钙化;放射性核素检查:右叶甲状腺可及一个大小约 3cm 的结节,呈放射性浓聚表现。入院后,经超声检查,发现甲状腺多发占位病变、肝转移,颈胸部 CT 检查报告:甲状腺癌,伴颈部及纵隔淋巴结、双肺多发转移。为明确肿瘤病理类型,实施了右叶甲状腺肿物超声引导下穿刺活检。

【超声影像】　见图 2-3-21~图 2-3-28。

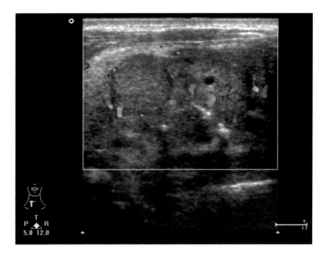

图 2-3-23　右颈部纵切面。显示肿瘤内较丰富血流及多发钙化灶

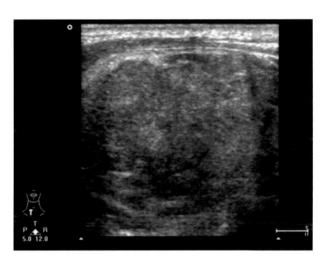

图 2-3-21　右颈部纵切面。右叶甲状腺内肿瘤呈不均质低回声实性包块,约 4.2cm×3.0cm,边界尚清晰

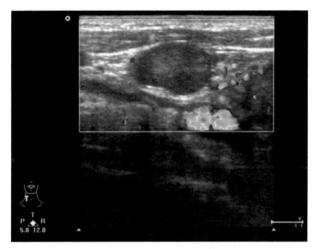

图 2-3-24　右侧颈部纵切面。右侧颈部转移淋巴结,与肿瘤的内部回声相若

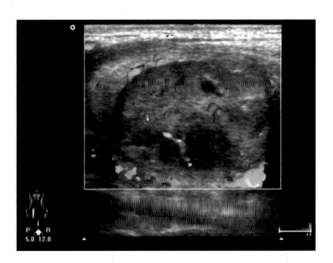

图 2-3-22　右颈部纵切面。CDFI 显示肿瘤内部血流丰富

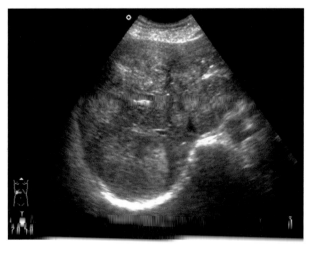

图 2-3-25　右肋缘下切面。显示肝转移灶呈多数大小不等的实性团块,为中等至低回声,边界欠清晰

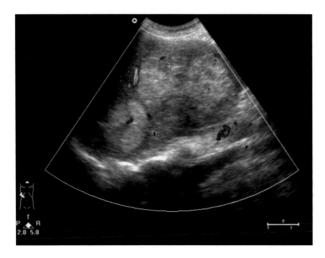

图 2-3-26 右肋间斜切面。肝转移灶内可见少量血流

【病理学表现】

大体检查:穿刺一条形标本,长 1.2cm,直径为 0.1cm。

光镜所见:纤维组织中有巢片状分布的肿瘤组织(图 2-3-29~ 图 2-3-31)。肿瘤细胞体积小,胞质窄,核为圆形及卵圆形,染色质均匀,核分裂象罕见,有小片状的细胞核碎片,呈坏死表现(图 2-3-32、图 2-3-33)。肿瘤呈实性巢状分布,并有小的滤泡样结构,巢周有薄壁血管,并有宽大的胶原纤维带。免疫组化标记:TTF-1+++,TG++,NSE 局灶 +,Calcitonin-,CEA-(图 2-3-34、图 2-3-35)。

病理诊断:低分化甲状腺癌。

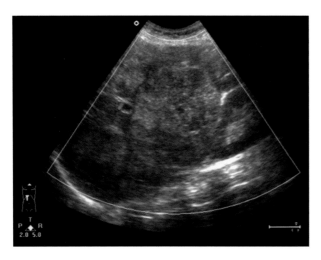

图 2-3-27 右肋下纵切面。肝内最大转移灶约 10.0cm×8.5cm

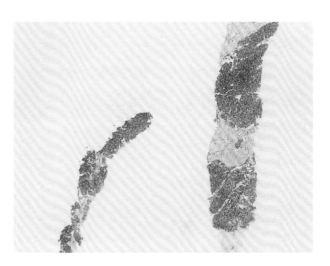

图 2-3-29 甲状腺的条形穿刺标本。可见蓝染的细胞密集呈灶状分布。×40,HE 染色

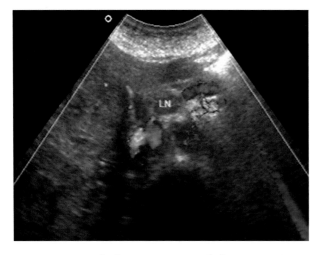

图 2-3-28 上腹部横切面。腹腔大血管前方可见转移淋巴结(LN)

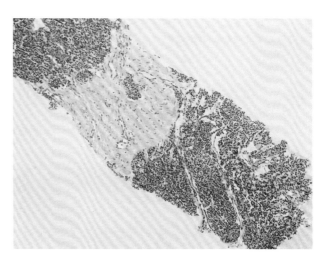

图 2-3-30 图 2-3-29 放大。肿瘤巢间有胶原纤维带分隔。×100,HE 染色

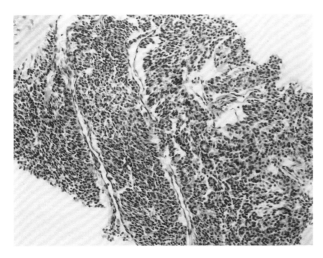

图 2-3-31　肿瘤呈实性团巢状分布,肿瘤间有薄壁血管。×200,HE 染色

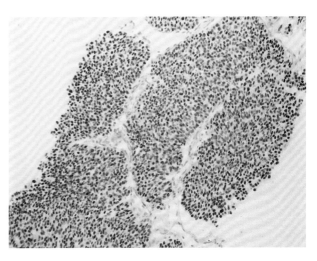

图 2-3-34　肿瘤的 TTF-1 免疫组化染色为核的阳性反应。×200

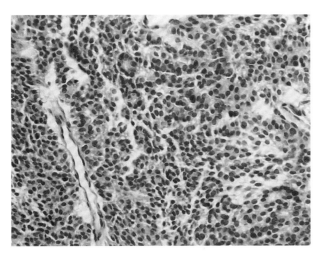

图 2-3-32　肿瘤细胞小,有少量嗜伊红胞质,核呈圆及卵圆形,染色质均匀,部分细胞呈小滤泡样。×400,HE 染色

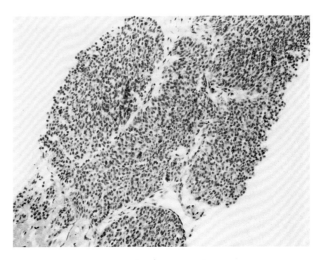

图 2-3-35　肿瘤的降钙素免疫组化染色为阴性。×200

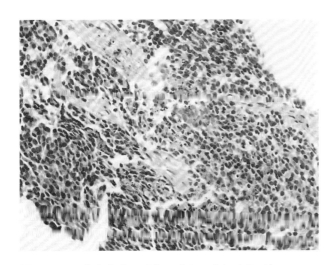

图 2-3-33　肿瘤中有灶性坏死(显示为细胞核碎)。×400,HE 染色

病例 30　女性,57 岁,右叶甲状腺低分化滤泡 - 未分化癌,左叶结节性甲状腺肿伴滤泡性腺瘤形成。

【超声影像】　见图 2-3-36~ 图 2-3-45。

【术后病理】

1. 穿刺病理　(右甲状腺)甲状腺滤泡来源的肿瘤,肿瘤细胞胞质嗜酸性或透明,排列成巢状、片状,细胞核大小不等,部分核仁明显,可见异常核分裂象,病变不除外恶性。

2. 手术后病理　冷冻 + 石蜡:(甲状腺右叶)甲状腺组织中肿瘤浸润性生长,无明确包膜,大部分呈腺样或巢状排列,细胞胞质嗜酸性或透明,核重度异型,易见核分裂象,局部细胞呈梭形,束状交错排列,其中并可见多核破骨样巨细胞散在分布。肿瘤大

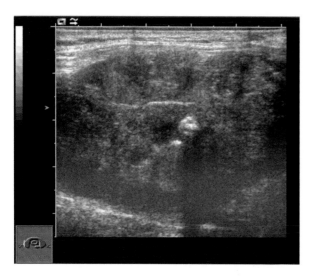

图 2-3-36　右颈部纵切面。肿瘤体积较大,约 6cm× 3.5cm,几乎占据整个右叶甲状腺,呈不均质中等偏低回声; 中心可见钙化,并可见一带状强回声;肿瘤边界尚清晰

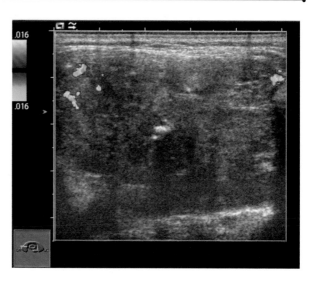

图 2-3-39　右颈部横切面。显示肿瘤内部少量血流及钙 化灶

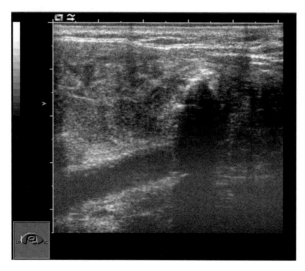

图 2-3-37　右颈部纵切面。右叶肿瘤近下缘还可见另一粗 大钙化

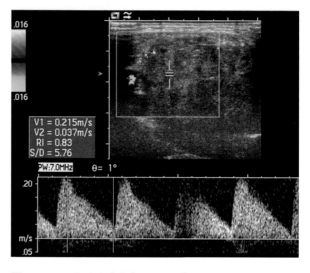

图 2-3-40　右叶肿瘤内部血流频谱图

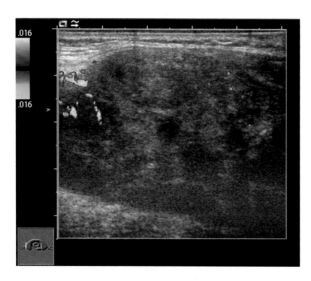

图 2-3-38　右颈部纵切面。CDFI 于肿瘤内部可见少量血流

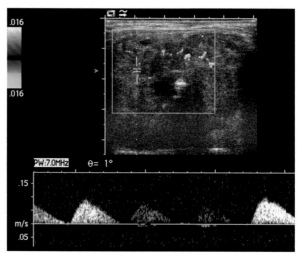

图 2-3-41　右叶肿瘤内部血流频谱图

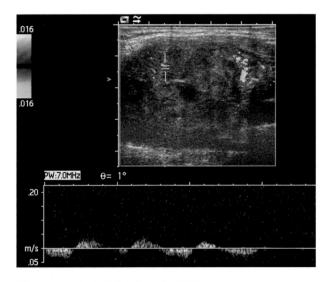

图 2-3-42 右叶肿瘤内部血流频谱图

图 2-3-40~ 图 2-3-42 为右叶肿瘤内部血流频谱图,呈高阻力动脉血流,RI:0.83~1.00。

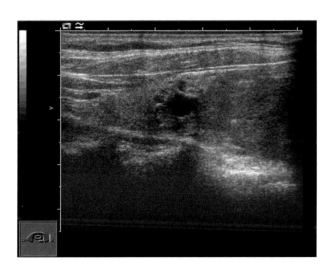

图 2-3-43 左颈部纵切面。图像中部为左叶囊实性的结节性甲状腺肿,其下方中等偏低回声的占位(延至图像外)为滤泡性腺瘤,腺瘤内可见一小钙化灶

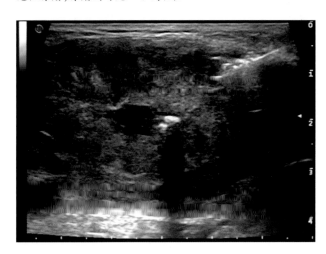

图 2-3-44 右叶肿瘤穿刺图像之一

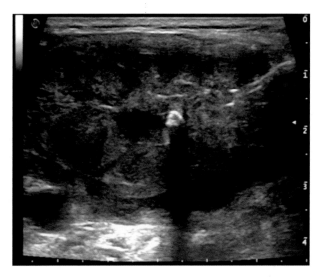

图 2-3-45 右叶肿瘤穿刺图像之二

小 5.5cm×4.5cm×3cm,可见脉管侵犯,未突破甲状腺被膜。免疫组化染色:TG+++,TTF-1+,CK19++,Galectin-3+++,HMBE-1 小灶+,Ki67:30%。综上,甲状腺滤泡来源低分化滤泡 - 未分化癌。

四、甲状腺未分化癌或间变癌

未分化癌(undifferentiated carcinoma)或间变癌(anaplastic carcinoma)是原发性甲状腺肿瘤中恶性程度最高、最致命性的癌症,5 年死亡率超过 95%。肿瘤生长迅速,最常见的临床症状为迅速增长的颈部肿块,早期易发生广泛周围组织浸润,致使约半数患者失去手术机会,且手术后肿瘤易在短期内复发。患者常见淋巴结及远隔部位的转移,肺及骨转移最为常见。该肿瘤多发生于老年患者,在全部甲状腺癌的患者中不超过 2%。

组织学上未分化癌的形态变异较多,常见的类型为梭形细胞型、巨细胞型和二者的混合型。一般认为,未分化癌是从已存在的分化较好的甲状腺癌转化而来,因为无论在哪一种类型的未分化癌中均能找到分化较好的滤泡癌或乳头状癌成分。

未分化癌在声像图中常见表现为低回声包块,边界不清,可浸润一叶甚至整个甲状腺,肿瘤内部常出现坏死区,大面积出血坏死可使肿瘤内出现囊性区;且转移的淋巴结内亦可见坏死,肿瘤内部常可探及血流。

病例31 女性,62 岁,左叶甲状腺未分化癌。
【超声影像】 见图 2-4-1~ 图 2-4-4。

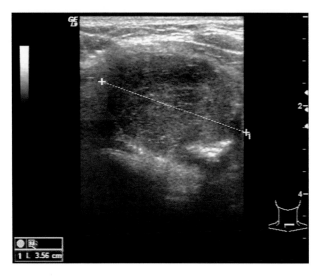

图 2-4-1　左颈部横切面。肿瘤位于左叶甲状腺近下极,约
4cm×3cm,呈不均质低回声,外形尚规整,边界欠清晰,肿瘤
外后方近边缘处可见不规则钙化

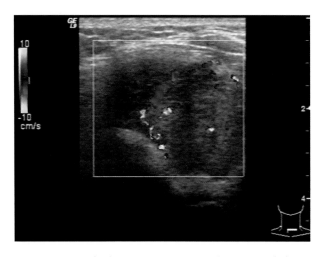

图 2-4-2　左颈部横切面。CDFI 显示肿瘤内血流较丰富

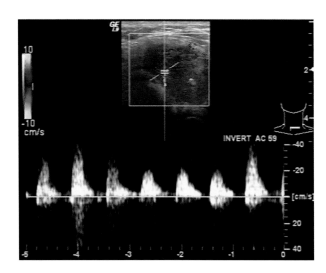

图 2-4-3　左颈部横切面

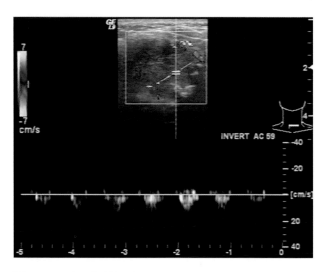

图 2-4-4　左颈部横切面

图 2-4-3、图 2-4-4 频谱多普勒显示肿瘤内部可见高阻力动脉
血流。

【病理学表现】

大体检查:部分甲状腺标本,大小 5.5cm×
2.5cm×2.5cm,其旁有一较大的肿物,总体积为
7.2cm×4.3cm×3.5cm,表面有薄层纤维膜,切面囊
实性,灰黄色,质中等偏硬,略细腻,中心有坏死并致
囊性变。肿瘤将甲状腺推挤到一侧。

光镜所见:正常甲状腺组织被肿瘤侵袭破坏(图
2-4-5、图 2-4-6)。肿瘤细胞有多种形态,主要由上皮
细胞、梭形细胞和多形巨细胞组成,上皮细胞呈圆形
和卵圆形,胞质淡染半透明状;细长形或肥胖的梭形
细胞呈交叉束状或片状排列,类似于纤维肉瘤样结
构;组织内还有片状的横纹肌样型的多形巨细胞,特
征为卵圆形细胞,伴有单个或多个深染偏位的奇异
性核,核仁突出,胞质丰富、嗜酸性强(图 2-4-7~ 图
2-4-9)。核分裂象多见,并有凝固性坏死。

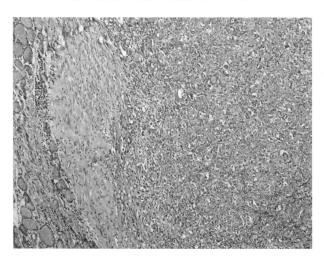

图 2-4-5　肿瘤实性片状,推挤甲状腺。×100,HE 染色

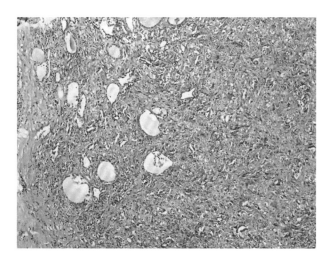

图 2-4-6　可见残存的甲状腺。×200,HE 染色

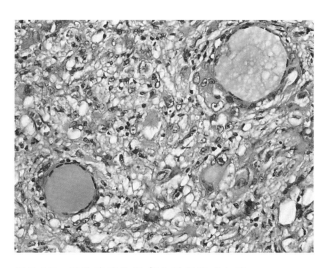

图 2-4-7　甲状腺滤泡间有异型的肿瘤细胞。×400,HE
染色

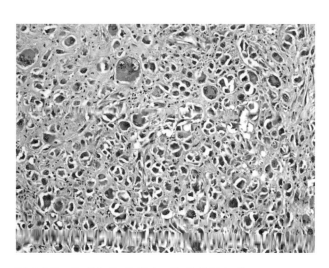

图 2-4-8　肿瘤细胞多形态,并有瘤巨细胞。×400,HE
染色

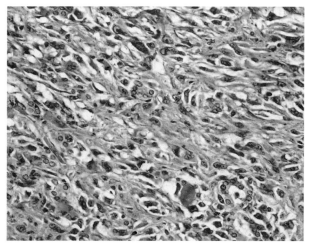

图 2-4-9　部分肿瘤呈梭形。×400,HE 染色

病理诊断:未分化(间变性)癌。

病例 32　女性,72 岁,右叶甲状腺未分化癌合并结节性甲状腺肿。

【超声影像】　见图 2-4-10~ 图 2-4-12。

【病理学表现】

大体所见:(右侧)甲状腺有巨大肿物,直径 9cm,切面大部分为坏死物,质糟脆,并有囊性变和出血。(左侧)甲状腺呈多结节状改变。

光镜所见:(右侧)大部分组织为变性坏死,在一局部区域可见有异型大细胞增生,细胞为多边形,核大染色质粗糙,核仁突出红染,呈实性片状排列及小腺团样排列,(左侧)甲状腺组织内呈多结节状病变,部分为甲状腺上皮的增生,有滤泡形成并排列拥挤,部分上皮细胞扁平状,滤泡扩大变形(图 2-4-13~ 图 2-4-16)。淋巴结 21 枚,其中的 5 枚结内均有异型上皮性大细胞浸润。

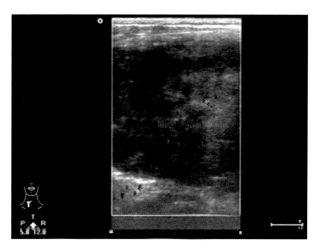

图 2-4-10　右颈部纵切面。肿瘤位于右叶甲状腺,呈明显不均质的低回声包块,大小约为 10cm×8cm×5.6cm,边界尚清晰,彩色多普勒于包块内仅探及少量血流

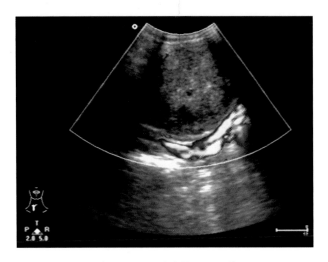

图 2-4-11　右颈部纵切面。肿瘤挤压致血管绕行

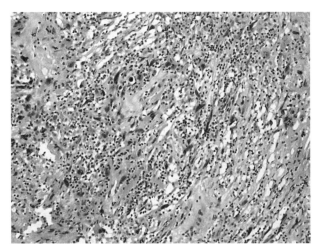

图 2-4-14　肿瘤细胞形态多样,胞质宽阔,核异型明显。×200,HE 染色

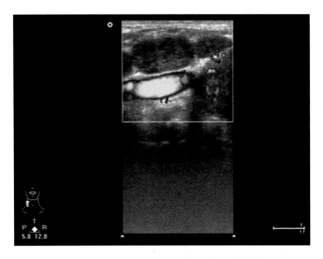

图 2-4-12　右侧颈部纵切面。显示颈部血管旁多发转移淋巴结,最大者 2.2cm×1.2cm,亦呈不均质低回声,淋巴结内可见少量血流

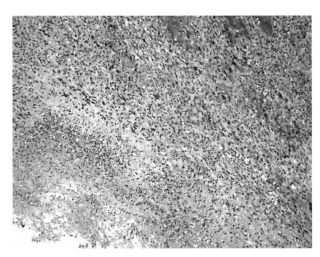

图 2-4-15　肿瘤有大片坏死(左下方)。×100,HE 染色

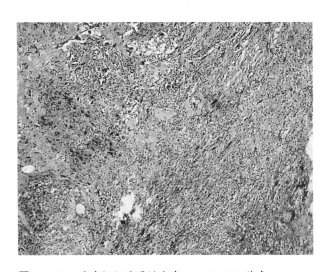

图 2-4-13　肿瘤组织弥漫性分布。×100,HE 染色

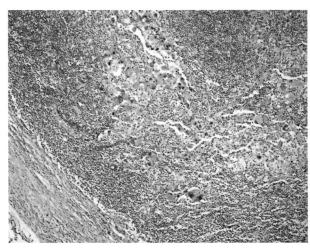

图 2-4-16　癌组织淋巴结转移。×40,HE 染色

病理诊断:甲状腺未分化癌,伴广泛变性及坏死,并淋巴结转移,左侧为结节性甲状腺肿。

病例33　男,62岁,左叶甲状腺未分化癌。

【超声影像】　见图2-4-17~图2-4-21。

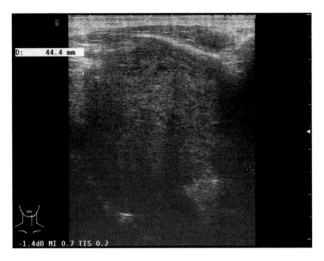

图2-4-17　左颈部纵切面。显示左叶甲状腺内肿瘤呈不均质低回声包块,包块深方可见声衰减,包块大小约4.4cm×2.8cm×2.1cm,边界欠清晰,内部未见钙化

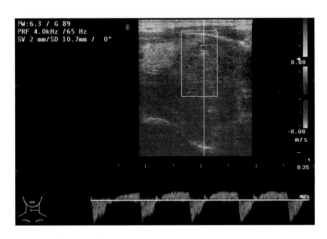

图2-4-18　左颈部横切面

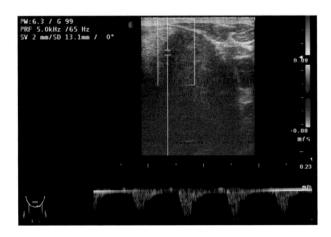

图2-4-19　左颈部横切面

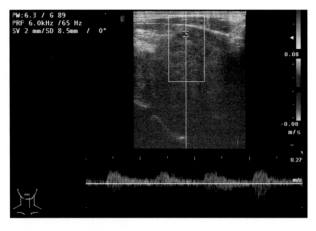

图2-4-20　左颈部纵切面

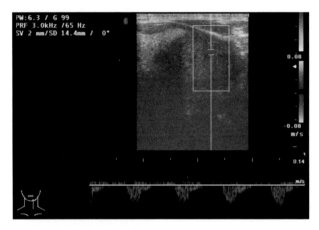

图2-4-21　左颈部纵切面

图2-4-18~图2-4-21为肿瘤的彩色及多普勒频谱图像,显示肿瘤内部血流较丰富,多为高阻力动脉血流,RI:0.68~1.00。

病例34　女性,69岁,右叶甲状腺未分化癌合并结节性甲状腺肿。

【超声影像】　见图2-4-22~图2-4-25。

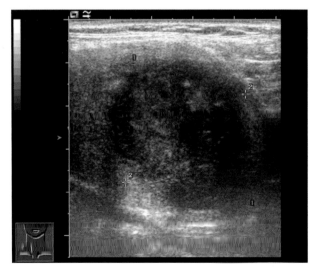

图2-4-22　右颈部斜切面

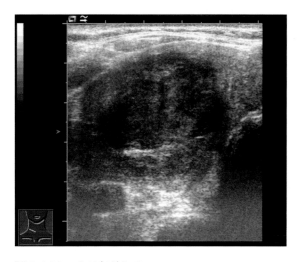

图 2-4-23 右颈部横切面

图 2-4-22、图 2-4-23 分别为不同倾斜角度的右叶甲状腺斜切面,显示肿瘤呈不均质低回声包块,大小约为 4.5cm×3.8cm×3.5cm,肿瘤边缘欠规整,边界欠清晰,后方未见声衰减,内部未见钙化。

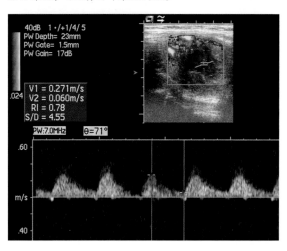

图 2-4-24 右颈部斜切面。显示肿瘤内部少量高阻力动脉血流,RI:0.78

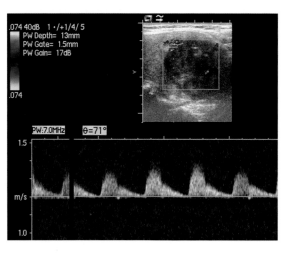

图 2-4-25 右颈部斜切面。显示肿瘤边缘少量动脉血流,RI:0.84

【病理学表现】

大体所见:(右叶)甲状腺组织,大小为 7cm×4cm×3.5cm,其内有一个直径为 3cm 的灰白色结节,质地较硬脆,并有灶性坏死,无包膜,与周围甲状腺组织分界不清。

光镜所见:在甲状腺组织中肿瘤组织呈多结节状浸润(图 2-4-26)。肿瘤细胞呈上皮性细胞形态,为圆形、多边形和不规则形,胞质宽广,弱嗜酸性,部分胞质呈空泡状,核圆形,染色质深浅不均,部分有明显的红核仁,核分裂象多见,并有病理性核分裂象。有散在的瘤巨细胞。肿瘤以实性片状排列为主,伴有巢状结构,无滤泡状形态,可见血管内癌栓,并有大片肿瘤性坏死(图 2-4-27~ 图 2-4-31)。间质中有纤维组织增生,包绕在肿瘤周边,邻近甲状腺滤泡有萎缩变性。免疫组织化学染色:Vimentin+++,AE1/AE3−、CK8/18−、CI7−、CK20−、TTF-1−、CEA−。

病理诊断:甲状腺未分化癌。

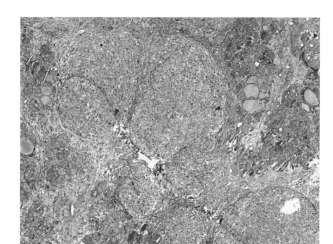

图 2-4-26 肿瘤组织呈结节状浸润于甲状腺内。×40,HE 染色

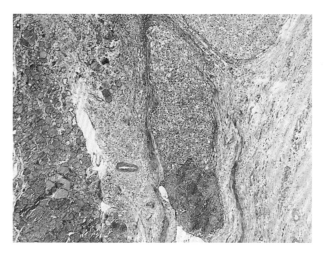

图 2-4-27 血管内癌栓。×40,HE 染色

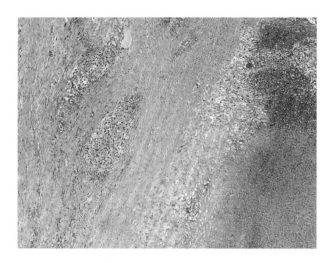

图 2-4-28 肿瘤有大片的坏死。×40,HE 染色

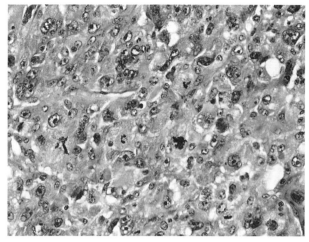

图 2-4-31 肿瘤细胞有单核和多核,核仁突出,核分裂象多见,可见病理性核分裂象。×400,HE 染色

病例 35 女性,81 岁,左叶甲状腺未分化癌。

【超声影像】 见图 2-4-32~ 图 2-4-42。

该患者为高龄老年女性,有多种基础病,不宜手术治疗,为明确诊断行甲状腺肿瘤及颈淋巴结穿刺活检。

【活检病理】(左甲状腺占位)穿刺组织见甲状腺组织中有低分化鳞状细胞癌(免疫组化染色:CK7-,34βE12+++,Thyroglobulin-,TTF-1-,CAM5.2++)浸润,局灶呈肉瘤样分化(免疫组化染色:CK7-,CAM5.2-,34βE12-,Thyroglobulin-,TTF-1-)。综上,考虑为甲状腺未分化癌。(左颈部淋巴结)穿刺组织见局部少许异型梭形细胞、多核巨细胞,(免疫组化染色:CD68-,AE1/AE3+/-)可能为转移性肿瘤,未见明确淋巴结结构。

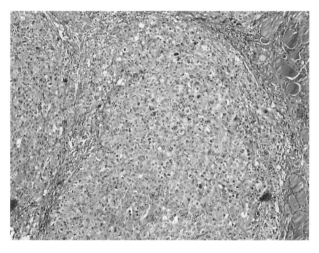

图 2-4-29 肿瘤细胞核染色深浅不均。×100,HE 染色

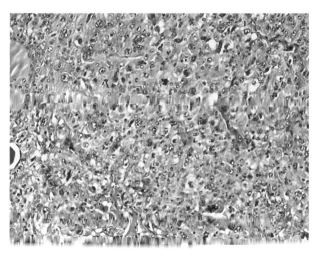

图 2-4-30 肿瘤细胞排列紊乱,核形态多样。×200,HE染色

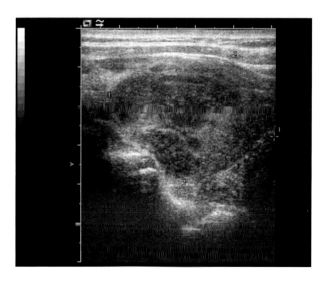

图 2-4-32 左颈部纵切面

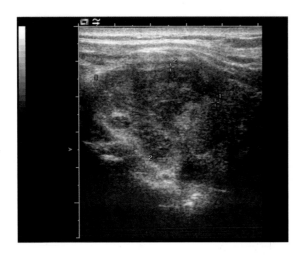

图 2-4-33　左颈部纵切面

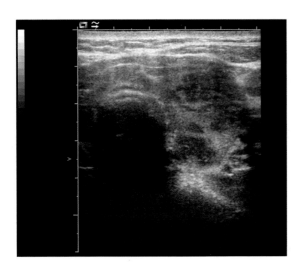

图 2-4-34　左颈部横切面

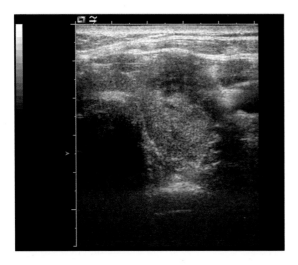

图 2-4-35　左颈部横切面

图 2-4-32～图 2-4-35 显示左叶甲状腺未分化癌占据左叶大部,为明显不均质的低回声实性包块,大小约 4.5cm×2.5cm×3.5cm,边界不清;在横切面图像中肿瘤浸润性生长的特征更为显著。

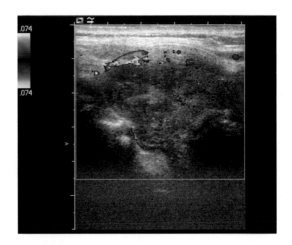

图 2-4-36　左颈部纵切面

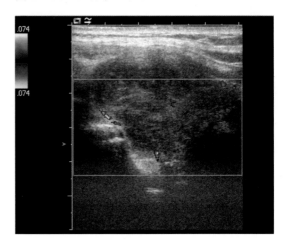

图 2-4-37　左颈部纵切面

图 2-4-36、图 2-4-37CDFI 显示肿瘤内可见少量血流。

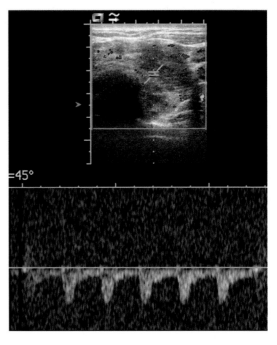

图 2-4-38　左颈部横切面。肿瘤与气管紧邻,界线模糊;肿瘤内部血流频谱呈高阻力型,RI:0.71～0.90

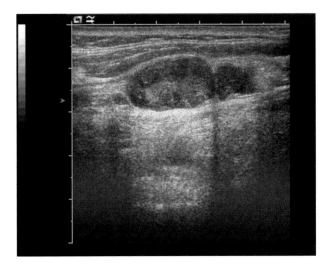

图 2-4-39　左侧颈部斜切面。左侧颈部转移淋巴结图像之一，淋巴结呈不均质低回声（该肿大淋巴结实施了超声引导下穿刺活检）

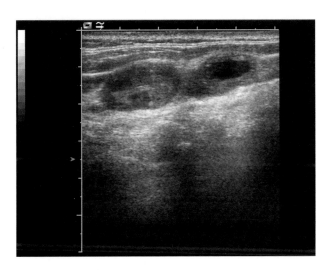

图 2-4-40　左侧颈部斜切面。左侧颈部转移淋巴结图像之二，淋巴结内部可见液性区

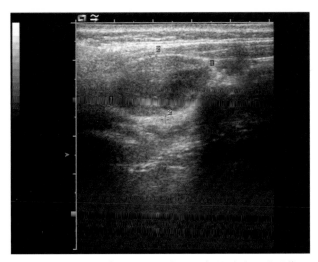

图 2-4-41　左侧颈部纵切面。左侧颈部转移淋巴结图像之三，最大的转移淋巴结位于左上颈部，2.8cm×1.7cm

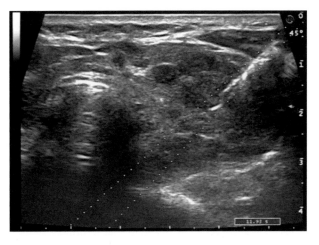

图 2-4-42　左叶甲状腺肿瘤超声引导下穿刺图像

病例 36　男性，77 岁，左叶甲状腺未分化癌。

患者于 5 年前因甲状腺功能亢进行放射性 ^{131}I 治疗，2 年前体检时发现左甲状腺肿物，无自觉症状。10 天来自觉肿物明显增大，伴轻微疼痛，无声嘶、吞咽及呼吸困难等症状。于门诊行超声检查后收入院。

入院后颈部 CT 检查，报告为：左叶甲状腺巨大肿块，大小约为 6cm×7cm×6cm（左右 × 前后 × 上下），肿块内密度不均，可见多发点状、条状及弧形钙化，平扫 CT 值约 42HU，增强后呈不均匀强化，CT 值约 75HU，其内见不强化低密度坏死区。肿块边界不清，向内侧与局部气管食管间隙消失，并压迫气管、喉向右侧移位，甲状软骨左侧缘破坏；向后外局部包绕压迫大血管，向前外侵犯局部皮肤。肿块上缘达会厌水平，下缘达胸骨上缘水平。左侧颈鞘内及双侧锁骨上可见淋巴结肿大。CT 诊断：①甲状腺左叶占位，考虑甲状腺癌，侵及甲状软骨。气管、食管侵犯不除外；肿块包绕颈总动脉，考虑有侵犯。②颈部淋巴结广泛转移。

予患者行 Trocar 穿刺，可见少量异型性细胞，再行颈淋巴结活检，病理回报：（颈淋巴结）于纤维组织中可见未分化癌浸润。患者入院后肿瘤生长较快，多项检查示肿瘤巨大，广泛侵犯、转移，已无手术可能。2 个月后患者死于呼吸衰竭。

【超声影像】　见图 2-4-43~ 图 2-4-51。

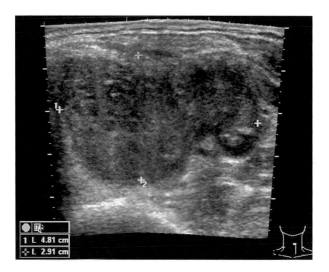

图 2-4-43　左颈部纵切面,宽景成像

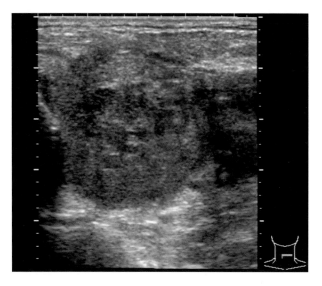

图 2-4-44　左颈部横切面。宽景成像

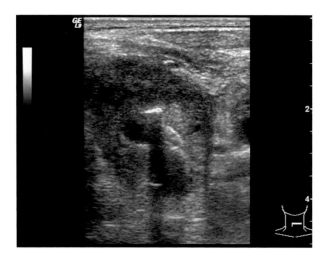

图 2-4-45　左颈部横切面

图 2-4-43~ 图 2-4-45 显示左叶正常甲状腺明显增大,肿瘤几乎占据整叶甲状腺,约 5.5cm×3.8cm×3.8cm,呈不均质低回声包块,边界欠清晰,包块内可见数个粗大钙化,并可见囊性区。

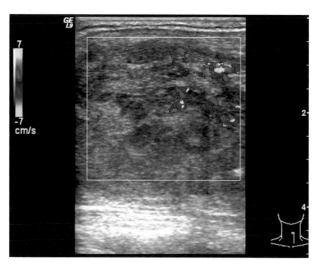

图 2-4-46　左颈部纵切面

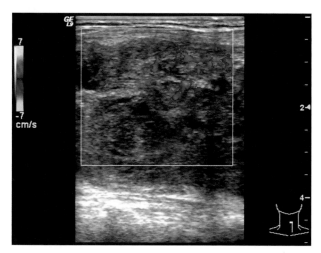

图 2-4-47　左颈部纵切面

图 2-4-46、图 2-4-47 于左颈部纵切面 CDFI 显示肿瘤内局部血流较丰富。

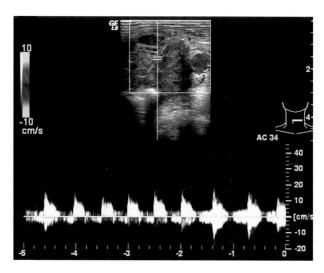

图 2-4-48　左颈部横切面

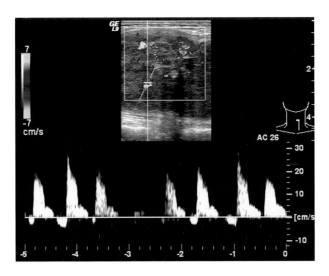

图 2-4-49　左颈部纵切面

图 2-4-48、图 2-4-49 显示肿瘤内部的血流,频谱均为高阻力型。

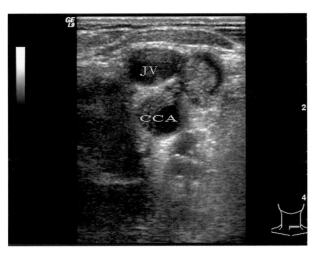

图 2-4-50　左颈部横切面。患者左颈部血管旁可见多个肿大淋巴结,较大者 1.9cm×1.4cm。图中颈血管旁转移淋巴结内部呈混合性回声

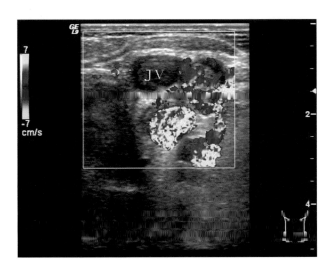

图 2-4-51　左颈部横切面。转移淋巴结内血流极丰富

病例 37　女性,75 岁,右叶甲状腺梭形细胞未分化癌。

【超声影像】　见图 2-4-52~ 图 2-4-55。

该患者因高龄、肿瘤较大,已出现声嘶、吞咽困难等症状,家属在得知穿刺结果为恶性肿瘤后,选择出院而未行手术治疗。

【病理学表现】

大体检查:均为穿刺条形标本,共计三条(各约:长径 1cm,宽径 0.1cm)。

光镜所见:纤维组织中有灶性分布的密集的卵圆形和短梭形细胞的增生,细胞核大,染色深浅不均,核分裂象多见(图 2-4-56~ 图 2-4-61)。免疫组化

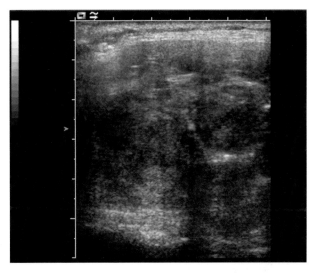

图 2-4-52　右颈部纵切面。肿瘤体积较大,几乎占据整个右叶甲状腺,约 5.5cm×4.5cm×4.8cm,内部以低回声为主,明显不均质

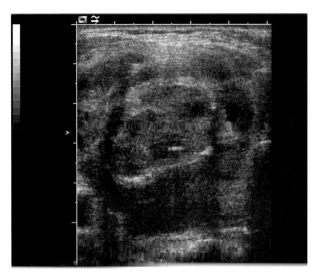

图 2-4-53　右颈部横切面。肿瘤于横切面可见数个类似同心圆状中等回声,肿瘤中部还可见两个粗大钙化

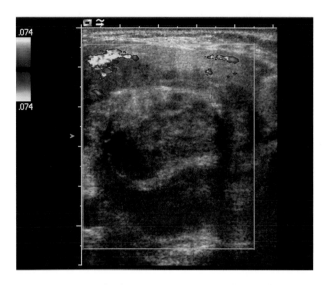

图 2-4-54　右颈部横切面。CDFI 仅于肿瘤近前缘处探及少量血流

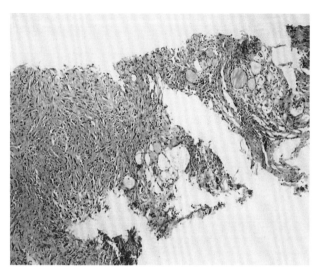

图 2-4-57　梭形肿瘤细胞穿插在甲状腺滤泡间。×100,HE 染色

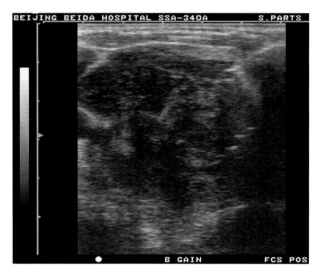

图 2-4-55　右颈部横切面。右叶肿瘤超声引导下穿刺图像

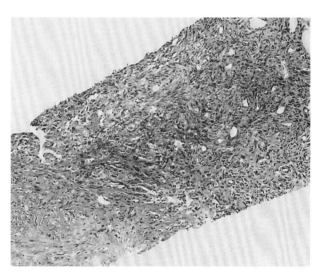

图 2-4-58　肿瘤组织束状排列。×100,HE 染色

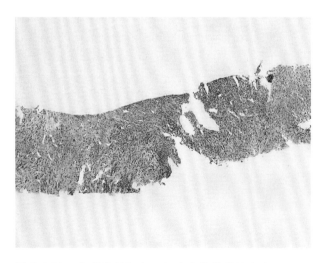

图 2-4-56　条形穿刺标本。细胞密集弥漫性分布。×40,HE 染色

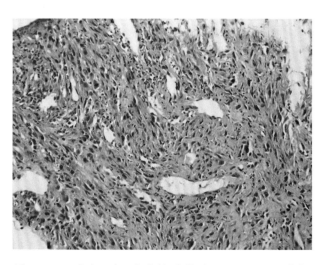

图 2-4-59　肿瘤细胞形态多样,有异型性。×200,HE 染色

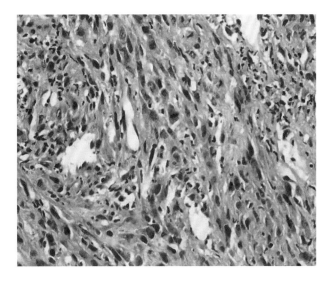

图 2-4-60　肿瘤细胞核染色深,有核分裂象(图中央)。×400,
HE 染色

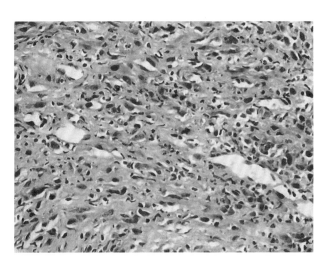

图 2-4-61　肿瘤细胞的多形性表现。×400,HE 染色

染色:Vimentin +++,TTF1-,AE1/AE3 灶 +,CAM5.2
灶+,CK8/18-,S-100-,KP1+,SMA-,CD31-,CD34-,
Ki67 20%~30%。

　　病理诊断:梭形细胞恶性肿瘤,综合临床和部
位,考虑为甲状腺梭形细胞未分化癌。

　　病例 38　男性,46 岁,左叶甲状腺间变癌。

　　【超声影像】　见图 2-4-62~ 图 2-4-65。

　　【术后病理】　冷冻 + 石蜡:(左)甲状腺间变癌
伴坏死,免疫组化染色:Vimentin +++,Calcitonin-,
AE1/AE3-,TG-,TTF-1-。(右)甲状腺组织。

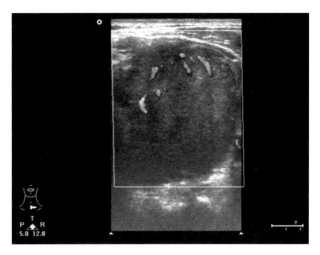

图 2-4-62　左颈部横切面

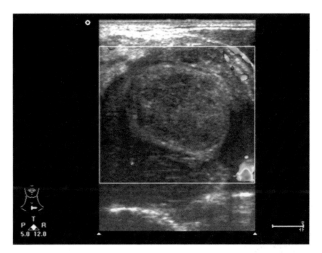

图 2-4-63　左颈部横切面

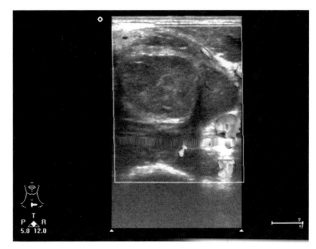

图 2-4-64　左颈部横切面

图 2-4-62~ 图 2-4-64 肿瘤致左叶甲状腺明显增大,肿瘤呈不
规则低回声包块,大小约为 4.0cm×3.8cm,部分切面可见"瘤
中瘤"样结构。肿瘤内部血流较丰富。

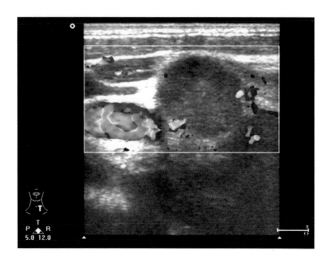

图2-4-65　左颈部纵切面。左侧颈部可见多个转移淋巴结，类圆形，最大直径1.7cm，呈低回声，内部可见少量血流

病例39　女性，60岁，左叶甲状腺未分化癌。

患者7年前发现颈部肿物，约2cm大小，质软，无明显自觉症状，未诊治。7年来肿物逐渐增大、变硬。20天前出现颈部疼痛、向枕部放射，伴声音嘶哑、饮水呛咳及吞咽困难等症状。3个月来患者体重减少5千克。

入院后经超声检查、颈部增强CT及超声引导下穿刺活检，诊断为甲状腺未分化癌。家属选择至专科医院行放、化疗，未行手术。

【超声影像】　见图2-4-66~图2-4-71。

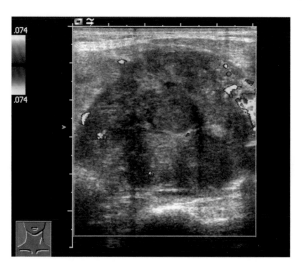

图2-4-67　左颈部斜切面

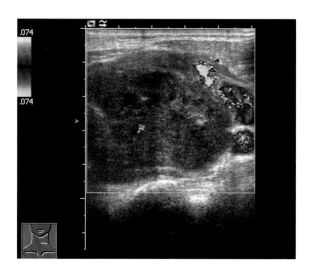

图2-4-68　左颈部横切面

图2-4-67、图2-4-68CDFI于肿瘤内部及边缘可见少量血流。可见"瘤中瘤"样表现。

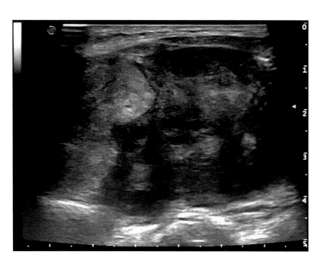

图2-4-66　左颈部纵切面。显示肿瘤位于甲状腺中部至下极，呈不均质低回声包块，大小约为5.5cm×4.8cm×4.0cm，肿瘤外形明显不规整，边界尚清晰

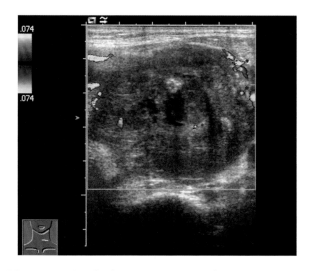

图2-4-69　左颈部横切面。显示肿瘤内部可见两个粗大钙化灶，较大者直径约0.5cm

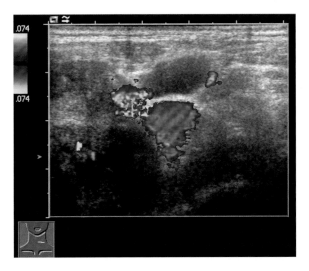

图 2-4-70　左侧颈部横切面。显示颈部血管旁转移淋巴结，约 2.1cm×0.8cm，呈均质的低回声，内部未见明确血流

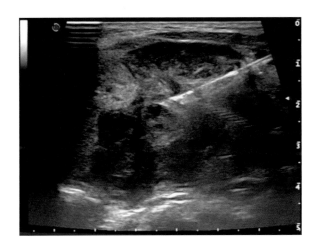

图 2-4-71　左颈部纵切面。左叶甲状腺肿瘤穿刺图像

颈部 CT 增强报告：甲状腺弥漫性增大，以左侧为著，向后上延伸至喉室后方，与食管关系密切，甲状腺左叶大小约 4.5cm×4.5cm×7.9cm，右叶约 1.9cm×3.3cm×5.7cm，双侧甲状腺及峡部实质内可见囊实性低密度占位伴钙化，边界清楚，增强扫描实性部分明显强化（图 2-4-72、图 2-4-74）。与周围组织间隙清晰，气管受压右移。主肺动脉窗、双侧颈总动脉鞘周围、锁骨上及颌下可见多发小淋巴结，较大者短径约 0.9cm。CT 诊断：甲状腺改变，考虑结节性甲状腺肿可能大，与喉及食管关系密切，请结合临床除外癌。

【病理学表现】

大体检查：穿刺的标本两条，各长 1cm，灰白色，质稍硬脆。

光镜所见：条形标本切片中大部分为变性坏

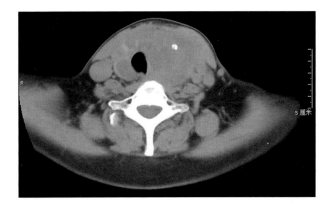

图 2-4-72　颈部 CT 平扫图像

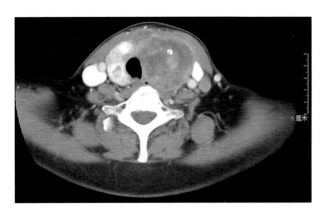

图 2-4-73　颈部 CT 增强图像

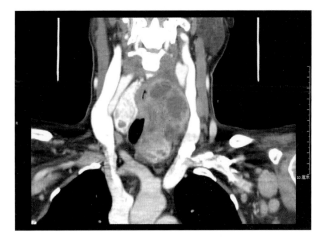

图 2-4-74　颈部 CT 增强小病灶冠状面重建图像

死，在坏死边缘区残留有少量存活细胞（图 2-4-75、图 2-4-76）。该细胞以梭形和多角形细胞为主，核形态多样，染色质深浅不均，表现有一定的异型性，间质伴少量的淋巴细胞（图 2-4-77~图 2-4-79）。免疫组织化学染色为角蛋白阳性，提示有上皮细胞性分化，结合临床和形态，考虑为甲状腺未分化癌。

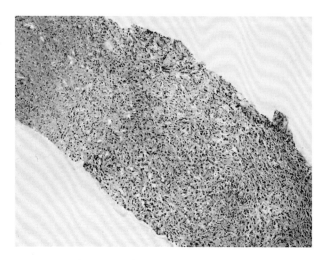

图 2-4-75　条形标本,在右侧可见蓝染的细胞成分,左上出现组织的坏死。×100,HE 染色

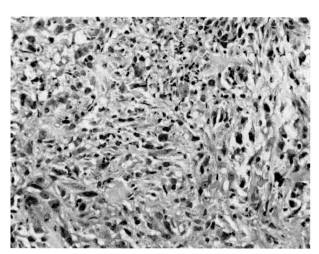

图 2-4-78　不同的肿瘤视野,左下可见核分裂象。×400, HE 染色

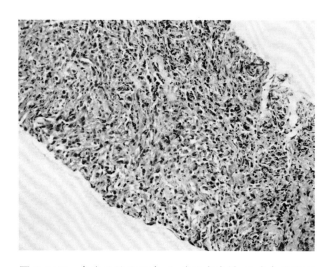

图 2-4-76　在存活的组织中,细胞形态多样,核染色深浅不均,核型不规则。×200,HE 染色

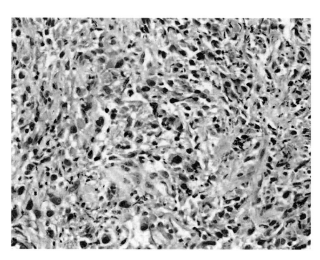

图 2-4-79　另一肿瘤视野。×400,HE 染色

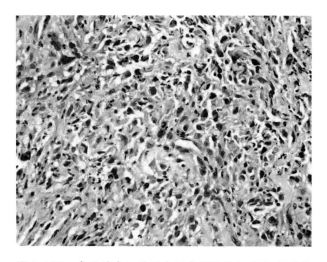

图 2-4-77　高倍镜中细胞形态的多样性更加明显,核型怪异,染色质浓厚,呈现多形的肿瘤性表现。×400,HE 染色

　　病例 40　男性,64 岁,右叶甲状腺间变癌,侵及气管(死亡病例)。

　　患者 20 年前发现甲状腺肿物约 2cm,1 个半月前突然增大至 6cm,伴声音嘶哑、饮水呛咳。入院后超声检查见图 2-4-80、图 2-4-81,于手术中见甲状腺明显肿大,右侧为著,可及多发质硬结节,右叶最大肿物直径 6~7cm,甲状腺与主气管及气管后完全固定,并向下伸至胸骨后;气管被甲状腺右叶肿物压迫、侵犯严重,患者家属放弃根治术,因而行甲状腺右叶肿物活检 + 峡部切开术,取右叶外侧缘肿物活检 2 块。术后病理(冷冻 + 石蜡):甲状腺乳头状癌。

　　该患者于术后 10 天行 CT 检查:见颈前隆起,甲状腺右叶正常形态消失,局部见不规则软组织密度肿块影,最大径线约 8.5cm×6cm×5cm,病灶内见散在斑点状钙化灶及局限性更低密度影。气管受压变窄,移位。颈部血管受压向外侧移位。CT诊断:右叶甲状腺所见符合甲状腺癌。

　　约1个月后,为后续治疗行电子支气管镜检查,发现距声门3cm处气管前壁肿物,表面可见白色坏死物,咳嗽时易出血,致气管远端狭窄,气管镜不能进入(图2-4-82)。取气管黏膜活检5块。病理报告为:(气管)黏膜内见低分化癌浸润,结合临床病史及前手术活检片(10281)病理形态学,考虑为甲状腺乳头状癌去分化,呈间变性甲状腺癌,转移/侵犯至气管(本次病理未见乳头状癌结构)。

【超声影像】

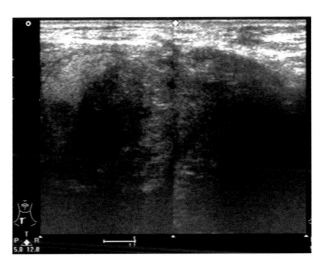

图2-4-80　右颈部纵切面。双幅拼接图像,显示右叶间变癌呈不均质低回声,肿瘤大小约为6.8cm×4.7cm×3.5cm,边界欠清晰,肿瘤后方可见部分声衰减

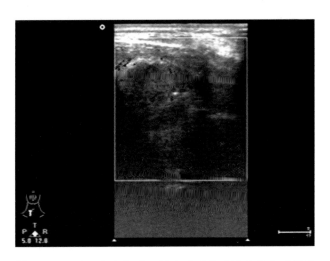

图2-4-81　右颈部纵切面。图中显示肿瘤近前缘处可探及少量血流;图中还可见肿瘤内有数条中等回声

【电子支气管镜检查图像】

特征图像

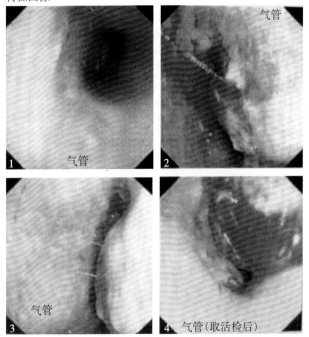

图2-4-82　电子支气管镜检查:气管距声门3cm处气管前壁可见肿物,表面附白色坏死物,咳嗽时易出血,致气管远端狭窄,气管镜不能进入

　　病例41　男性,65岁,左叶甲状腺低-未分化癌合并右叶甲状腺滤泡性腺瘤。

【超声影像】　见图2-4-83~图2-4-86。

【术后病理】　(左叶甲状腺)切除标本,甲状腺椭球形肿瘤(大小为6cm×4cm×3.8cm),大部分肿瘤表面有厚的纤维包膜,局灶区域未见包膜,向周围的甲状腺组织浸润性生长。肿瘤的中心区域(约占肿瘤80%)为未分化癌,肿瘤细胞呈显著多形性,部

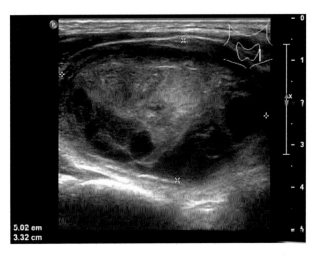

图2-4-83　左颈部纵切面。左叶甲状腺肿瘤的长轴切面,呈囊实性,以实性为主,约5.0cm×3.3cm,边界尚清晰,外形规整

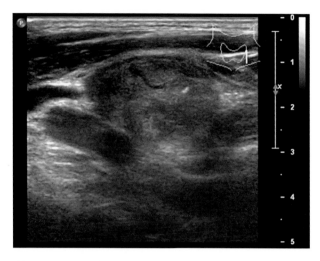

图 2-4-84　左颈部纵切面。肿瘤近外缘处可见一钙化。双侧颈部未见肿大淋巴结

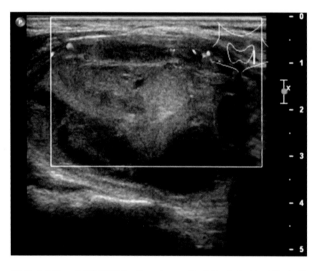

图 2-4-85　左颈部纵切面。CDFI 显示肿瘤内部可见少量血流,边缘血流较丰富

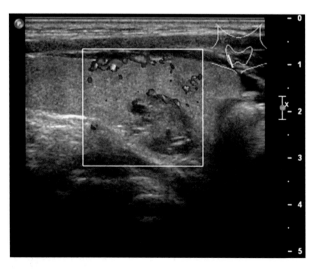

图 2-4-86　右颈部斜切面。右叶滤泡性腺瘤约 1.6cm×1.1cm,呈中等偏低回声,边界清晰,内可见不规则钙化及小囊性区,Doppler 于其周边可探及较丰富血流

分区域富于血管,广泛出血、囊性变,似血管肉瘤样;肿瘤的外周区域(约占 20%)呈低分化癌,梁状或实性排列,肿瘤细胞小~中等大,有异型,部分可见核沟及核分裂象。未见明确神经侵犯及脉管癌栓。累及但未突破甲状腺被膜。IHC(免疫组化染色):未分化癌 CK(AE1/3)局灶 +,Vimentin+++,TTF1+++,TG−,Calcitonin−,CD34−,CD31−,Chromogranin A−,CEA−,P53−,Ki67:30%;低分化癌 CK(AE1/3)+,Vimentin+++,TTF-1+++,TG+++,Calcitonin−,CD34−,CD31−,Chromogranin A−,CEA−,P53−,Ki67:13%。综上,甲状腺低-未分化癌。(右叶甲状腺肿物)切除标本,送检多块甲状腺组织中见甲状腺滤泡性腺瘤形成。

病例 42　女性,51 岁,甲状腺未分化癌术后复发。

患者于 3 个月前在外省某医院行甲状腺部分切除术,术后病理考虑为未分化癌。患者术后颈部肿胀并逐渐增大,颈部压迫感渐重。超声检查发现右叶甲状腺区包块,左叶甲状腺及食管后方可见不规则低回声包块,大小约为 2.3cm×1.5cm,边界不清(图 2-4-87~图 2-4-91)。双侧颈淋巴结转移(图 2-4-92~图 2-4-94)。

小结:我们共收集到未分化癌 12 例,患者年龄 46~81 岁,平均年龄 65.3 岁。在我们的病例中,肿瘤的体积均较大,最大径达 4~10cm。

在超声图像上,未分化癌的共同表现为不均质的实性低回声包块,边缘不规整,可见粗刺状或伪足样突起,部分包块后方出现声衰减,肿瘤内部无钙

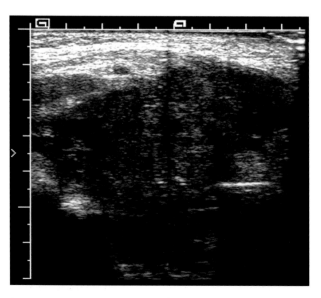

图 2-4-87　右颈部纵切面。拼幅图像。右叶甲状腺区可见外形不规整的低回声包块,内部回声明显不均质,边界尚清晰,包块近后缘可见数个微钙化

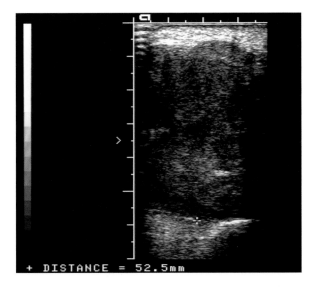

图 2-4-88　右颈部纵切面。肿瘤最大前后径 5.3cm

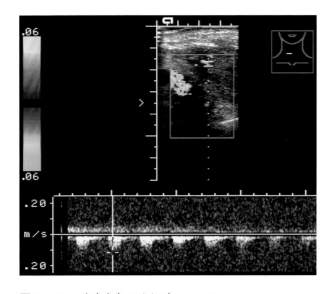

图 2-4-91　肿瘤内部血流频谱,RI:1.00

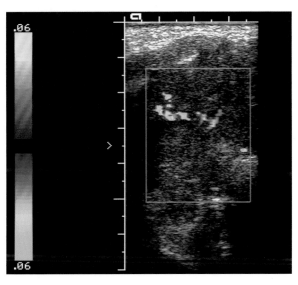

图 2-4-89　右颈部横切面。CDFI 于肿瘤内部可见分支状血流

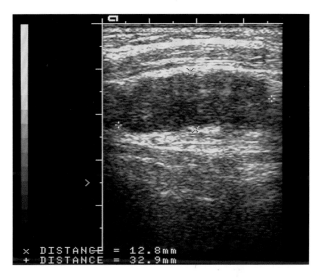

图 2-4-92　右侧颈部纵切面。右侧颈部可见数个肿大淋巴结,最大者 3.3cm×1.3cm,呈偏低回声

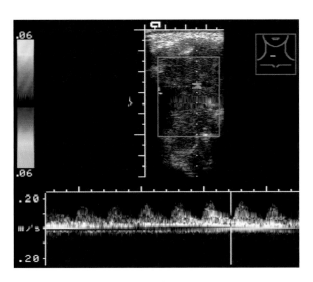

图 2-4-90　肿瘤内部血流频谱,RI:0.63

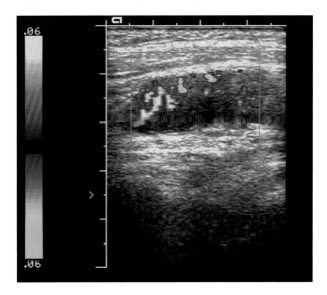

图 2-4-93　最大淋巴结内血流丰富

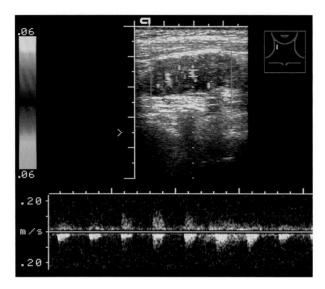

图 2-4-94 淋巴结内部血流,RI:0.72~1.00

化;3 例患者肿瘤内部出现同心圆的层状结构,类似"瘤中瘤"的表现;仅一例肿瘤呈囊实性。多普勒显示未分化癌内部血流较丰富,多数病例内可见高阻力的动脉血流。

五、甲状腺淋巴瘤

原发性甲状腺淋巴瘤(lymphoma of the thyroid)少见,约占甲状腺全部恶性肿瘤的 1%~5%,约占全身淋巴瘤的 2%,其病理类型为:非霍奇金淋巴瘤(NHL)和霍奇金淋巴瘤(HL)。原发性霍奇金淋巴瘤罕见,绝大多数为非霍奇金淋巴瘤,它们在病理上均有多种分类。在我们的病例中包括:经典型霍奇金淋巴瘤、结节硬化型 1 例,弥漫性大 B 细胞淋巴瘤 5 例,黏膜相关 B 细胞淋巴瘤 1 例,黏膜相关淋巴组织瘤伴大细胞转化 1 例。

甲状腺淋巴瘤在临床上常常表现为颈部肿块,可在短期内快速生长,而出现压迫症状,导致呼吸或吞咽困难,部分患者可有喘鸣、声音嘶哑等症状。

大多数学者认为甲状腺淋巴瘤的发生与桥本甲状腺炎密切相关,有报道称桥本甲状腺炎患者发展为淋巴瘤的风险为正常人群的 40~80 倍。

声像图上甲状腺淋巴瘤的特征性表现为均质的低回声包块,甚至是接近无回声的低回声,较大包块可呈分叶状;可分为:结节型、弥漫型和混合型。结节型表现为腺体内单发或多发低回声结节;弥漫型常为累及一叶以上甲状腺致腺体增大,呈弥漫性均质的回声减低区;混合型可包括上述两

种表现。结节型与弥漫性均可在声像图中出现肿瘤后方回声增强。部分肿瘤内部可出现中等回声区或中等回声的网格状结构。CDFI 常表现为少血流的占位病变,部分可见肿瘤内部存在动静脉瘘。

病例 43 女性,26 岁,右叶甲状腺经典型霍奇金淋巴瘤、结节硬化型(classical Hodgkin lymphoma, nodular sclerosis)伴桥本甲状腺炎。

【超声影像】 见图 2-5-1~图 2-5-8。

【病理学表现】

大体检查:送检为颈右侧甲状腺区标本。为灰白色组织两小块,大小分别为 1.1cm×0.6cm×0.2cm 和 1.2cm×1cm×0.7cm,质地稍硬韧。

光镜所见:在多量致密纤维结缔组织中有多灶性结节状淋巴组织,主要为小淋巴细胞,浆细胞

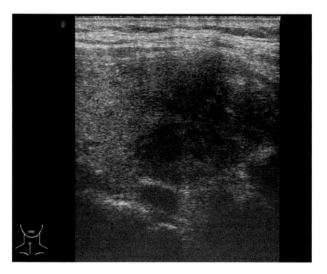

图 2-5-1 右颈部纵切面

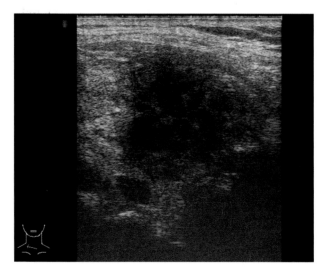

图 2-5-2 右颈部横切面

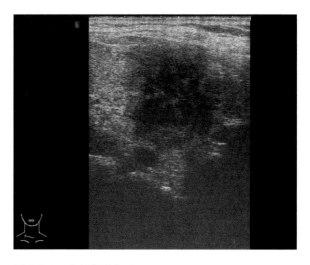

图 2-5-3　右颈部横切面

图 2-5-1～图 2-5-3 显示右叶甲状腺下极可见一直径约 3.0cm 的不规则实性低回声团块，与周围软组织边界不清。甲状腺余部未见占位性病变。

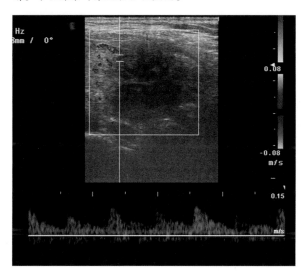

图 2-5-4　右颈部横切面。Doppler 于右叶甲状腺肿瘤内可探及少量动脉血流，RI：0.63～0.70，肿瘤周围血流较丰富

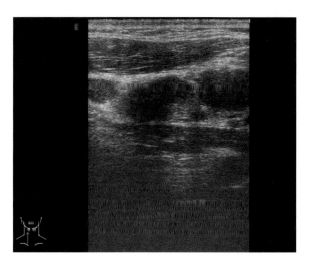

图 2-5-5　右侧颈部可见多发肿大淋巴结，呈低回声

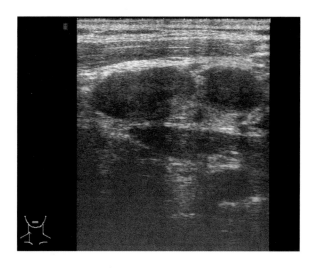

图 2-5-6　右侧颈部肿大淋巴结

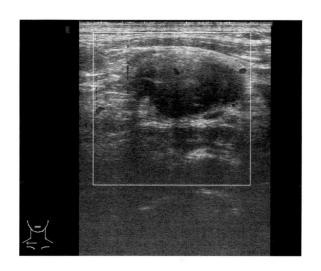

图 2-5-7　右锁骨上区肿大淋巴结，2.6cm×1.5cm，低回声，内部可见少量血流

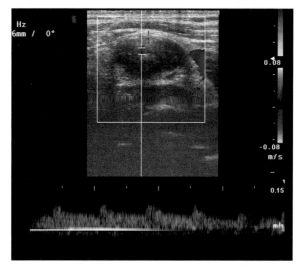

图 2-5-8　右锁骨上区淋巴结的内部血流，RI：0.48

和嗜酸性粒细胞聚集,其间有散在异型大细胞浸润,核大圆形和卵圆形,部分有较大的嗜酸性红核仁(图2-5-9~图2-5-13)。该细胞IHC标记为:CD30+++,CD15+,PAX5++,EMA-,ALK-,CD20-,CD3-,CD45-,AE1/AE3-。在标本边缘有甲状腺组织,滤泡形态正常,间质有小淋巴细胞,并有生发中心形成(图2-5-14)。

病理诊断:经典型霍奇金淋巴瘤,结节硬化型。伴淋巴细胞性甲状腺炎。

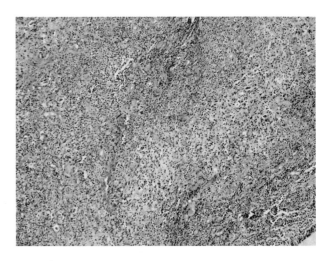

图2-5-11 在上述病灶中有密集的小细胞浸润。×100,HE染色

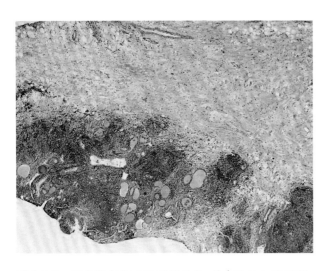

图2-5-9 甲状腺组织广泛的纤维化,并有淋巴细胞浸润。×40,HE染色

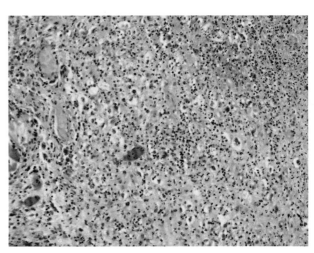

图2-5-12 在小细胞中有散在的大细胞出现。×200,HE染色

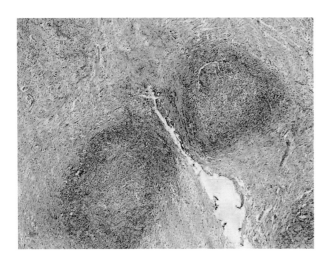

图2-5-10 在纤维化的组织中有结节状的淋巴细胞浸润灶。中心区浅染。×40,HE染色

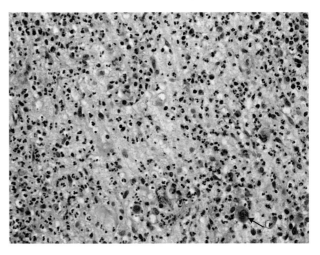

图2-5-13 小细胞为淋巴细胞,浆细胞和嗜酸性粒细胞,散在大细胞为单核和多核型,染色质深,形态不规则,个别细胞有较大圆形的红核仁,并有空晕(图右下箭头所示)。×400,HE染色

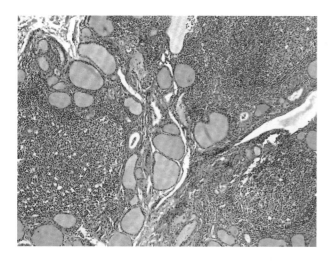

图 2-5-14　甲状腺内有淋巴组织增生。×100,HE 染色

病例 44　女性,66 岁,右叶甲状腺弥漫性大 B 细胞淋巴瘤伴左叶甲状腺腺瘤。

【超声影像】　见图 2-5-15~ 图 2-5-19。

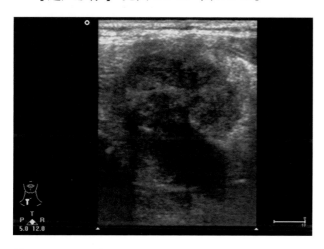

图 2-5-15　右颈部纵切面

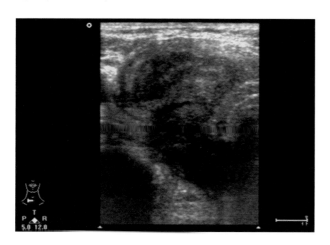

图 2-5-16　右颈部横切面

图 2-5-15、图 2-5-16 显示甲状腺右叶明显增大,肿瘤位于腺体内,约 4.0cm×3.4cm×2.7cm,呈不均质低回声包块,外形不规整,边界尚清晰。双侧颈部未见明显肿大淋巴结。

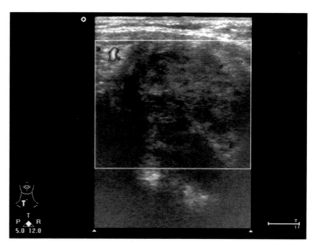

图 2-5-17　CDFI 显示肿瘤内部可见少量血流

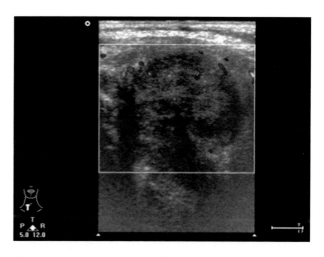

图 2-5-18　CDFI 显示肿瘤内部可见少量血流

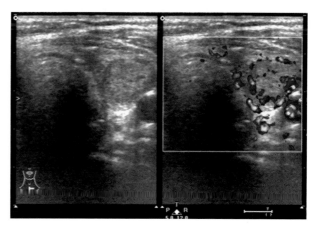

图 2-5-19　左颈部横切面。左叶甲状腺腺瘤,约 2.0cm×1.5cm,呈中等回声结节,边缘回声减低,边界清晰,内部可探及少量血流,边缘可见丰富血流

患者行右甲状腺全切,左叶部分切除术。术中见右叶下极 2cm×2cm 实性肿物;右叶 7cm×6cm×6cm 质硬肿物,无明显正常甲状腺,与周围肌肉粘连,喉返神经从肿瘤下部穿入,肿瘤后方可见向食管

侵犯至肌层深方,胸外科建议行姑息切除,残留食管内肿瘤组织约 1cm×1cm。右叶实性肿物切面呈鱼肉样;左叶实性肿物有包膜。

【术后病理】 冷冻+石蜡:(右甲状腺)甲状腺组织中见大量异型增生的淋巴样细胞浸润,结合免疫组化结果:LCA+++,CD20+++,CD79a+,CD3-,CD45RO+,TG-,AE1/AE3-,34βE12-。符合弥漫性大 B 细胞性淋巴瘤。(左叶甲状腺)甲状腺腺瘤。

病例 45 女性,60 岁,双叶甲状腺内及左叶甲状腺后方、右锁骨上区弥漫性大 B 细胞淋巴瘤。

该患者因发现颈部多发实性占位病变,继而实行了超声引导下穿刺活检,分别对右叶甲状腺、左叶甲状腺背侧及右锁骨上病变进行组织学穿刺,病理诊断为:弥漫性大 B 细胞淋巴瘤。

【超声影像】 见图 2-5-20~ 图 2-5-34。

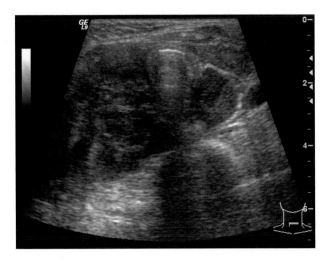

图 2-5-22 下颈部横切面。肿瘤自右叶经气管后方延伸至左叶甲状腺后方(探头频率 6MHz)

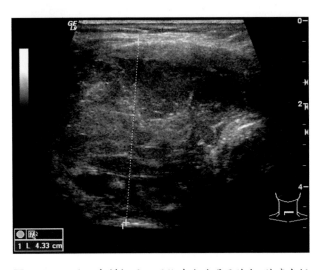

图 2-5-20 右颈部横切面。甲状腺右叶明显肿大,肿瘤占据整个右叶,最大厚度约 4.3cm,呈不均质低回声,可见少量纤维条索样中等回声

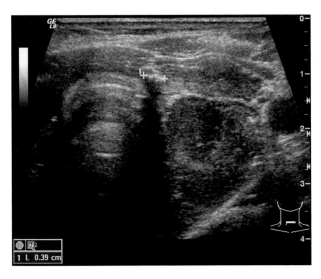

图 2-5-23 左颈部横切面。显示左叶甲状腺后方的低回声肿瘤。游标测量甲状腺峡部与左叶间的钙化灶(探头频率 14MHz)

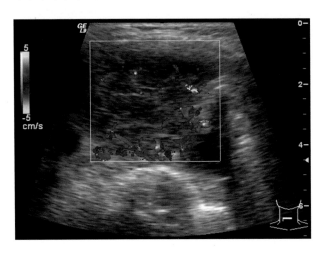

图 2-5-21 右颈部横切面。右叶甲状腺肿瘤内部血流丰富(探头频率 6MHz)

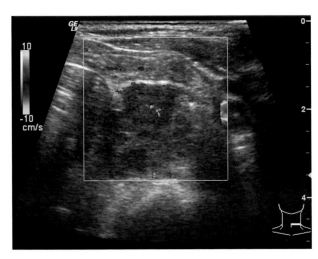

图 2-5-24 左颈部横切面。左叶甲状腺后方肿瘤内部可见少量血流

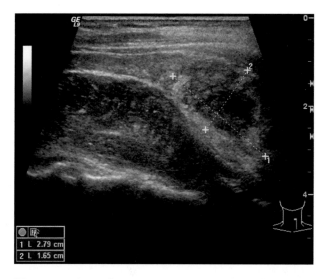

图2-5-25 左下颈部纵切面。显示左叶甲状腺下方(游标所示)和左叶甲状腺背侧面的不均质低回声包块,略呈鱼肉样改变

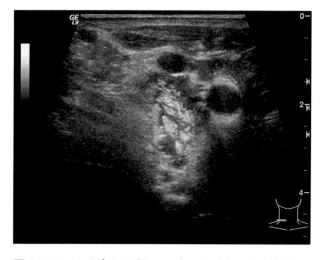

图2-5-28 右锁骨上区横切面。包块位于右颈总动脉外侧、颈内静脉后方

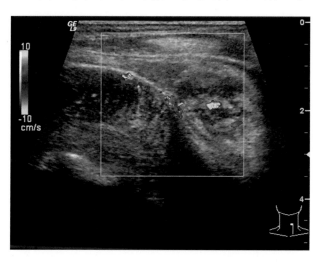

图2-5-26 左下颈部纵切面。图2-5-25病变的彩色血流图像,肿瘤内部血流较丰富

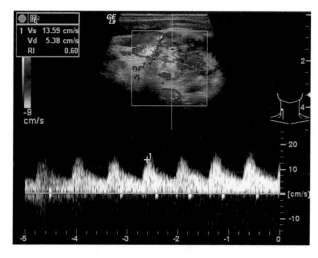

图2-5-29 右下颈部纵切面

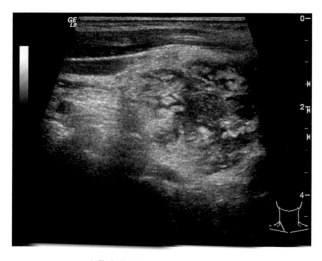

图2-5-27 右锁骨上区斜切面。右下颈部里右锁骨上区可见不均质回声包块,3.8cm×3.4cm,内部结构紊乱,边界尚清晰

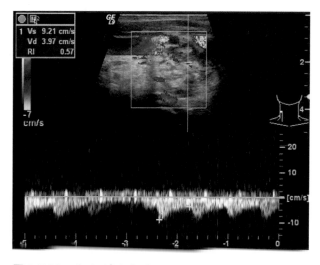

图2-5-30 右下颈部纵切面

图2-5-29、图2-5-30显示右锁骨上区包块内部血流较丰富,RI:0.57~0.60。

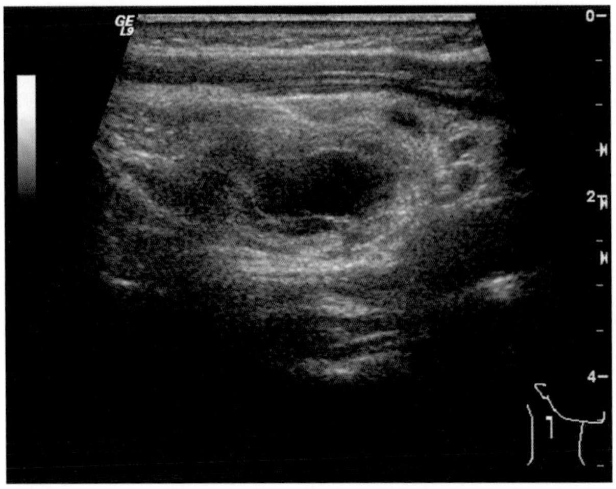

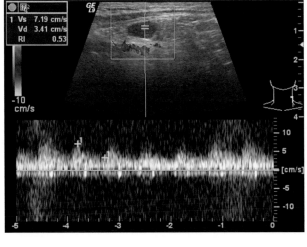

图 2-5-31 右上颈部纵切面。于右颈总动脉前方还可见一不均质低回声包块,2.9cm×1.7cm,边界尚清晰

图 2-5-34 左侧下颈部纵切面。较大淋巴结内部血流较丰富,RI:0.53

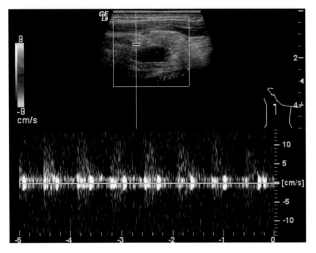

图 2-5-32 右上颈部纵切面。图 2-5-31 包块内可见少量血流,RI:0.81

【病理学表现】

大体检查:条形灰白色组织共 5 块,质中略硬。

光镜所见:在增生的纤维组织中见中～大型异型淋巴样细胞弥漫性增生浸润,局部呈结节状增生,细胞核卵圆,部分细胞明显呈母细胞样,胞质少,易见细胞凋亡,散在核分裂象(图 2-5-35～图 2-5-40)。另见少许骨骼肌,未见甲状腺滤泡成分。免疫组化染色:CD20+++,CD3-,CD10-,bc16+,Muml+,bc12++,LMO2+,poxp1+++,T-bet-,ETS-1++,LMP-1-,Ki67:90%。标本中未见残存的甲状腺组织。

病理诊断:(甲状腺)弥漫性大 B 细胞淋巴瘤。

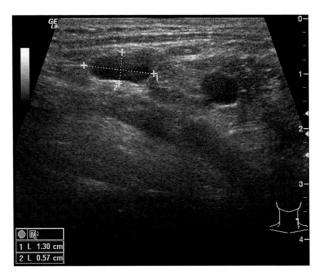

图 2-5-33 左侧下颈部纵切面。左下颈淋巴结轻度肿大,呈均质的极低回声,较大者 1.3cm×0.6cm

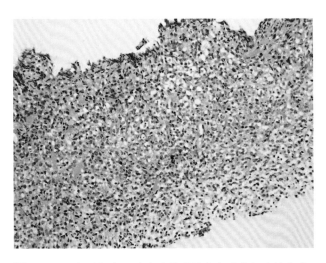

图 2-5-35 条形标本。其内为弥漫性分布的小细胞性肿瘤。×200,HE 染色(左甲状腺后肿物)

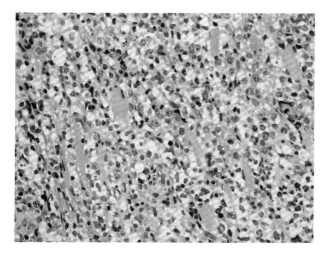

图 2-5-36　肿瘤细胞圆形,胞质淡染、半透明状,核圆形居中,染色质均匀。×400,HE 染色

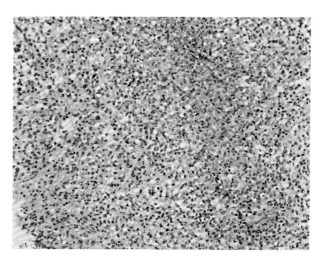

图 2-5-39　形态同图 2-5-35。×200,HE 染色(右锁骨上)

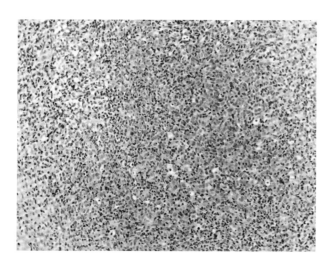

图 2-5-37　同左甲状腺后肿物所见。×200,HE 染色(右甲状腺)

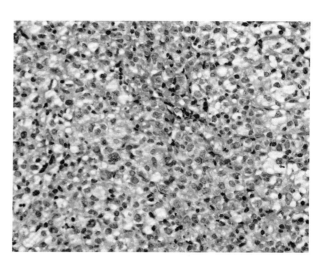

图 2-5-40　表现同图 2-5-36。×400,HE 染色

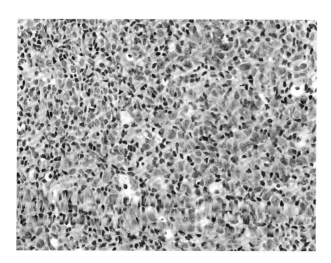

图 2-5-38　肿瘤间有小圆形的淋巴细胞(蓝色深染的小细胞)。×400,HE 染色

病例 46　女性,69 岁,甲状腺左叶非霍奇金淋巴瘤,弥漫性大 B 细胞型(non-Hodgkin lymphoma, diffuse large B-cell type)伴桥本甲状腺炎。

【超声影像】　见图 2-5-41~ 图 2-5-43。

【病理学表现】

大体检查:送检灰白色结节状标本,大小 4cm×4cm×3cm,切面实性,质地细腻,伴多处小灶坏死。

光镜所见:甲状腺组织中有散在小淋巴细胞浸润,并聚集(图 2-5-44、图 2-5-45)。标本内大部分区域被大片弥漫性增生的肿瘤组织所替代(图 2-5-46)。肿瘤细胞为圆形,体大胞质宽,有中位的大核仁,染色质粗糙贴于核膜下(图 2-5-47、图 2-5-48)。肿瘤内

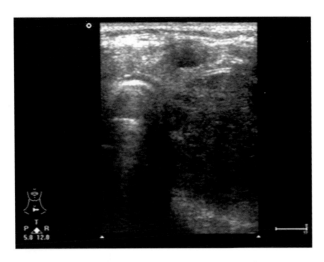

图2-5-41　左颈部横切面。肿瘤位于左叶甲状腺内,为不均质低回声包块,大小约为 4.1cm×3.3cm,边界尚清晰。其前方近峡部还可见一低回声小结节

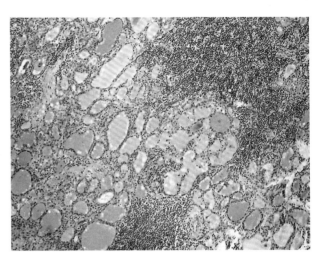

图2-5-44　甲状腺组织中有密集的淋巴细胞浸润。×100,HE 染色

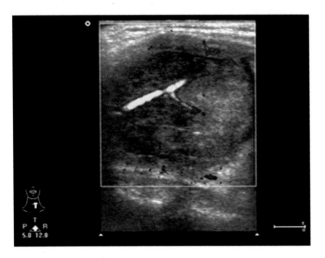

图2-5-42　左颈部横切面。CDFI 显示肿瘤内部可见分支状血流

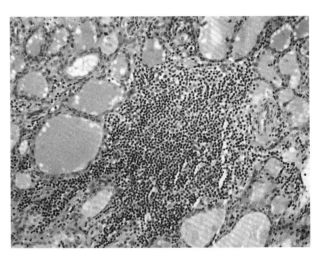

图2-5-45　淋巴细胞聚集呈滤泡。×200,HE 染色

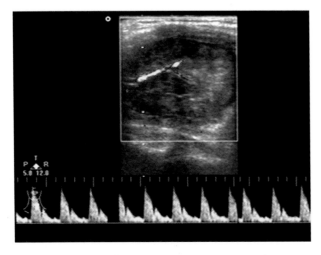

图2-5-43　频谱多普勒显示肿瘤内分支状血流呈高阻力型,RI:0.86

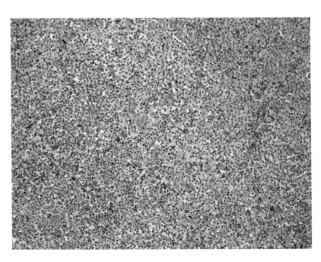

图2-5-46　在甲状腺组织中有大片均一的小细胞性肿瘤弥漫增生。×100,HE 染色

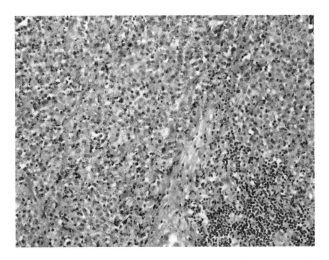

图 2-5-47 肿瘤细胞中等大,圆形。右下方有小淋巴细胞。
×200,HE 染色

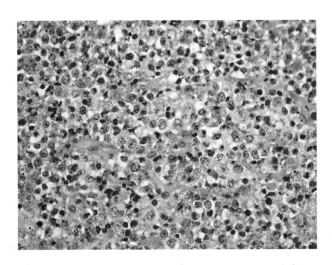

图 2-5-48 肿瘤细胞核圆中位,有核仁。×400,HE 染色

有少量纤维组织,致肿瘤的周边呈结节状,并侵犯甲
状腺旁的骨骼肌内。免疫组织化学染色:LCA+++,
CD20+++,bcl6+++,CD10+,Mum-1+,CD3-,bcl2-,
AE1/AE3-,Thyroglobulin-,Calcitonin-。

病理诊断:甲状腺非霍奇金恶性淋巴瘤,弥漫
性大 B 细胞型,伴淋巴细胞性甲状腺炎。

病例 47 女性,44 岁,右叶甲状腺弥漫性大 B
细胞淋巴瘤伴桥本甲状腺炎。

【超声影像】 见图 2-5-49~ 图 2-5-53。

【术后病理】 冷冻 + 石蜡:(右侧甲状腺及甲状
腺下极淋巴结)弥漫性大 B 细胞淋巴瘤,肿瘤周围
甲状腺组织呈桥本甲状腺炎表现。免疫组化染色:
CD20++~+++,CD79a+++,CD45RA+,CD45RO+~++,
CD43+~++,bcl2-。

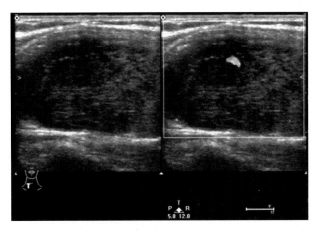

图 2-5-49 右颈部纵切面

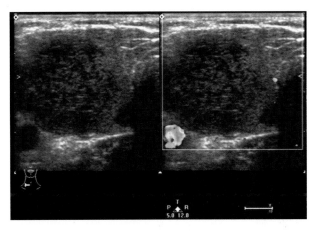

图 2-5-50 右颈部横切面

图 2-5-49、图 2-5-50 显示右叶甲状腺明显增大,淋巴瘤位于
右叶腺体内,约 4.5cm×3.0cm×2.7cm,呈不均质低回声肿
块,边界欠清晰。

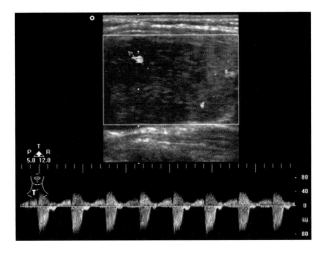

图 2-5-51 右颈部纵切面。肿瘤内仅探及少量血流,频谱多
普勒显示为高阻力型血流

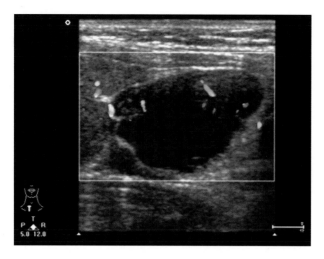

图 2-5-52　右下颈部纵切面。图中为右叶甲状腺下方的颈淋巴结，大小约为 2.9cm×1.8cm，表现为接近无回声的低回声，内部可见少量血流

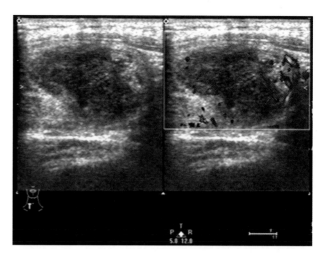

图 2-5-54　右颈部纵切面。甲状腺右叶增大，腺体内可见一 3.3cm×1.9cm 低回声实性结节，边界尚清，其内可探及动静脉血流。双侧颈部未见明显肿大淋巴结

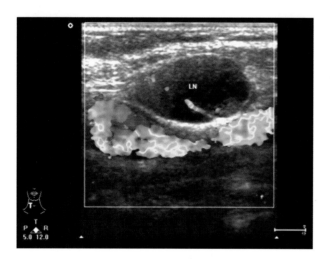

图 2-5-53　右侧颈部纵切面。右侧颈部可见多个肿大淋巴结，最大者 2.3cm×1.2cm，呈低回声，内部可见少量点状及短线样血流

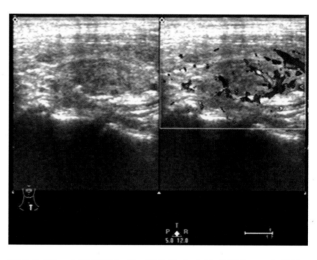

图 2-5-55　左颈部纵切面。甲状腺左叶轻度增大，回声减低，不均质，可见边界不清的低回声结节伴钙化

病例 48　女性，53 岁，右叶甲状腺弥漫性大 B 细胞淋巴瘤合并桥本甲状腺炎。

【超声影像】　见图 2-5-54、图 2-5-55。

【术后病理】　冷冻 + 石蜡:(右叶甲状腺) 弥漫性大 B 细胞淋巴瘤。免疫组化染色:CD20+，CD3-，CD79a+，CD10-，bcl6+，Mum1-，bcl2-。(左叶) 甲状腺组织，间质淋巴组织显著增生，淋巴滤泡形成，可见滤泡上皮破坏，部分滤泡上皮轻度嗜酸性变，伴局灶细胞核毛玻璃样外观，病变符合桥本甲状腺炎。

病例 49　男性，61 岁，右叶甲状腺黏膜相关 B 细胞淋巴瘤 (mucosa-associated B-cell lymphoma) (原发及复发)合并桥本甲状腺炎。

该男性患者于 2011 年 5 月在我院行彩色多普勒超声检查，发现桥本甲状腺炎合并右叶甲状腺实性占位病变(图 2-5-56~ 图 2-5-58)，经甲状腺大部切除术后，病理报告为黏膜相关 B 细胞淋巴瘤。术后定期复查，于 2012 年 1 月及 11 月复查均发现右叶甲状腺床肿瘤复发(图 2-5-59~ 图 2-5-62)。

【超声影像】

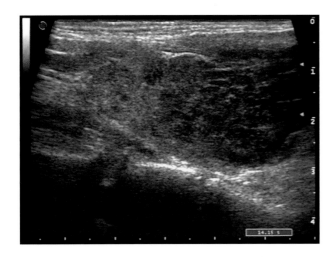

图 2-5-56　右颈部纵切面。肿瘤位于右叶甲状腺下极,呈不均质低回声包块,约 3.2cm×2.4cm,边界不清晰,肿瘤内部可见多数短线样纤维条索状中等回声

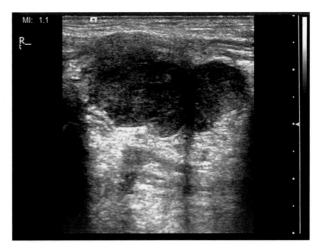

图 2-5-59　右侧颈部纵切面。术后第一次复查。于右叶甲状腺床发现低回声团块,约 3.3cm×1.7cm,外形不规整,边界尚清晰,可见部分声衰减

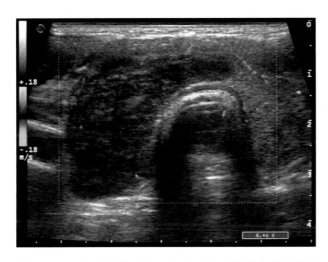

图 2-5-57　右颈部横切面。显示肿瘤自甲状腺右叶延至峡部,CDFI 于肿瘤内可见少量血流

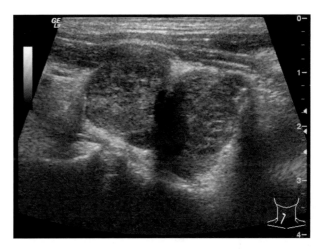

图 2-5-60　右颈部斜切面。肿瘤复发第二次复查图像。肿瘤大小约为 3.3cm×2.3cm,不均质低回声,略呈蜂窝状结构,边界清晰;肿瘤中部可见局部声衰减

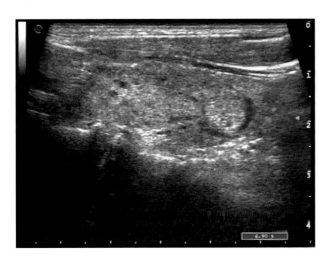

图 2-5-58　左颈部纵切面。显示左叶甲状腺呈桥本甲状腺炎表现

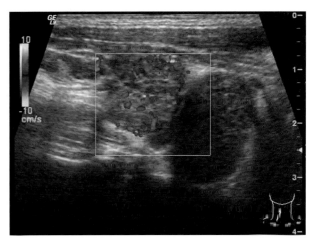

图 2-5-61　右颈部斜切面。肿瘤复发第二次复查 CDFI 图像,内部血流丰富

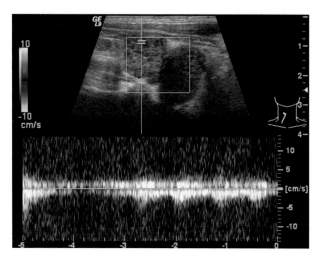

图 2-5-62 右颈部斜切面。复发肿瘤内部血流频谱,RI:0.68

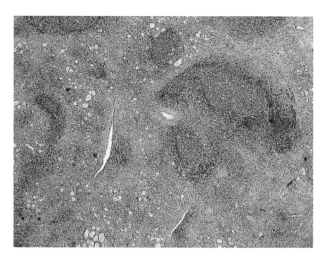

图 2-5-64 同图 2-5-63。×40,HE 染色

【病理学表现】

大体检查:双侧甲状腺组织,左叶大小为 5cm×2cm×1cm,右叶为 6cm×3cm×1cm,切面灰红间灰白色,实性细腻,质硬脆,弥漫均匀性改变,左侧局部呈多结节状。

镜下所见:甲状腺组织内有弥漫性淋巴组织增生,淋巴滤泡增生,生发中心不规则扩大,套区缩小,淋巴滤泡间和周围有大量圆形淋巴样细胞的片状增生,细胞核圆,中等大,居中,核质颗粒状,部分有小核仁,胞质丰富,弱嗜酸性,可见核分裂象,部分有浆样分化并散在成熟浆细胞(图 2-5-63~ 图 2-5-69)。因淋巴组织大量增生,广泛挤压甲状腺,致甲状腺组织离散,滤泡上皮细胞萎缩,间质区扩大。增生的圆形淋巴样细胞免疫组织化学染色:CD3−,CD20−,CD79a+++,Kappa+++,Lambda−,CD10−,CD138−,

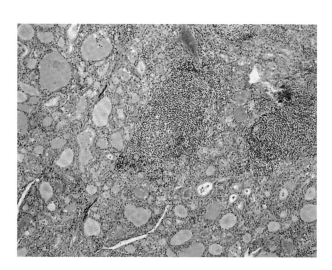

图 2-5-65 甲状腺组织中的淋巴滤泡。×100,HE 染色

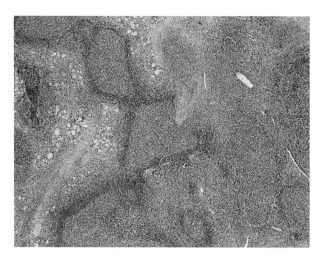

图 2-5-63 标本组织中有大量淋巴滤泡形成,生发中心扩大。×40,HE 染色

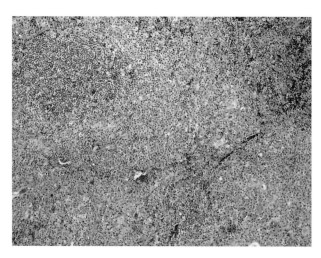

图 2-5-66 在小淋巴细胞间有大片均一性细胞浸润。×100,HE 染色

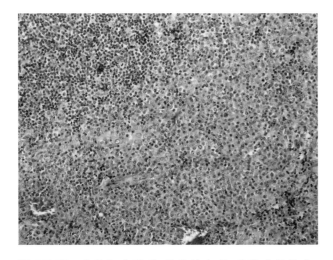

图 2-5-67 这些细胞圆形，弥漫性分布，呈肿瘤性增生。×200，HE 染色

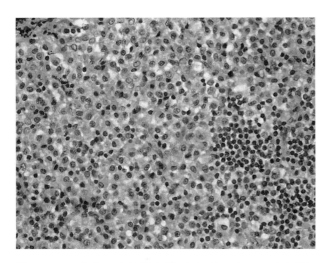

图 2-5-68 肿瘤细胞中等大（与右侧的小淋巴细胞比较）。×400，HE 染色

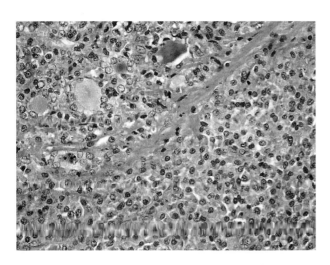

图 2-5-69 肿瘤细胞浸润甲状腺。×400，HE 染色

Plasma cell-，PAX5-，bcl2-，bcl6+++，CD56-，CD43+，Mum1+++，Oct2+++，Ki67 5%~10%。

病理诊断：淋巴细胞性甲状腺炎并黏膜相关淋巴组织边缘区 B 细胞淋巴瘤（MALToma）。

病例 50 男性，63 岁，甲状腺黏膜相关淋巴组织瘤伴大细胞转化（mucosa-associated lymphoid tissue tumors with large cell transformation）。

该患者在 2010 年 7 月在我科行颈部血管彩超检查时，偶然发现甲状腺占位病变，经询问病史，患者曾于 2003 年行肠道手术，术后病理诊断为小肠低度恶性黏膜相关 B 细胞淋巴瘤。随即行甲状腺穿刺活检，回报病理结果为黏膜相关淋巴组织淋巴瘤伴大细胞转化（图 2-5-70~ 图 2-5-79）。患者转至血液科化疗，治疗后复查肿瘤明显减小（图 2-5-80~ 图 2-5-86）。

【超声影像】

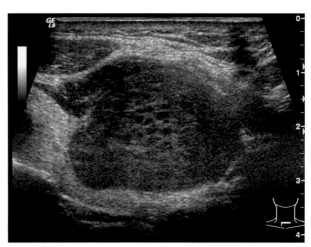

图 2-5-70 下颈部横切面。于甲状腺峡部可见肿瘤，呈低回声包块，中心部分呈蜂窝状结构，大小约为 3.4cm×3.4cm×2.3cm，外形尚规整，边界清晰

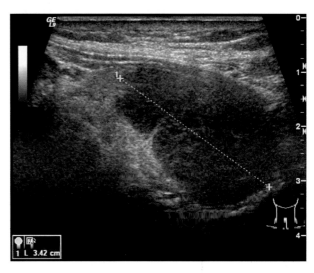

图 2-5-71 下颈部正中纵切面。峡部肿瘤的纵切图像

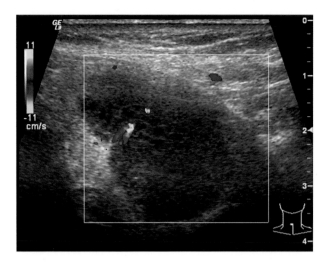

图 2-5-72 下颈部正中纵切面。CDFI 于峡部肿瘤内可见少量血流,有分支状血流

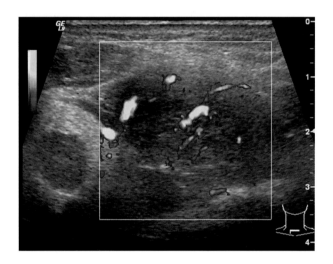

图 2-5-73 下颈部横切面。CDE 显示峡部肿瘤内部血流丰富

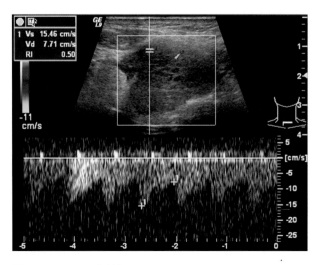

图 2-5-74 下颈部横切面

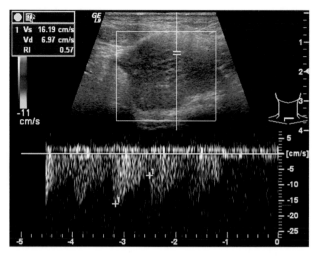

图 2-5-75 下颈部横切面

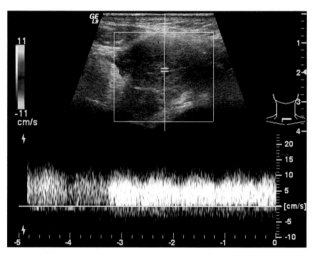

图 2-5-76 下颈部横切面

图 2-5-73~ 图 2-5-76 均显示峡部肿瘤内部的血流频谱,RI: 0.43~0.58

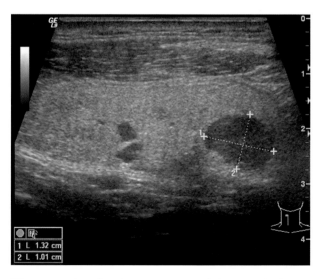

图 2-5-77 右颈部纵切面。右叶甲状腺内还可见数个低回声结节,较大者位于下极,1.3cm×1.0cm

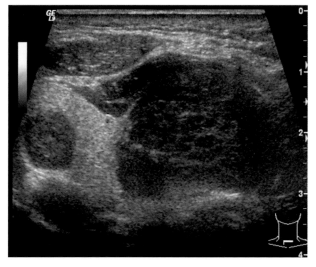

图 2-5-78　颈部横切面。同时显示右叶及峡部肿瘤，右叶肿瘤回声稍强

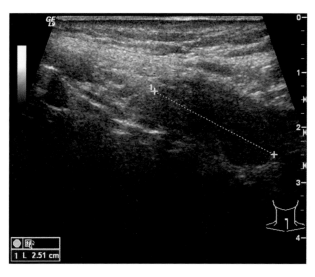

图 2-5-81　下颈部纵切面。峡部肿瘤的纵切图像

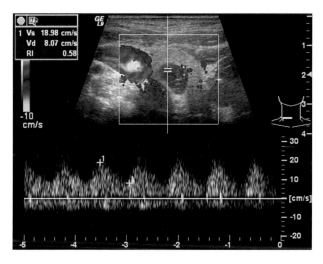

图 2-5-79　右颈部横切面。右叶下极肿瘤的内部血流，RI：0.58

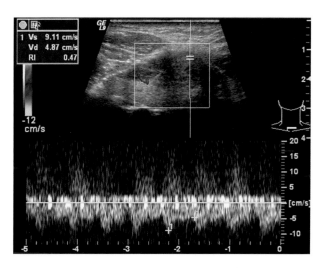

图 2-5-82　下颈部横切面。缩小的峡部肿瘤内仍可探及少量血流，RI：0.47

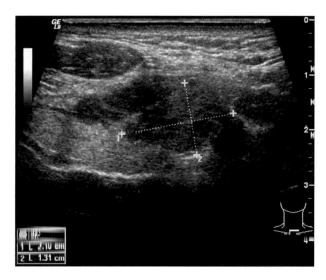

图 2-5-80　下颈部横切面。第一个疗程化疗后复查，肿瘤体积减小，峡部肿瘤 2.5cm×2.1cm×1.3cm

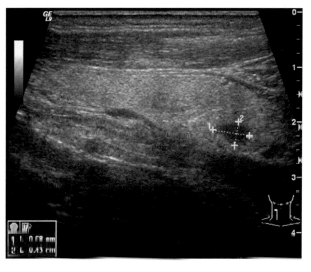

图 2-5-83　右颈部纵切面。右叶甲状腺内仅探及下极肿瘤，0.7cm×0.4cm

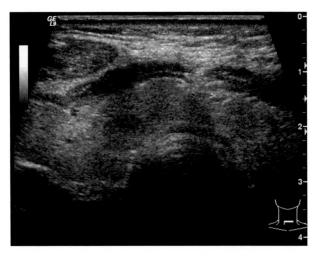

图 2-5-84 下颈部横切面。1年后复查,峡部肿瘤进一步减小,约 1.9cm×1.0cm,边界欠清晰。右叶下极未见肿瘤

【病理学表现】

大体检查:灰白色组织四条,长 1~1.2cm,直径 0.1~0.2cm。

镜下所见:穿刺组织中有均匀一致的小淋巴细胞浸润生长,并有局部细胞呈中等大,伴有淋巴上皮病变,并有少许残留的甲状腺滤泡(图 2-5-87~图 2-5-92)。IHC:CD3-,CD20+++,CD43++,CE5-,CD10-,CD23-,Cyclind1-,bcl2+,bcl6-,Mum1-,Ki67:5%~10%。

病理诊断:甲状腺黏膜相关淋巴组织淋巴瘤,伴大细胞转化。

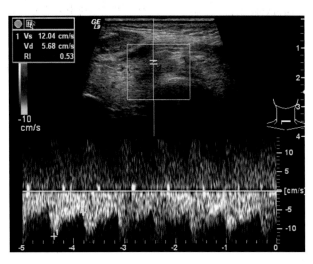

图 2-5-85 峡部残余肿瘤内部的血流,RI:0.33

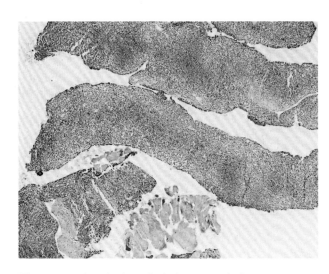

图 2-5-87 条形标本。为弥漫性小细胞浸润。×40,HE染色

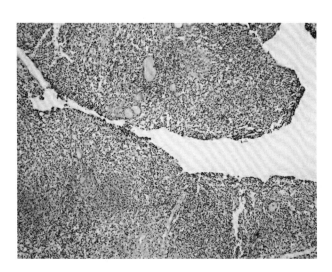

图 2-5-86 峡部残余肿瘤内部的血流,RI:0.53

图 2-5-88 标本内可见少量萎缩的甲状腺滤泡。×100,HE染色

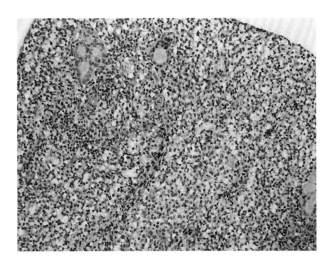

图 2-5-89　甲状腺被大量小细胞浸润占据。×200,HE 染色

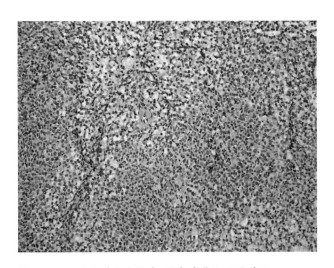

图 2-5-90　小细胞均匀分布,局部密集似呈结节状。×200, HE 染色

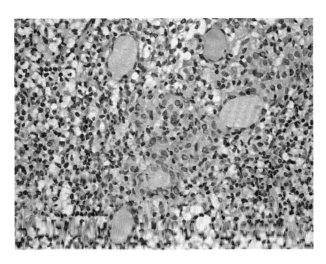

图 2-5-91　小细胞侵蚀破坏甲状腺组织,呈肿瘤性生长。×400,HE 染色

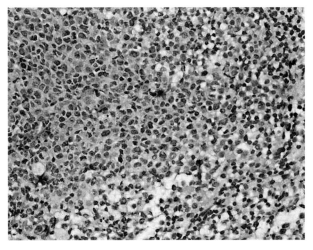

图 2-5-92　部分肿瘤细胞体积增大,不规则,核浓染,呈大细胞表现。×400,HE 染色

六、甲状腺鳞状细胞癌

甲状腺鳞状细胞癌(squamous carcinoma of thyroid)属少见病例,为甲状腺高度恶性的肿瘤,约占全部甲状腺恶性肿瘤的1%。一般多发生于老年人,中位发病年龄在 50~60 岁,男女发病率无明显差异。鳞状细胞癌的组织来源可能为:甲状舌管残留物或鳞状上皮化生灶的肿瘤性转化。甲状腺鳞状细胞癌早期即可出现血行转移,预后较差。

甲状腺鳞癌的超声表现以不均质低回声为主,无明显包膜,由于肿瘤生长迅速,发现时肿瘤体积常较大,部分文献报道肿瘤内部可见钙化,巨大肿瘤可呈囊实性改变。肿瘤内部血流以少量至较丰富为主。

病例 51　男性,62 岁,右叶甲状腺高分化鳞状细胞癌(well-differentiated squamous cell carcinoma)。

【超声影像】　见图 2-6-1~ 图 2-6-5。

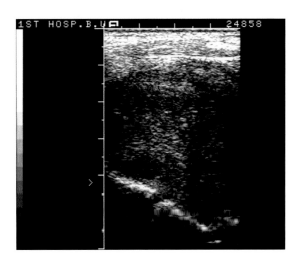

图 2-6-1　右颈部纵切面

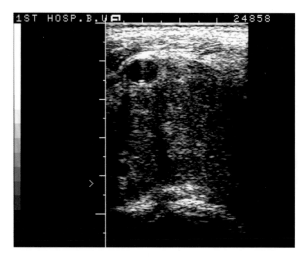

图2-6-2　右颈部横切面

图2-6-1、图2-6-2显示位于右叶甲状腺的鳞癌,呈不均质低回声,肿瘤大小约为5.0cm×3.8cm,边界清晰,后方未见明显声衰减。肿瘤围绕右颈总动脉后半管壁,界限不清晰。

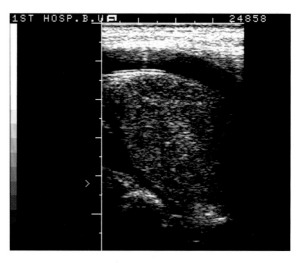

图2-6-3　右侧颈部纵切面。显示肿瘤与右颈总动脉的关系,颈总动脉绕行

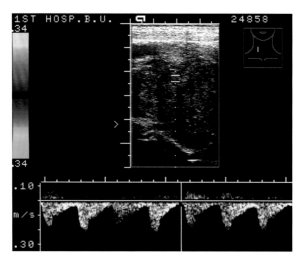

图2-6-4　右颈部纵切面

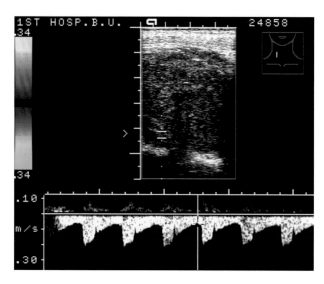

图2-6-5　右颈部纵切面

图2-6-4、图2-6-5显示肿瘤内部较丰富的血流,RI:0.66~0.91。

【病理学表现】

大体检查:灰白色不整形组织,大小3.5cm×2cm×1.6cm,质地稍硬。

光镜所见:在增生的纤维组织中有大量增生的上皮细胞巢(图2-6-6、图2-6-7)。上皮细胞胞质宽广,弱嗜酸性,核居中,不规则,核膜厚,染色质粗糙,呈现中度异型性(图2-6-8)。在细胞巢的周边上皮排列呈栅栏状,并逐渐向细胞巢中心过渡,部分形成角化珠,部分有坏死形成(图2-6-9)。

病理诊断:高分化鳞状细胞癌。

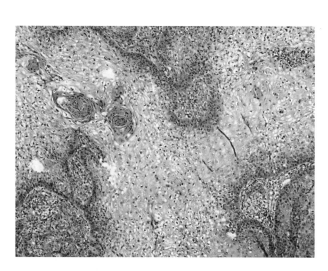

图2-6-6　肿瘤组织为大片状,中心区细胞质宽大,弱嗜酸性,边缘区细胞密集。中心区有角珠形成。×40,HE染色

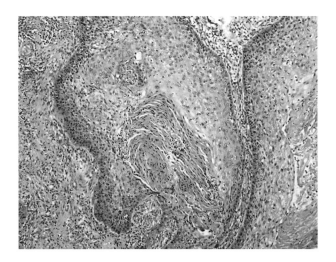

图 2-6-7　鳞状细胞癌巢,内部可见角珠。×100,HE 染色

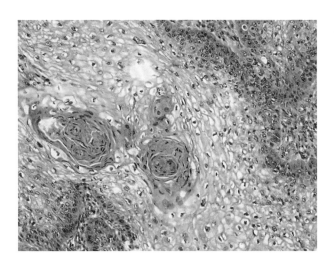

图 2-6-8　红染层状分布的角珠,呈典型的鳞状细胞特点。×200,HE 染色

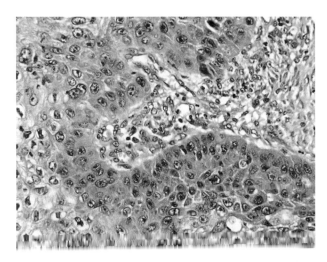

图 2-6-9　肿瘤边缘的细胞呈队列样排布,胞质少,核大有核仁,表现为基底细胞样结构。×400,HE 染色

病例 52　女性,53 岁,右叶甲状腺低分化鳞状细胞癌(poorly differentiated squamous cell carcinoma)伴颈淋巴结转移、双肺可疑转移。

【超声影像】　见图 2-6-10~ 图 2-6-14。

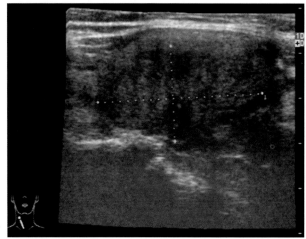

图 2-6-10　右颈部斜切面。宽景成像,显示右叶鳞癌的长轴切面,肿瘤大小约为 3.9cm×2.5cm×2.1cm,呈不均质低回声,边界欠清晰,肿瘤后方未见明显声衰减

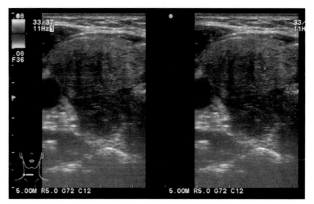

图 2-6-11　右颈部横切面。肿瘤于横切面中边界不清晰,边缘明显不规整,肿瘤内部可见少量血流

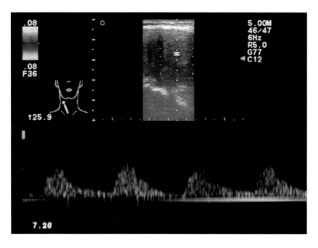

图 2-6-12　右颈部斜切面。显示肿瘤内部血流频谱,RI:0.83

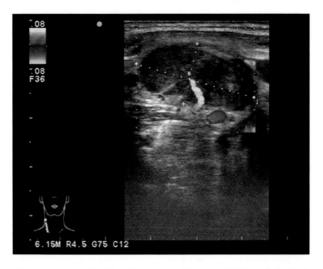

图2-6-13 右侧颈部斜切面。双侧颈部可探及数个肿大淋巴结,图中为右侧颈部最大的淋巴结,2.7cm×1.3cm,内部为不均质低回声,内部血流较丰富,可见淋巴门血管

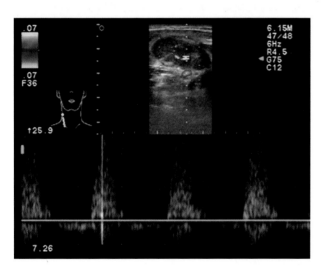

图2-6-14 右颈部斜切面。上图中淋巴结内部血流频谱,呈明显高阻力型

CT检查:颈部CT增强所见:甲状腺右叶体积增大,形状不规则,可见2.7cm×2.9cm×3.6cm(左右×前后×上下)大小的低密度结节,边界不清,CT值约65HU,增强扫描强化程度低于正常甲状腺组织,CT值约103HU,病灶紧贴气管右壁,气管略受压;甲状腺左叶未见异常密度病变及异常强化;右侧颈动脉鞘区、右锁骨上窝、上纵隔内可见多发肿大淋巴结,部分增大融合,增强扫描部分淋巴结环形强化,中心液化坏死。扫及两上肺可见多发小结节灶。CT印象:甲状腺右叶占位,考虑甲状腺癌,右侧颈动脉鞘区、右锁骨上窝、上纵隔内多发淋巴结转移;两上肺多发小结节灶,转移不除外(CT图像见图2-6-15~图2-6-17)。

【CT影像】

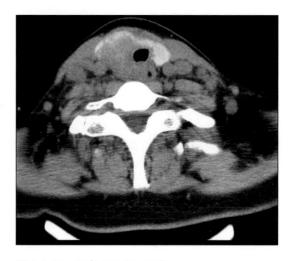

图2-6-15 颈部CT平扫图像

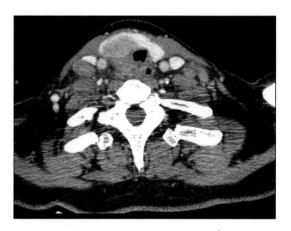

图2-6-16 颈部CT增强图像

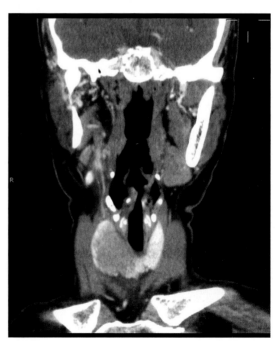

图2-6-17 颈部CT增强扫描冠状面重建图像

【病理学表现】

大体检查:右叶甲状腺标本,为5.4cm×3.5cm× 3.2cm,切面内有一个灰白色肿瘤,为4.5cm× 3.4cm×2.2cm,边界不规则,无包膜,似侵入甲状腺 内,质地硬,紧邻被膜。另有淋巴结一枚,直径约 1.7cm,有被膜,切面褐色,局部灰白色,质韧略糟脆。

光镜所见:甲状腺组织大部分被肿瘤所浸润破 坏(图2-6-18)。肿瘤呈鳞状上皮分化,表现为大小 不等的巢团状,实性,部分呈小条索样,细胞有中等 的淡红染胞质,核圆形和短梭形,巢团边缘细胞排 列紧密,中心区细胞增大,胞质宽广,并有细胞坏 死(图2-6-19~ 图2-6-23)。间质有纤维组织反应 性增生。

病理诊断:甲状腺鳞状细胞癌。

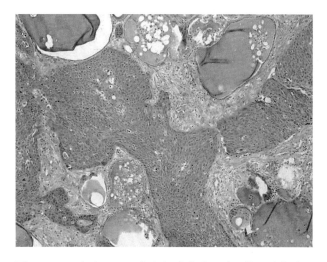

图 2-6-20 癌团呈不规则形,细胞有圆形到短梭形的多种形态。×100,HE 染色

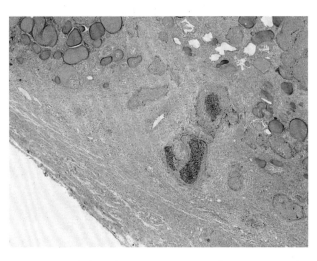

图 2-6-18 肿瘤细胞团侵犯周围的纤维组织和甲状腺。×40,HE 染色

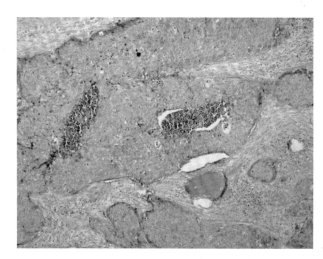

图 2-6-21 肿瘤团边缘细胞排列紧密,中央有坏死。×200,HE 染色

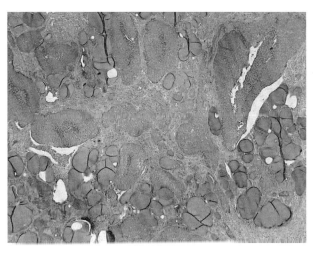

图 2-6-19 侵犯甲状腺内的肿瘤呈大小不等实性的癌巢。×40,HE 染色

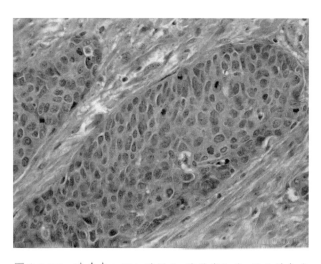

图 2-6-22 肿瘤中心区细胞增大,胞质多红染,核分裂象多见,肿瘤巢间为致密的纤维组织。×400,HE 染色

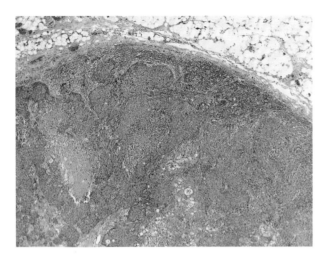

图 2-6-23　淋巴结内有癌转移。×40,HE 染色

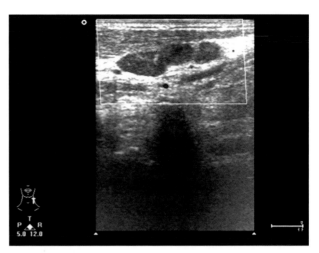

图 2-6-25　左侧颈部纵切面。示左颈部转移淋巴结

病例 53　男性,60 岁,甲状腺左叶及峡部低分化鳞状细胞癌(poorly differentiated squamous cell carcinoma)。

患者于入院 2 年前无明显诱因出现声音嘶哑,无其他不适,未诊治。20 天前无意中发现左颈部肿物,4~5cm 大小,质硬,无压痛,同时感吸气时费力,吞咽时有异物感。

【超声影像】　见图 2-6-24~ 图 2-6-26。

颈胸部 CT 检查:左侧甲状腺可见一大小约 4cm×5cm×8cm 的软组织肿块,肿块中心区密度较低,未见明显强化,CT 值约 21HU,肿块边缘部平扫 CT 值约 56HU,增强后呈不均匀明显强化,CT 值约 70~116HU,肿块上界达甲状软骨上角水平,下界达

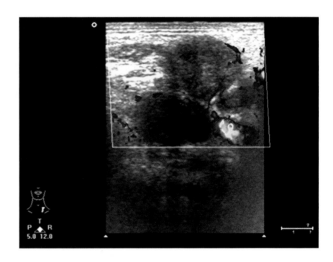

图 2-6-26　左锁骨上区斜切面。双侧锁骨上区可见多个肿大淋巴结,均呈低回声,最大者 1.8cm×1.5cm,淋巴结内可见少量血流

纵隔内第 1 胸肋关节水平。肿块侵及左侧气管食管沟,气管及食管受压右移,气管、食管壁均增厚。双侧颈动脉鞘周围及左锁骨上区可见多发肿大淋巴结,以左锁骨上区为著,最大直径约 1.8cm。左肺上叶尖段可见一直径 1.8cm 结节灶,边界清楚,外形不规则,局部可见小的浅分叶,肿块内密度较均匀,未见坏死及空泡征象。CT 诊断:①左侧甲状腺软组织肿块,考虑左侧甲状腺癌可能大,病变侵及部分气管及食管,甲状腺峡部受累不除外;②左锁骨上区及双侧颈动脉鞘周围淋巴结肿大,考虑淋巴结转移;③左肺上叶结节灶,首先考虑转移瘤,原发肺癌不除外。

该患者实施了甲状腺峡部及左甲状腺癌部分切除及气管切开术。术中于左甲状腺可见一直径

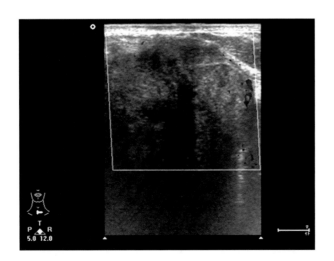

图 2-6-24　左颈部横切面。甲状腺左叶明显增大,腺体内及峡部可见一 6.0cm×4.0cm×3.8cm 不均质实性肿块,边界尚清,肿块中部可见局限性声衰减,Doppler 于肿块内可探及少量血流信号。受肿块挤压气管向右侧偏移

5cm 质硬肿物,侵及肌肉,浸润气管,向右侧推移压迫气管;取甲状腺峡部 1cm 及部分左甲状腺肿物送病理。

【术后病理】(甲状腺峡部)纤维组织中见低分化鳞状细胞癌浸润。(左甲状腺)纤维组织中见少许低分化癌浸润。免疫组化:TTF-1-,TG-,34βE12+,CEA++,Calcitonin-。

病例 54　男性,42 岁,左叶甲状腺中分化鳞状细胞癌(moderately differentiated squamous cell carcinoma)。

【超声影像】　见图 2-6-27~ 图 2-6-29。

【术后病理】　冷冻 + 石蜡:(左叶)甲状腺中分化鳞状细胞癌,浸润周围纤维脂肪组织。

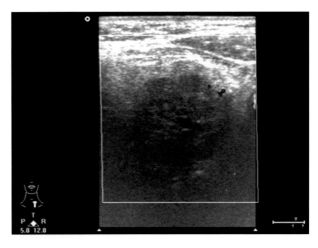

图 2-6-29　左颈部横切面,CDFI

图 2-6-27~ 图 2-6-29 显示甲状腺左叶明显增大,肿瘤位于甲状腺下极,大小约为 3.6cm×3.1cm×2.8cm,呈不均质低回声包块,内部未见钙化,肿瘤外形尚规整,边界欠清晰,与甲状腺周围组织分界不清;Doppler 于其内可探及少量血流信号。

七、甲状腺恶性外周神经鞘瘤

恶性神经鞘瘤也叫神经肉瘤,是来源于神经鞘细胞(或称施万细胞)的恶性肿瘤。这些肿瘤由单发或多发的神经纤维瘤恶变而来。它可发生于任何有神经分布的部位,且以躯干、腹膜后、肢体为多,发生在甲状腺者实属罕见,占所有甲状腺恶性肿瘤的不到 1%。主要来源于甲状腺的喉上神经或喉返神经。发病高峰年龄为 40~60 岁。其恶性程度较高,预后差。关于发生在甲状腺的恶性神经鞘瘤鲜有报道。我们仅有一例恶性神经鞘瘤的病例。

病例 55　女性,77 岁,右叶甲状腺恶性外周神经鞘瘤(malignant peripheral nerve sheath tumors)。

患者发现颈部肿物 2 个月,发现时约 3cm×3cm 大小,无明显自觉症状,甲状腺功能正常。超声所见:甲状腺右叶明显增大,形态失常,腺体内可见一 5.1cm×3.5cm 不均质低回声包块,部分边界不清,形态欠规则,其内可见一直径约 0.6cm 环形强回声及少量点状强回声;肿瘤内部可探及少量血流信号(图 2-7-1、图 2-7-2)。双颈部未见明显异常肿大淋巴结。

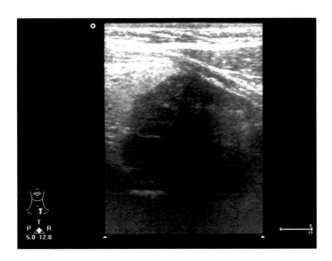

图 2-6-27　左颈部纵切面,二维图像

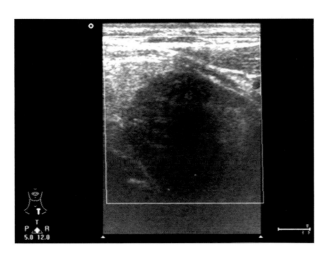

图 2-6-28　左颈部纵切面,CDFI

【超声影像】

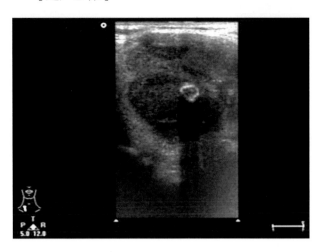

图 2-7-1 右颈部纵切面。肿瘤位于右叶甲状腺内,呈不均质低回声包块,肿瘤中心可见环形强回声伴声影

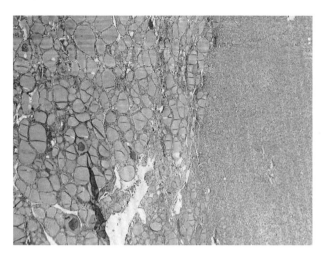

图 2-7-3 肿瘤位于甲状腺内,无包膜。×40,HE 染色

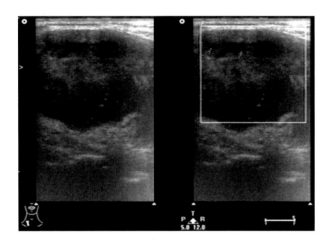

图 2-7-2 右颈部斜切面。于该切面肿瘤边界尚清晰,内部可见少量血流

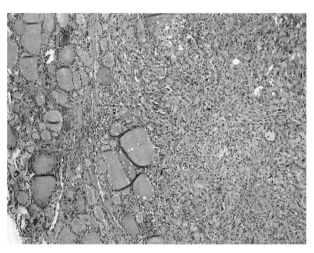

图 2-7-4 肿瘤浸润甲状腺,瘤细胞呈梭形。×100,HE 染色

【病理学表现】

大体检查,甲状腺右叶标本,为 6.5cm×4cm×3cm,部分有被膜。切面内有一个较大的实性结节,为 5.4cm×3.3cm×3cm,灰白间淡黄色,质地硬韧,并有一钙化结节,直径约 0.6cm。

光镜所见:肿瘤为梭形细胞,范围是 5.4cm×3.3cm×3cm,细胞束状交错密集排列,胞质淡染,弱嗜酸性,核呈多形性,从梭形到椭圆形,并有较大的红核仁,核分裂象多见(12~14 个 /10 个高倍视野),可见瘤巨细胞,有片状坏死,并浸润周围正常的甲状腺及骨骼肌内(图 2-7-3~ 图 2-7-12)。免疫组织化学染色:Vimentin+++,S-100++,P53++,AE1/AE3-,EMA-,CK19-,CK8/18-,CK7-,TG-,TTF-1-,SMA-,CD34-,Ki67 30%,CD21-,HMB45-,Melan A-。

病理诊断:甲状腺恶性外周神经鞘瘤。

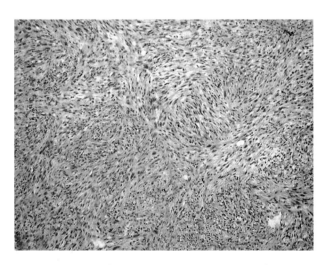

图 2-7-5 梭形肿瘤呈编织状排列。×100,HE 染色

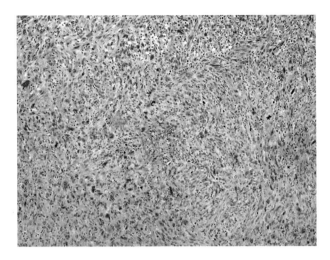

图 2-7-6　肿瘤细胞大小不等，形态多样。×100，HE 染色

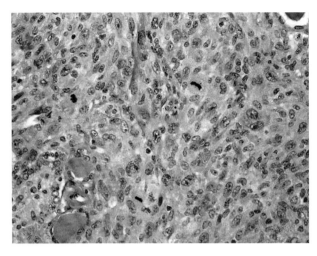

图 2-7-9　肿瘤细胞有大的胞核，并有明显的核仁，核分裂象多见。×400，HE 染色

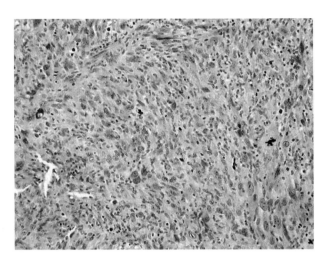

图 2-7-7　肿瘤细胞染色深，有瘤巨细胞，并有病理性核分裂象（右侧）。×200，HE 染色

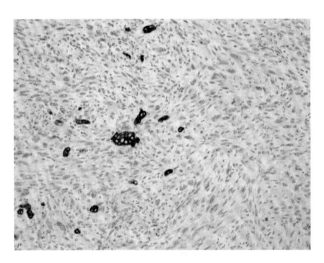

图 2-7-10　细胞角蛋白（AE1/AE3）染色肿瘤为阴性，残存的甲状腺上皮为阳性。×200，免疫组织化学染色

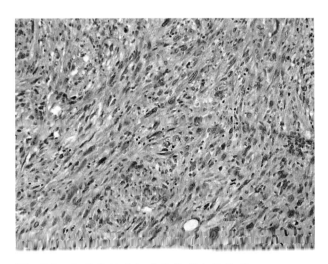

图 2-7-8　肥胖的肿瘤细胞呈梭形束状排列。×200，HE 染色

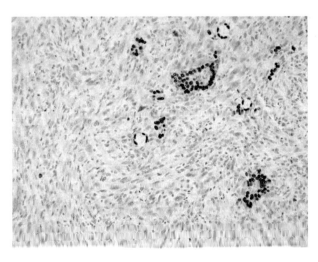

图 2-7-11　甲状腺转录因子 1（TTF-1）染色肿瘤阴性，残存的甲状腺上皮为阳性。×200，免疫组织化学染色

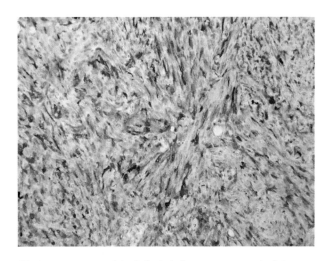

图2-7-12 S-100蛋白染色肿瘤为阳性。×200,免疫组织化学染色

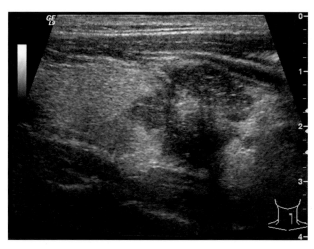

图2-8-1 基波图像之一

八、甲状腺显示胸腺样分化的癌

甲状腺显示胸腺样分化的癌(carcinoma showing thymus-like differentiation,CASTLE)是甲状腺恶性肿瘤的少见类型,属低度恶性,预后较好,其组织学来源可能是异位的胸腺或鳃囊残余组织。CASTLE好发于中年人,年龄范围为25~71岁,平均年龄为48岁。CASTLE略多见于女性,男女性别比约为1:1.33。临床上,近90%的患者以颈部无痛性肿块就诊,通常为逐渐性或缓慢性增大;约1/4的患者可伴有声音嘶哑症状,少数情况下患者有呼吸或吞咽困难。

超声检查时,CASTLE多为甲状腺下极的实性低回声肿块,内部回声不均质,肿瘤内无钙化,多普勒彩色超声检查显示中等量的血流。

病例56 女性,69岁,甲状腺左叶显示胸腺样分化的癌。

【超声影像】

声像图均为左颈部纵切面(图2-8-1~图2-8-10)。

该例患者实施了超声造影[造影剂:六氟化硫微泡(声诺维)],显示左叶甲状腺病灶区造影剂灌注低于周围甲状腺实质。时间强度曲线显示病灶区达峰时间与甲状腺实质同步,峰值强度明显低于甲状腺实质,下降支缓慢、顿挫。

【病理学表现】

大体检查:部分甲状腺标本,大小5cm×4cm×3cm,切面可见一个灰白色实性结节,最大直径2cm,质脆,界限不清。

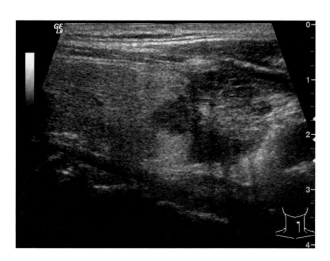

图2-8-2 基波图像之二

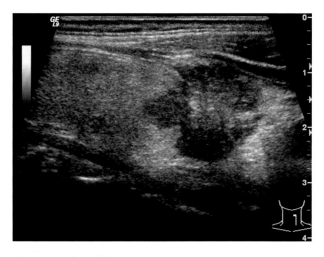

图2-8-3 谐波图像之一

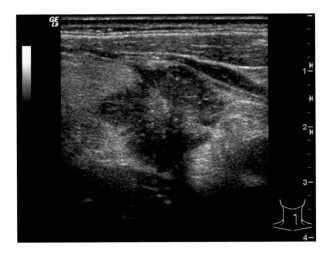

图 2-8-4　谐波图像之二

图 2-8-1~ 图 2-8-4 为左叶甲状腺肿瘤的不同纵切面,肿瘤呈明显不均质的低回声团块,大小约为 2.4cm×2.0cm,边界清晰,外形不规整,边缘可见伪足样突起和粗刺状改变;肿瘤中部后方可见部分声衰减;肿瘤内未见明确钙化。

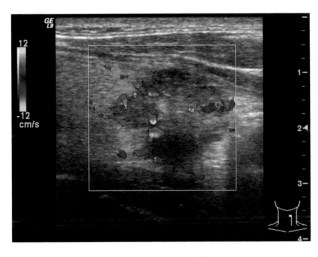

图 2-8-5　CDFI 显示肿瘤内部血流丰富

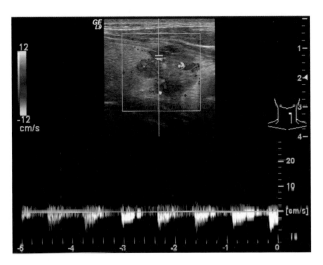

图 2-8-6　肿瘤的血流频谱图

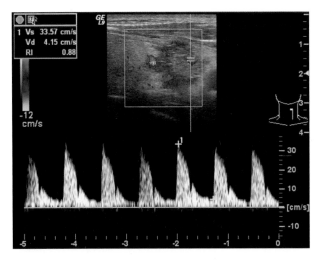

图 2-8-7　肿瘤的血流频谱图

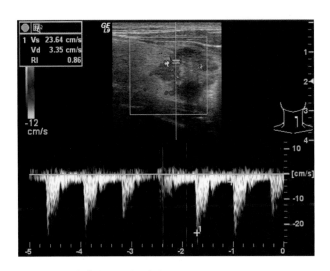

图 2-8-8　肿瘤的血流频谱图

图 2-8-6~ 图 2-8-8 肿瘤的血流均显示为高阻力动脉血流,RI:0.86~1.00。

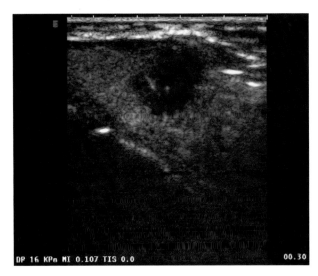

图 2-8-9　超声造影(CnTI)图像之一

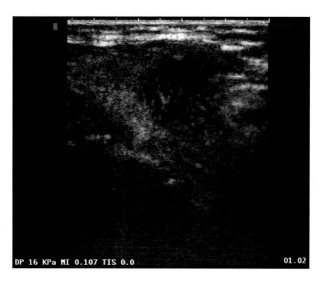

DP 16 KPa MI 0.107 TIS 0.0   01.02

图 2-8-10　超声造影(CnTI)图像之二

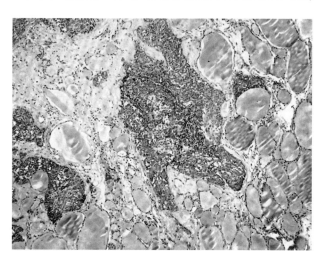

图 2-8-12　癌组织侵犯甲状腺。×100,HE 染色

光镜所见:在甲状腺组织中有大片的纤维瘢痕样的硬化性组织,其间有巢团状的上皮性肿瘤浸润(图 2-8-11～图 2-8-14)。肿瘤细胞为圆形和卵圆形,胞质中等,胞核大,空泡状,偶见有嗜碱性小核仁;部分细胞为长梭形,在肿瘤巢的周边有散在小淋巴细胞浸润,部分癌巢有中央坏死(图 2-8-15～图 2-8-17)。肿瘤侵犯甲状腺和甲状腺旁的脂肪组织,并有淋巴结转移。免疫组织化学染色:AE1/AE3+++,EMA+++,TTF-1-,Thyroglobulin+/++,Vimentin-。

病理诊断:甲状腺显示胸腺样分化的癌。

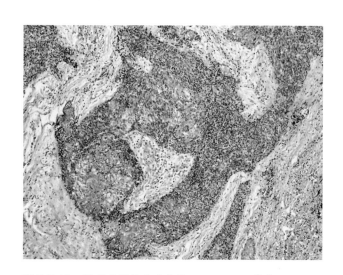

图 2-8-13　肿瘤呈团状和索条状。×200,HE 染色

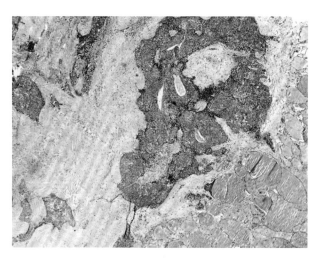

图 2-8-11　肿瘤呈多结节状增生浸润,间质大量纤维增生,无包膜。×40,HE 染色

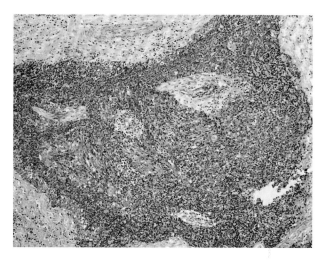

图 2-8-14　肿瘤呈团状,间质为梭形的纤维组织。×200,HE 染色

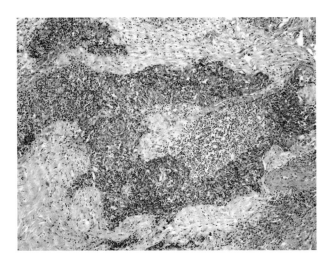

图 2-8-15 在肿瘤间有片状的淋巴细胞浸润。×200,HE 染色

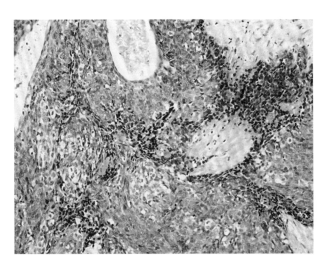

图 2-8-16 肿瘤细胞为圆形和短梭形,胞质弱嗜酸性,呈鳞状细胞样分化,并伴有坏死。×400,HE 染色

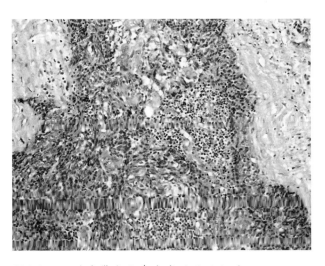

图 2-8-17 肿瘤巢内亦有丰富的淋巴细胞。×400,HE 染色

九、甲状腺黏液型软骨肉瘤

甲状腺黏液型软骨肉瘤为罕见疾病,文献中未见其影像表现的报道。

病例 57 男性,70 岁,甲状腺右叶黏液型软骨肉瘤(mucinous thyroid cartilage sarcoma)术后残留。

患者因右叶甲状腺直径约 4.0cm 肿瘤行右叶甲状腺切除术,术中因肿瘤浸润周围组织,未能完全切除,术后行放射性治疗。术后病理报告为:甲状腺黏液型软骨肉瘤。周围软组织有肿瘤浸润。该患者为早期病例,手术前未能留存超声影像资料。术前超声报告为:右颈部甲状腺背侧直径约 3.6cm 实性低回声肿块,基底延伸至胸骨后,肿块内血流丰富。超声提示:右颈部实性占位病变、甲状腺来源待除外。图 2-9-1~ 图 2-9-5 均为术后残留的肿瘤影像。

【超声影像】

术后 1 个月余残留肿瘤图像(图 2-9-1、图 2-9-2,热敏打印翻拍图像)。

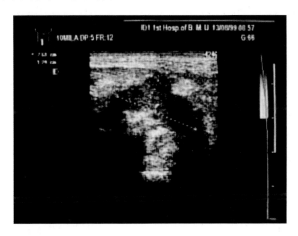

图 2-9-1 右颈部纵切面。残余肿瘤呈不规则低回声,大小约为 2.6cm×1.8cm×1.3cm

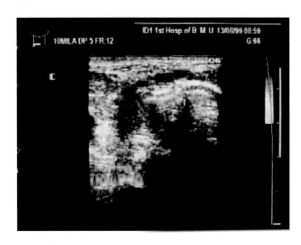

图 2-9-2 右颈部横切面。术后残留图像之二,肿瘤呈低回声,内部可见较丰富血流,RI:0.55~0.62

术后 2 年 8 个月残留肿瘤图像(图 2-9-3~ 图 2-9-5)。

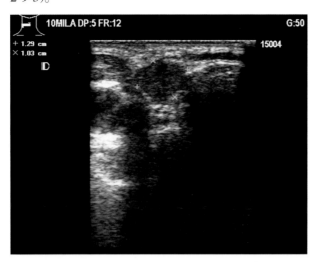

图 2-9-3　右颈部横切面。右叶甲状腺区可见实性低回声占位,约 1.3cm×1.0cm,边界尚清晰

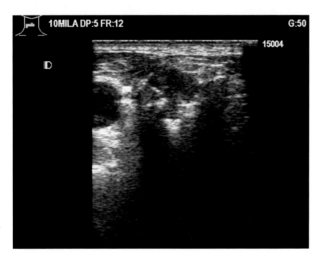

图 2-9-4　右颈部横切面。肿瘤另一横切面,于肿瘤低回声内可见数个强回声,部分伴声影

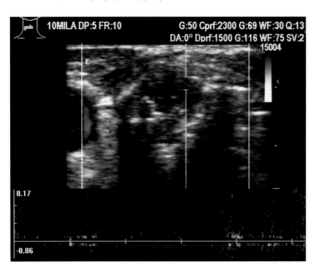

图 2-9-5　右颈部横切面。Doppler 于肿瘤内未探及明确血流

参 考 文 献

[1] Iared W,et al. Use of color Doppler ultrasonography for the prediction of malignancy in follicular thyroid neoplasms: systematic review and meta-analysis. J Ultrasound Med, 2010,29(3):419-425.

[2] McHenry CR,Phitayakorn R. Follicular adenoma and carcinoma of the thyroid gland. Oncologist,2011,16(5): 585-593.

[3] O'Neill CJ,et al. Management of follicular thyroid carcinoma should be individualised based on degree of capsular and vascular invasion. Eur J Surg Oncol,2011,37(2):181-185.

[4] 回允中.肿瘤组织病理学诊断.第 3 版.北京:北京大学医学出版社,2009:998.

[5] Gulcelik NE,Gulcelik MA,Kuru B. Risk of malignancy in patients with follicular neoplasm:predictive value of clinical and ultrasonographic features. Arch Otolaryngol Head Neck Surg,2008,134(12):1312-1315.

[6] Kihara M,et al. Role of ultrasonography in patients with cytologically follicular thyroid tumor. Auris Nasus Larynx, 2011,38(4):508-511.

[7] Rumack M,Wilson S,Charboneau J. Diagnostic Ultrasound. 3rd ed. Philadelphia:Elsevier Mosby,2005:739.

[8] Shin JH,et al. Differentiation of widely invasive and minimally invasive follicular thyroid carcinoma with sonography. Eur J Radiol,2010,74(3):453-457.

[9] Kebebew E,et al. Medullary thyroid carcinoma:clinical characteristics,treatment,prognostic factors,and a comparison of staging systems. Cancer,2000,88(5):1139-1148.

[10] Cai S,et al. Ultrasonographic features of medullary thyroid carcinoma and their diagnostic values. Chin Med J(Engl), 2010,123(21):3074-3078.

[11] Traugott A,Moley JF. Medullary thyroid cancer:medical management and follow-up. Curr Treat Options Oncol, 2005,6(4):339-346.

[12] Kakkos SK,et al. Relative risk of cancer in sonographically detected thyroid nodules with calcifications. J Clin Ultrasound,2000,28(7):347-352.

[13] Lee S,et al. Medullary thyroid carcinoma:comparison with papillary thyroid carcinoma and application of current sonographic criteria. AJR Am J Roentgenol,2010,194(4): 1090-1094.

[14] Saller B,et al. Role of conventional ultrasound and color Doppler sonography in the diagnosis of medullary thyroid carcinoma. Exp Clin Endocrinol Diabetes,2002,110(8): 403-407.

［15］蔡胜．超声对甲状腺髓样癌的诊断价值．中国超声医学杂志，2008，24（12）：1071-1075.

［16］回允中．肿瘤组织病理学诊断．第 3 版．北京：北京大学医学出版社，2009：1046.

［17］Asioli S，et al. Poorly differentiated carcinoma of the thyroid：validation of the Turin proposal and analysis of IMP3 expression. Mod Pathol，2010，23（9）：1269-1278.

［18］Sakamoto A，Kasai N，Sugano H. Poorly differentiated carcinoma of the thyroid. A clinicopathologic entity for a high-risk group of papillary and follicular carcinomas. Cancer，1983，52（10）：1849-1855.

［19］DeLellis RA. Poorly differentiated carcinoma.Pathology and Genetics. Tumours of Endocrine Organs. World Health Organization IARC Press，2004：73-77.

［20］孙健，杨堤，崔全才．低分化甲状腺癌临床病理学进展．中华病理学杂志，2011，40（12）：850-853.

［21］原韶玲．超声对低分化和未分化甲状腺癌的诊断价值．肿瘤研究与临床，2008，20（4）：261-263.

［22］SJ S. Anaplastic thyroid carcinoma. Orphanet Encyclopedia，2004（3）：1-4.

［23］Elisei R. Anaplastic thyroid cancer therapy：dream or reality? Endocrine，2012，42（3）：468-470.

［24］Taccaliti A，et al. Anaplastic thyroid carcinoma. Front Endocrinol（Lausanne），2012，3：84.

［25］Cornett WR，et al. Anaplastic thyroid carcinoma：an overview. Curr Oncol Rep，2007，9（2）：152-158.

［26］刘彤华．诊断病理学．北京：人民卫生出版社，2010：355.

［27］Hatabu H，et al. Undifferentiated carcinoma of the thyroid gland：sonographic findings. Clin Radiol，1992，45（5）：307-310.

［28］Wong KT，Ahuja AT. Ultrasound of thyroid cancer. Cancer Imaging，2005，5：157-166.

［29］Reid-Nicholson M，Moreira A. Ramalingam，Cytologic features of mixed papillary carcinoma and chronic lymphocytic leukemia/small lymphocytic lymphoma of the thyroid gland. Diagn Cytopathol，2008，36（11）：813-817.

［30］Sakorafas GH，Kokkoris，Farley DR，Primary thyroid lymphoma（correction of lympoma）：diagnostic and therapeutic dilemmas. Surg Oncol，2010，19（4）：e124-e129.

［31］Derringer GA，et al. Malignant lymphoma of the thyroid gland：a clinicopathologic study of 108 cases. Am J Surg Pathol，2000，24（5）：623-639.

［32］后林先．实用浅表器官和软组织超声诊断学．北京：人民卫生出版社，2011：179.

［33］Rebecca S，Sippel HC. Thyroid Lymphoma and Other Metastatic Lesions. Surgery of the Thyroid and Parathyroid Glands，2012：259-267.

［34］Ota H，et al. Usefulness of ultrasonography for diagnosis of malignant lymphoma of the thyroid. Thyroid，2006，16（10）：983-987.

［35］Troch M，et al. Chronic autoimmune thyroiditis（Hashimoto's thyroiditis）in patients with MALT lymphoma. Ann Oncol，2008，19（7）：1336-1339.

［36］Ito Y，Amino N，Miyauchi A. Thyroid ultrasonography. World J Surg，2010，34（6）：1171-1180.

［37］Takashima S，et al. Nonpalpable primary thyroid lymphoma diagnosed by ultrasound-guided fine needle biopsy. J Clin Ultrasound，1992，20（2）：142-145.

［38］夏宇．原发甲状腺淋巴瘤的超声表现．中华超声影像学杂志，2010，19（2）：131-133.

［39］贾志莺，蒋殿虎，张连花．原发性甲状腺淋巴瘤的声像图特征分析．中华超声影像学杂志，2010，19（5）：457-458.

［40］Chen CY，et al. Primary squamous cell carcinoma of the thyroid gland with eggshell calcification：sonographic and computed tomographic findings. J Ultrasound Med，2010，29（11）：1667-1670.

［41］邵明海，胡炜，陈仕林．原发性甲状腺鳞癌一例报告及文献复习．肿瘤研究与临床，2006，9：624-626.

［42］李荔霞，张为民．甲状腺低分化鳞癌颈部及纵隔淋巴结转移一例．中国肿瘤临床与康复，2006，3：255.

［43］李世杰．原发性甲状腺鳞癌 1 例报告及文献复习．中国实验诊断学，2011，5：936-937.

［44］Tunio MA，et al. Primary squamous cell carcinoma of thyroid：a case report and review of literature. Head Neck Oncol，2012，4：8.

［45］Al-Ghamdi S，Fageeh N，Dewan M. Malignant schwannoma of the thyroid gland. Otolaryngol Head Neck Surg，2000，122（1）：143-144.

［46］Baglaj M，et al. Primary neurilemmoma of the thyroid gland in a 12-year-old girl. J Pediatr Surg，2004，39（9）：1418-1420.

［47］Aoki T，et al. Primary neurilemoma of the thyroid gland：report of a case. Surg Today，1993，23（3）：265-268.

［48］陆海斌．巨大甲状腺神经鞘瘤 1 例．武警医学，2012（5）：431-432.

［49］Chan LP，et al. Carcinoma showing thymus-like differentiation（CASTLE）of thyroid：a case report and literature review. Kaohsiung J Med Sci，2008，24（11）：591-597.

［50］Llamas-Gutierrez FJ，Falcon-Escobedo R，De Anda-Gonzalez J，et al. Spindle epithelial tumor with thymus-like differentiation of the thyroid（SETTLE）：Report of two cases（one associated with a parathyroid adenoma）. Ann Diagn

Pathol,2013,17(2):217-221.

[51] 刘霞.甲状腺显示胸腺样分化癌的临床病理学分析.
中华病理学杂志,2011,40(2):89-93.

[52] 梁伟.甲状腺显示胸腺样分化的癌6例临床病理分析.

临床与实验病理学杂志,2012,28(9):1002-1005.

[53] Yamamoto Y,Yamada K,Motoi N,et al. Sonographic findings
in three cases of carcinoma showing thymus-like differentiation.
J Clin Ultrasound,2012.[Epub ahead of print].